YOUR BRAIN ON PORN

Internet Pornography and the Emerging Science of Addiction

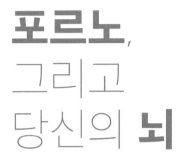

포르노,
그리고
당신의 뇌

게리 윌슨 지음 ㅣ 홍대화, 이길수 옮김

사람
도서출판 [SARAM]

포르노,
그리고
당신의 뇌

저자의 일러두기

- 이 책에 있는 정보는 전문적인 의학적 의견을 대신하기 위함이 아니라 교육적인 목적을 위해 쓰여졌습니다. 새로운 치료를 시작하거나 기존의 치료를 중단하기 전에 항상 의료진의 조언을 구하시기 바랍니다. 의학적 상태에 관해 궁금한 점이 있다면 의료진과 상담하십시오. 이 책의 어떤 내용도 의학적 진단이나 치료 목적으로 작성되지 않았습니다.

펴낸 곳의 일러두기

- 청소년 독자는 의료진, 부모, 또는 교사의 지도하에 읽으시기 바랍니다.
- 원서에서는 '포르노'와 '포르노그래피'를 혼용하였으나 본서에서는 '포르노'로 통일하여 번역하였습니다.
- 각주는 옮긴이가, 미주는 지은이가 표기한 내용입니다.
- 반복되는 미주는 '인용 자료' 내 동일한 해당 자료를 가리킵니다.

—

A. Masquilier의 이타심과 선견지명이
수천 명의 사람들의 회복을 북돋아 주는
열린 대화를 가능하게 했습니다.

차례

이 책의 초판은 인터넷 포르노 이용자들의 뇌를 최초로 스캔한 연구들이 발표된 지 몇 개월이 지난 후에 마무리되었습니다. 그 후 과학자들이 포르노가 뇌에 미치는 영향을 너무 많이 발견한 나머지, 새로운 연구들은 이미 뒤늦은 것이 되고 말았습니다. 내가 발견한 몇 가지 흥미로운 것들을 다루기 전에, 그동안의 연구를 통해 얻은 새로운 진전들에 대해 요약하려고 합니다.

우선 간략하게 과거를 돌아보겠습니다. 나는 2010년 말에 웹사이트 www.YourBrainOnPorn.com을 개설했습니다. 의학박사 노먼 덧지(Norman Doidge)의 책『스스로 변화하는 뇌(The Brain That Changes Itself)』를 제외하고, 신경가소성(neuroplasticity)[01]의 원칙과 발견들을 인터넷 포르노 이용자들이 겪는 괴로움에 실제로 적용한 사람은 나 혼자였습니다. 포르노로 인한 성적 조건화(Porn-induced sexual conditioning)[02]가 그렇듯, 중독은 병리학적 학습의 한 형태이며, 뇌는 변할 수 있다고 판명되었습니다.

나는 실험을 통해 이 정보들이 심각한 증상을 지닌 수많은 포르노 이용

---

01. 뇌세포와 뇌신경회로가 학습이나 경험, 환경에 따라 변화하여 계속 성장하거나 또는 쇠퇴한다는 것.
02. 조건화란 길들여져서 특정 조건에만 반응한다는 의미로, 성적 조건화란 성적인 자극이 주어졌을 때 도파민과 같은 호르몬 작용에 의해 쾌락중추가 각성되고, 그 결과 뇌의 전두엽에서 일어나는 행동이나 감정의 변화가 일어나는 과정을 의미한다.

자에게 위안을 주고, 포르노로 인해 유발된 성기능 장애, 성적 취향의 변화, 그리고 중독 증상들의 해결에 도움이 된다는 것을 알게 되었습니다. 중독 증상은 부정적인 결과를 가져올 것을 알면서도 중단하지 못하는 무능력, 금단증상, 더 극단적인 것을 찾는 고통스러운 악화, 즉 내성을 포함합니다.

나는 웹사이트와 이 책의 초판에서 포르노 중독으로 고통 받는 이들에게서 도박 중독, 음식 중독, 인터넷 중독 등의 중독모델과 일치하는 뇌의 변화가 동일하게 확인된다는 수백 편의 흥미로운 연구를 제시했습니다. 페이스북을 클릭하거나 슬롯머신 게임을 하는 것이 뇌의 변화와 관련된 중독으로 이어질 수 있다면, 인터넷 동영상을 보며 자위하는 것과 새로운 포르노를 보는 것도 그럴 수 있습니다.

나는 기존의 흥미로운 중독 연구로부터 도출된 합리적인 추론을 가지고 남성들의 이야기에 근거를 두었습니다. 그 이유는 인터넷 포르노 이용자에 대한 신경학적 혹은 다른 유형의 연구가 부족하기 때문입니다. 이 남성들의 일화 대부분은 비록 최근 회복 포럼에서 여전히 공유되고 있는 비슷한 이야기로 모두 대체될 수 있음에도 불구하고 여전히 이 개정판에 실려 있습니다. 그 이야기들은 인터넷 포르노의 잠재적인 영향력을 가장 잘 알려 주는 증거들을 간직한 자기 보고서였기 때문입니다.

그렇다면 이 개정판과 초판에는 어떤 차이가 있을까요? 최근 3년 사이에 중독모델에 힘을 실어 주는 인터넷 포르노 이용자를 조사한 연구가 다수 발표되었습니다. 어떤 발견들은 비중독 포르노 이용자들이 보이는 성적 문제와 성적 취향의 변화와 같은 증상들을 설명해 주는 데 도움이 되었습니다.

나는 관련 장들에서 이 새로운 연구를 보다 더 자세히 언급할 것입니다.

서문에서는 그것들을 간략히 정리해 보고자 합니다. 이 새로운 연구는 포르노 이용자를 조사한 37편의 신경학적 연구와 문헌에 대한 새로운 리뷰 12편을 포함하는데, 이는 모두 세계 최고의 신경과학자들이 쓴 것들입니다. 또한 포르노 이용의 악화 혹은 내성의 징후이면서 중독의 징후이기도 한 포르노 이용의 습관화를 밝히는 15편의 연구도 있습니다. 이 연구들 속에는 내성과 금단증상의 증거가 모두 발견됩니다. 현재 포르노로 유발된 성적인 문제와 관련해서는 23편의 연구가 있는데, 이 연구들은 포르노 이용과 중독을 성적인 문제 및 성적 자극에 잘 각성되지 않는 문제와 연관시켰습니다. 이러한 논문들 중 4편에서는 남성들이 포르노 이용을 줄임으로써 문제가 해결되었다는 인과관계의 증거도 나옵니다. 덧붙여 현재 50편 이상의 연구는 포르노 이용이 감소된 성적 만족 및 관계 만족도와 관련이 있다고 보았고, 이와 유사한 40여 편의 연구는 포르노 이용이 더 낮은 인지 기능과 정신건강 문제와 관련이 있다고 보았습니다.

인터넷 포르노 이용은 현재 포르노 회복 포럼에서 보고된 수많은 문제의 장본인으로 여겨지고 있습니다. 아직 일부 과학자들이 만족할 만큼 인과관계가 어떤 방식으로 진행되는지 입증되지 않았습니다. 명언처럼 '연구가 더 필요하다.'는 것입니다.

물론, 환자가 고통을 당하고 있는데 진단 매뉴얼만 무작정 기다릴 수는 없습니다. 2013년『정신질환 진단 및 통계 매뉴얼(*Diagnostic and Statistical Manual, DSM*)』[03]은 연구의 부족을 언급하면서 인터넷 포르노 중독에 대한 특정 진단을 추가하지 않았습니다. 그러나 세계보건기구(World

---

03. 미국정신의학협회에서 발행한 정신질환에 대한 분류 및 진단 절차에 관한 매뉴얼.

Health Organization, WHO)는 새로운 『국제 질병 분류 편람(*International Classification of Diseases manual, ICD*)』에서 이 입장을 뒤집었습니다. ICD-11이 '강박적인 성행동 장애(Compulsive sexual behaviour disorder)'[1]에 대한 진단을 포함시킴으로, 포르노로 인해 고군분투하고 있는 사람들을 진단할 수 있게 되었습니다. 이것은 포르노의 영향에 관한 연구와 전문적인 교육을 촉진하게 될 것입니다.[2]

나는 초판을 출간한 후 인터넷 포르노에 대한 두 개의 학술 논문의 공저자가 되었습니다. 두 논문 모두 인터넷을 통해 확인할 수 있습니다. 첫 논문인 "인터넷 포르노는 성기능 장애를 야기하는가? 임상보고에 대한 리뷰"는 일곱 명의 미 해군 내과 의사들과 함께 썼습니다. 이 논문은 40세 이하 남성들의 성기능 장애의 이례적인 증가를 추적하고, 그것의 원인으로 생각되는 근본적인 요인에 대해 다루었습니다. 두 번째 논문인 "만성적인 인터넷 포르노의 영향을 드러내기 위해 포르노 이용을 그만두라"는, 이스탄불에서 개최된 인터넷 중독에 대한 국제 학술대회에서 강연한 후에 터키 아카데미 저널 편집자의 요청에 따라 쓴 것입니다. 다른 문화권에서는 포르노가 미칠 수 있는 영향에 대해 우려하고 있기 때문입니다.

이에 대한 국제적인 우려가 많다는 증거는, 내가 라틴 아메리카 비뇨기과 전문의와 그 지역 전체의 남성 성 건강 클리닉에서 온 전문가들이 참가하는 큰 회담에서 "인터넷 포르노와 성기능 장애"라는 주제로 연설해 달라는 초청을 받은 데서도 드러납니다. 비뇨기과 전문의들은 환자의 평균 연령이 낮아지고 있는 현상을 목격하고는, 원인이 될 수 있는 모든 요인을 탐색하고 있었습니다.

젊은이들의 포르노 이용에 대한 통계는 마침내 현실을 따라잡고 있습니다. "젊은 호주인의 포르노 이용과 성적으로 위험한 행동과의 연관성"에는 15~29세까지의 젊은 남성의 100%와 젊은 여성의 82%가 포르노를 보았다는 보고가 나옵니다. 또한 처음 포르노를 보는 연령이 계속 낮아져서 남성의 69%와 여성의 23%가 13세 혹은 그 미만의 나이에 처음으로 포르노를 보았다고 답했습니다.[3]

많은 국가들이 포르노가 미치는 영향에 대해 보다 더 많이 연구해 달라고 호소하고 있습니다. 미국의 몇 안 되는 주들만이 인터넷 포르노 이용이 공중 보건 위기라는 결의안을 통과시키고, 그에 따른 후속 조치를 촉구하고 있습니다. 영국에서는 포르노 사이트에 들어가려면 성인 인증을 요구하는 움직임이 시작되었습니다. 이러한 발전들은 포르노의 잠재적 해악을 보다 뚜렷이 볼 수 있게 해 주었고, 더 많은 논쟁을 불러일으켰습니다. 나는 이 개정판이 이러한 질문에 답하는 데 도움을 주고, 지금 진행되는 토의에 유익한 정보를 제공하리라 기대합니다.

2017년 8월

게리 윌슨

_ 나는 적을 정복한 사람보다 자신의 욕망을 이긴 사람이 더 용감하다고 생각한다.
자신을 이기는 것이 가장 어려운 승리이기 때문이다.
I count him braver who overcomes his desires than him who conquers his
enemies ; for the hardest victory is over self.
아리스토텔레스 _

당신이 이 책을 읽고 있는 이유는 전 세계의 수많은 포르노 이용자들이
왜 포르노를 중단하는 실험을 하는지 궁금해서일 수 있습니다.[4]

그러나 그보다는 당신이 포르노를 문제가 되는 방식으로 이용하고 있
기 때문일 가능성이 더 클 것입니다. 당신은 포르노를 덜 보겠다고 굳게 결
심했음에도 불구하고 그래픽 자료를 찾느라 생각한 것보다 더 오랜 시간
을 온라인에서 보내고 있을지도 모릅니다. 어쩌면 당신은 성관계를 맺을
때 절정에 도달하는 것이 더 어렵다는 것을 깨달았거나, 의사가 신체적 원
인을 찾지 못했음에도 발기가 제대로 되지 않아 괴로워하고 있을 수도 있
습니다. 어쩌면 온라인 사이렌[04]이 당신을 향해 끊임없이 손짓하지만, 당신
은 실제 파트너에게서는 전혀 흥미를 느낄 수 없음을 깨달았을지도 모릅니

---

04. 노래를 불러 선원들이 넋이 나가 암초에 부딪히게 하는 신화 속의 존재.

다. 어쩌면 당신은 불편감을 느끼게 하거나 당신의 가치 체계, 심지어는 당신의 성적 지향과 어긋나는 페티시물[05]에 성적으로 고조되어 있을지도 모릅니다.

만일 자신에게 문제가 있다는 것을 깨달은 수천 명의 사람들과 마찬가지로 당신도 그러하다면, 그 문제를 포르노 이용과 연결시켜 생각하는 데 아마 어느 정도 시간이 걸렸을 것입니다. 당신은 자신이 어떤 다른 장애와 싸우고 있다고 생각했을 수도 있습니다. 익숙하지 않은 우울증, 사회적 불안, 혹은 사람들이 두려워하는 조기치매가 발병한 것은 아닐까 하고 생각했을지도 모르겠습니다. 아니면 테스토스테론 수치가 낮거나 늙어서 그렇다고 믿었을지도 모릅니다. 심지어는 의사로부터 약 처방을 받았을 수도 있습니다. 아마도 그 의사는 포르노 이용에 대해 걱정하지 않아도 된다고 당신에게 확신을 주었을지도 모릅니다.

컴퓨터에서 나오는 성적인 이미지에 흥미를 갖는 것은 매우 정상적인 일입니다. 따라서 당신에게 인터넷 포르노는 무해하다고 말하는 권위 있는 목소리들은 외부에 수도 없이 많습니다. 첫 번째 주장이 사실이긴 하나, 앞으로 우리가 살펴보겠지만 두 번째 주장은 사실이 아닙니다. 포르노 이용자들 모두가 문제를 겪는 것은 아니지만, 어떤 이들은 문제를 겪습니다. 지금의 주류 문화는 포르노 이용이 심각한 증상을 야기하지 않는다고 주장하는 경향이 있습니다. 또한 세간의 이목을 끄는 포르노에 대한 비판이 종종 종교적이고 사회적으로 보수적인 조직에서 나오기 때문에, 자유주의적인 성향의 사람들은 점검도 하지 않고 이러한 비판을 무시해 버리곤 합

---

05. 성적 호기심과 충동을 일으키는 특정한 물건 또는 신체의 일부.

니다.

그러나 나는 최근 9년 동안 사람들이 포르노를 경험한 것에 관해 뭐라고 말하는지 관심을 기울여 왔습니다. 또한 오랫동안 우리의 뇌가 어떻게 작동하는지에 대한 과학자들의 연구를 공부해 왔습니다. 나는 이것이 자유주의나 보수주의에 관한 문제가 아니며, 종교적인 수치심 혹은 성적 자유에 대한 문제가 아니라고 말하고 싶습니다.

이것은 우리 뇌의 본성과 급격하게 변하는 환경에서 오는 신호에 뇌가 어떻게 반응하는지에 대한 것입니다. 이것은 끝없이 공급되는 새로운 음란물을 장기간 과잉 시청하는 행동의 결과들에 대한 것입니다. 또한 이것은 방대한 양의, 성적으로 매우 자극적인 스트리밍 영상들에 젊은이들이 접속하는 것에 관한 것인데, 그 현상이 너무도 급속도로 진행되는 바람에 연구들이 최신 동향을 반영할 수 없을 정도입니다. 예를 들어 2008년의 연구는 청소년의 14.4%가 13세 이전에 포르노에 노출되었다고 보고했습니다.[5]

그러나 2011년에는 포르노에의 조기 노출이 48.7%로 급증한 것으로 나타났습니다.[6] 2017년의 15~29세 호주인들의 횡단적 연구는 남성의 69%와 여성의 23%가 13세 혹은 그보다 어린 나이에 처음 포르노를 보았다고 보고했습니다.[3] 그리고 남성 전체와 여성의 82%는 어느 시점인가에서 포르노를 보았다고 답했습니다.

이와 유사하게 2008년에는 매일 포르노를 시청하는 것이 드문 일이었지만(5.2%), 2011년에는 청소년의 13% 이상이 매일 혹은 거의 매일 포르노를 보았습니다. 2017년에는 15~29세 남성의 39%와 여성의 4%가 종종 스마트폰을 이용하여 매일 포르노를 보았습니다.[3]

약 십 년 전만 해도 나는 인터넷 포르노에 대해 아무런 의견이 없었습니다. 여성의 이차원 이미지가 실제적인 삼차원 여성의 대체물이 되기에는 부족하다고 생각했기 때문입니다. 그러나 나는 포르노를 금지하는 것에는 결코 동의하지 않았습니다. 나는 자유주의 성향의 북서쪽 시애틀의 비종교적인 가정에서 자랐고, '그냥 원하는 대로 너도 살고 남도 살게 내버려 둬.'가 내 모토였기 때문입니다.

그러나 아내의 웹사이트 포럼에서 남성들이 포르노에 중독되었다고 호소하며 등장했을 때, 뭔가 심각한 일이 일어나고 있음을 알게 되었습니다. 오랫동안 해부학자이자 생리학 교사로 일한 나는, 경험이 뇌를 변화시킨다는 신경가소성, 뇌의 욕구 메커니즘, 더 나아가 중독에 대해 특별히 관심을 가지고 있었습니다. 나는 이 분야의 생물학적 연구를 따라가면서 욕구의 생리학적 토대와 이것들이 어떻게 기능을 상실하여 장애 상태로 변하는지에 대한 발견들에 흥미를 느껴 왔습니다. 이 남성들(그리고 이후에는 여성들)이 묘사한 증상들은 포르노 이용이 그들의 뇌를 재훈련하였고, 그들의 뇌에 중대한 물리적 변화를 가져왔음을 강하게 시사하였습니다. 정신과 의사인 노먼 덧지는 그의 베스트셀러인『스스로 변화하는 뇌』에서 이렇게 설명합니다.

컴퓨터로 포르노를 보는 남성들은…… 뇌 지도[06]의 변화를 요구하는 모든 조건들을 충족하는 포르노 훈련기간에 들어가도록 유혹을 받았다. 함께 활성화되고, 함께 연결되는 뉴런들 때문에 이 남성들은 뇌의 변화를 위해 필요

---

06. 뇌의 신경세포와 신경세포를 잇는 신경망 구조를 표현한 것으로, 뇌의 구조나 활동 원리를 지도에 빗대어 설명한 것이다.

한 고도의 집중력을 동반하며 뇌의 쾌락 중추에 이러한 이미지들을 연결하는 엄청난 양의 훈련을 받았다. …… 그들이 성적 흥분을 느끼고 자위하면서 오르가즘을 느낄 때마다 보상신경전달물질인 '도파민 분사'가 그 시간 동안 뇌에서 만들어진 연결을 굳게 만든다. 보상은 어떤 행동을 가능하게 할 뿐만 아니라 가게에서 『플레이보이』를 구입할 때 느끼는 그 어떠한 당혹감도 불러일으키지 않게 만든다. 이것은 '징벌'은 전혀 없고 보상만 있는 행위이다.

깨닫지 못하는 사이에 뇌를 변화시키는 테마와 대사들이 웹사이트에 도입되면서 그들이 흥미진진하다고 보는 콘텐츠가 바뀌었다. 가소성은 경쟁적이기 때문에 새롭고 흥미진진한 이미지를 위한 뇌 지도들이 이전에 자신을 매료시켰던 것을 희생시키면서 증가했다. 나는 이것이 그들의 여자 친구가 그들에게 흥분을 덜 안겨 준다고 생각하는 이유라고 믿는다. ……

포르노 관련 환자들은 자신의 문제가 무엇인지와 그들이 가소적으로 문제를 강화해 왔다는 것을 이해하기만 해도 대부분 포르노를 끊을 수 있었다. 그리고 마침내 그들은 자신이 다시 파트너에게 끌리고 있다는 것을 알게 되었다.

포럼에 참여한 남성들은 이와 같은 자료와 그 기초가 되는 연구가 자신들에게 위안과 도움이 된다는 사실을 발견했습니다. 마침내 그들은 어떻게 포르노가 그들 뇌의 원초적인 욕구 메커니즘을 장악하는지 이해하게 되었습니다. 이 오래된 뇌 구조는 우리로 하여금 근친교배의 욕구를 억제하도록 돕고, 새로운 파트너를 원하는 것을 포함해 진화적으로 유익한 행동을 하게 만듭니다.

그러나 우리가 이런 행동을 선택하는 것은, 결과적으로 이와 비슷한 뇌

구조에서 신경 화학적 균형에 영향을 미칩니다. 이것이 지속적인 포르노 과다 이용이 예기치 못한 결과를 낳는 방식입니다. 지속적인 포르노 과다 이용은 우리가 선호하는 유혹거리에 극도로 흥분하게 만들 수 있으며, 그러한 즉각적인 욕구는 장기적인 욕구에 비해 더 큰 영향력을 가지게 됩니다. 또한 매일의 활동이 주는 기쁨과 그 기쁨에 반응하는 능력을 손상시킬 수 있습니다. 이는 우리로 하여금 더 극단적인 자극을 추구하도록 몰아갑니다. 아니면 심각한 금단증상을 야기하여 심지가 굳은 사람일지라도 증상 완화를 위해 포르노에 매달리게 만듭니다. 이것은 또한 우리가 의식하지 못하는 사이에 기분, 인지, 우선순위 등 모든 것을 바꿔 놓을 수도 있습니다.

이전의 포르노 이용자들은 훌륭한 과학에 근거해 '뇌가 작동하는 방식'에 대한 지식을 얻게 되면서, 뇌가 변화될 수 있다는 것과 포르노로 인해 유발된 변화를 되돌릴 수 있는 기회가 있다는 것을 깨달았습니다. 또한 그들은 포르노를 중단했을 때의 결과를 추적할 수 있는데도, 인터넷 포르노가 잠재적으로 해로운지 아닌지에 대한 전문가들의 일치된 견해를 기다리는 것은 어리석은 짓이라고 결론을 내렸습니다.

이 선구자들은 그들의 행동을 통제하기 시작했고, 그들이 원하는 결과를 향해 나아갔습니다. 그들은 실패에 당황하지 않고, 일관성 있는 포르노 중단이 주는 유익을 보았으며, 이제는 그 실패를 더 큰 자기 자비[07]로 수용했습니다.

그 과정에서 그들은 인터넷 포르노 관련 문제로부터의 회복을 돕는, 매

---

07. 자신의 실패에 대해 과도하게 자신을 비난하는 대신, 너그럽게 자신을 이해하고 포용하며 다시 일어서도록 격려하는 것을 가리킨다.

혹적인 통찰력을 배우고 공유했습니다. 이 새로운 발견은 그들의 뒤를 따르는 사람들이 균형적인 삶으로 복귀하면서 겪는 고통을 덜어 주었습니다. 이것은 매우 다행스러운 일입니다. 왜냐하면 뇌가 훨씬 더 가변적인 어린시절부터 인터넷 포르노를 이용하기 시작한 젊은이들이 매우 증가하면서 포르노와 관련된 문제로부터 벗어나려는 이들이 폭발적으로 더 많아지고 있었기 때문입니다.

안타깝게도 많은 사람들이 지연사정(delayed ejaculation, DE), 불감증(anorgasmia), 발기부전(erectile dysfunction, ED), 실제 파트너에게 매력을 느끼지 못함(Lack of attraction to real partners)과 같은 심각한 성기능 장애에 의해 동기를 부여받았습니다. 2007년 초에 저명한 성과학자 얀센(Janssen)과 벤크로프트(Bancroft)는 "스트리밍 포르노 시청이 발기부전을 분명히 일으키고, 성애물에 많이 노출될수록 '평범한 섹스물'에 대한 반응이 낮고 새롭고 변태적인 것에 대한 욕구가 증가한다."는 것을 우연히 발견했습니다. 그러나 불행하게도 그들은 이러한 사실을 세상에 경고하지 않기로 했고, 더 이상 연구도 진행하지 않았습니다.[7]

이처럼 경고가 부재한 가운데, 젊은 남성들 사이에서 포르노가 유발한 발기부전은 전문 의료진들을 놀라게 했습니다. 2014년, 의사들은 마침내 이를 인식하기 시작했습니다. 하버드 비뇨기과 교수이자 『왜 남성들은 속이는가 : 남성과 성에 관한 전혀 예상치 못한 진실(Why Men Fake It : The Totally Unexpected Truth About Men and Sex)』이란 책의 저자인 에이브러햄 모르젠탈러(Abraham Morgentaler)는 "얼마나 많은 젊은이들이 포르노로 인해 유발된 발기부전으로 고통당하고 있는지 정확히 알기 힘들다. 그러나 이것은 새로운 현상이며, 드물지 않은 일이라는 것이 명백하다."라고 말했습니다.[8] 또 다른 비뇨기과 의사이자 저자인 해리 피쉬(Harry Fisch)는 "포르노가 섹스를 죽이고 있다."라고 직설적으로 표현했습니다. 그는 저서 『새로운 벌거숭이(The New Naked)』에서 발기부전의 결정적인 요인으로 인터넷 포르노를 주목합니다. 그는 "인터넷 포르노는 가끔씩의 즐거움으로서는 괜찮지만, 매일 접할 경우에는 당신으로 하여금 성 건강의 지옥이 어떤 것인지 쉽게 경험하게 만든다."[9]라고 말했습니다.

2014년 5월에 권위 있는 의학 잡지인 『미국 의사협회 정신의학회지(JAMA Psychiatry)』는 포르노를 몇 년간 일주일에 몇 시간씩 이용하는 평범한 포르노 이용자라 할지라도 포르노 이용은 뇌의 회백질 감소와 관련이 있고, 성적인 반응을 저하시킨다는 것을 보여 주는 연구 결과를 게재했습니다. 연구의 부제는 "포르노에 노출된 뇌"입니다.[10] 연구자들은 심각한 수준의 포르노 이용자들의 뇌가 포르노 이용으로 인해 완전히 수축되었다기보다는 초기 수축 상태일 수 있다고 경고했습니다. 그럼에도 불구하고 이들은 포르노 이용 정도가 뇌의 회백질 감소에 대한 가장 타당한 설명이라는 데 찬성했습니다. 이 연구의 주저자인 사이먼 쿤(Simon kühn)은 이렇게 말합니다.

이는 규칙적인 포르노 소비가 여러분의 보상 시스템을 어느 정도 못 쓰게 만들 수 있다는 것을 의미한다.

그리고 2014년 7월, 케임브리지 대학교의 정신과 의사가 이끄는 신경과학 전문가 팀은 포르노 중독에 대한 그들의 연구 주제 절반 이상에서 다음과 같이 보고했습니다.

성적으로 노골적인 음란물을 과도하게 이용한 결과…… 그들은 특히 여성과의 육체적 관계에서 리비도[08]의 감소 혹은 발기부전을 경험한다. 성적으로 노골적인 자료와 관계를 맺을 때는 그렇지 않은데 말이다.[11]

그 후 수십 개의 연구들과 문헌에서 인터넷 포르노 이용자들에게서 나타나는 뇌의 변화와 관련된 증거들이 발견되었습니다. 그러나 내가 언급하고 있는 선구자들은 공식적으로 이를 확인받는 그 어떠한 혜택도 누리지 못했습니다. 그들은 자신의 개인 보고서들을 상호 교환하여 검토하는 방식으로 모든 것을 해냈습니다.

나는 포르노가 일부 이용자에게 미치는 영향이 무엇인지, 그것이 신경과학 및 진화생물학의 발견과 어떤 관련이 있는지, 그리고 음란물과 관련된 문제를 개인과 집단 차원에서 가장 잘 해결할 수 있는 방법은 무엇인지에 대해 요약하기 위해 글을 썼습니다. 만일 당신이 인터넷 포르노 관련 문제들을 겪고 있는 경우, 몇 시간만 나의 말에 귀 기울이면 당신은 자신의 상태를 이해하고 그 문제를 해결할 수 있는 기회를 얻게 될 것입니다.

그렇다면 남성들의 부진한 성기능이 포르노 이용과 관련된 것인지, 아니면 허리 아랫부분의 신체기관에 실제로 아무 이상이 없지만 수행 불안감으로 인해 발생한 것인지 어떻게 알 수 있을까요?

1. 우선 좋은 비뇨기과 의사를 찾아가서 의학적으로 비정상적인 요소를 치료하십시오.

---

08. 성적인 본능이나 충동, 또는 성적인 에너지라는 넓은 개념을 포함한다.

2. 그 다음, 한 번은 당신이 좋아하는 포르노를 보면서 자위를 해 보십시오. 혹은 그것을 그만 보겠다고 결심하면 어떻게 될지 단순히 상상해 보십시오.

3. 그 후 다른 한 번은 포르노 없이, 혹은 포르노에 대한 환상 없이 자위를 해 보십시오.

만일 당신이 절정에 이를 수 있다면 발기의 질과 절정에 이르는 시간을 비교해 보십시오. 건강한 젊은 남성은 포르노 혹은 포르노에 대한 환상 없이도 완전한 발기에 이르고, 절정에 이르는 자위를 하는 데 아무 문제가 없을 것입니다.

· 만약 2번의 경우 강한 발기가 있고, 3번의 경우 발기부전이 있다면 그것은 아마도 포르노로 유발된 발기부전일 것입니다.

· 3번의 경우 발기되는 양상이 강하고 단단함에도 불구하고 실제 파트너와의 관계에서 문제가 있다면, 그것은 아마도 불안과 관련된 발기부전일 것입니다.

· 만일 2번과 3번 모든 경우에 문제가 있다면 포르노로 유발된 발기부전이 진행 중이거나, 허리 아래의 신체기관에 의료적인 문제가 있어서일 것입니다.

나는 이 책을 시작하면서 초고속 인터넷 포르노에 접근할 수 있는 많은 사람들이 포르노가 야기한 문제에 대해 이야기함으로써 인터넷 포르노 중독이 어떻게 처음 이슈가 되었는지에 대해 설명했습니다. 나는 이러한 현상이 어떻게 전개되었는지, 그리고 사람들이 그들의 증상을 어떻게 보고하는지에 관해 설명하려고 합니다.

2장에서는 최근의 신경과학과 뇌의 섬세한 욕구 메커니즘을 조명하는 내용들을 소개하겠습니다. 나는 행위중독, 성적 조건화, 그리고 청소년의 뇌가 오늘날의 포르노와 같이 비정상적인 자극으로 훈련되는 것에 특별히 더 취약한 이유를 다루는 최근의 연구를 요약할 것입니다.

3장에서는 사람들이 포르노 관련 문제를 해결하기 위해 사용한 다양하고 상식적인 접근 방식과 피해야 할 몇 가지 함정에 대해 설명하겠습니다. 나는 정해진 치료법을 제시하지 않습니다. 사람마다 처한 상황이 다르기 때문에 특효약은 없습니다. 가령, 독신자에게는 잘 적용되는 방법이라 할지라도 누군가와 사귀고 있는 사람은 그 방법을 조정해야 할 것입니다. 그리고 포르노로 유발된 발기부전을 겪는 청년들은 때때로 나이 든 사람들보다 회복에 더 오랜 시간이 걸리기도 합니다. 종종 여러 가지 다른 접근들이 동시에, 혹은 순차적으로 진행되는 것이 더 도움이 되기도 합니다.

결론 부분에서는 포르노의 위험에 대한 합의가 여전히 미래에 있는 이유와 어떤 방향의 연구 노선들이 유망한지에 대해 이야기하겠습니다. 최종적으로, 포르노 이용자들이 더 많은 정보에 입각하여 선택할 수 있도록 사회가 어떻게 이들을 도울지에 대해서도 논하겠습니다.

내가 이 논의를 시작하기 전에 마지막으로 하고 싶은 말은, 포르노와 관련된 문제가 당신에게 반드시 있어야 한다고 말하는 것이 아니라는 것입니다. 나는 도덕적 패닉에 이르게 하려고 하거나, 인간의 성생활에서 무엇이 '자연스럽고' 무엇이 '자연스럽지 않은지'를 말하려는 것이 아닙니다. 만일 당신이 문제가 있다고 느끼지 않는다면, 나는 당신과 논쟁할 생각이 없습니다. 노골적인 성적 콘텐츠와 이를 생산하는 산업에 대해 어떻게 생각할지 결정하는 것은 우리 각자의 몫입니다.

그러나 만일 포르노가 당신에게 해를 끼친다고 느끼거나 당신이 아는 누군가가 그렇다면, 이 책을 읽어 보길 권합니다. 나는 인터넷 포르노가 예기치 못한 결과를 낳을 수 있다는 것과 그에 대해 당신이 무엇을 할 수 있는지 설명하는 데 최선을 다할 것입니다.

포르노,
그리고
당신의 **뇌**

1

우리는 어떤 문제를
다루고 있을까요?
What are we dealing with?

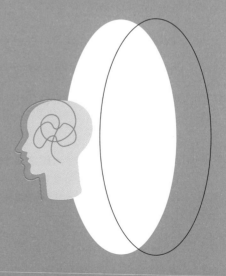

1

●

우리는 어떤 문제를 다루고 있을까요?

_깨달음을 주는 것은 답이 아니라 질문이다.
It is not the answer that enlightens, but the question.
유진 이오네스코_

대부분의 포르노 이용자들은 인터넷 포르노가 지루함, 성적 좌절감, 외로움 혹은 스트레스의 해결책이라고 생각합니다. 그러나 대략 십 년 전부터 포르노 이용자들 중 일부는 그들이 겪는 다양한 문제들이 포르노 이용과 관련이 있다고 생각하기 시작했습니다. 2012년에 '레딧/노팹(Reddit/NoFap)'[09]으로 알려진 온라인 포럼에서 한 남성은, 남성들이 겪는 문제들이 처음에 어떻게 발견되었는지 그 역사를 설명했습니다. (의성어인 '팹'은 '포르노를 보면서 하는 자위행위'를 뜻하는 은어입니다.)

---

09. 레딧은 사용자가 자신의 글을 등록하면 다른 사용자가 up 혹은 down을 선택해 투표하고, 이 순위에 따라 글이 메인 페이지에 등록되는 소셜 뉴스 웹사이트이다. 노팹은 포르노와 자위를 중단하고 더 건강한 생활을 원하는 이들을 지원하는 웹사이트 및 커뮤니티 포럼이다.

발기부전이 있어도 다양한 강도의 노골적인 포르노를 보면서 자위를 하면 단단한 발기가 가능하다는 것에 놀라는 사람들이 2008-9년 사이에 인터넷에 등장하기 시작했습니다. 이상한 것은 이 포럼 게시물에 자신도 똑같은 증상이 있다고 응답한 사람들이 수천 명이나 되었다는 점입니다. 이 증상을 이해한 사람들은 그들이 극한 포르노 장르와 자위에 고조될수록 여자의 어떠한 질로도 자극받을 수 없을 정도로 실제 여성에게 무감각해졌다는 것을 발견했습니다. 그들은 상당 기간 포르노 시청과 자위를 멈추면 그러한 무감각이 해결될 수도 있지 않을까 희망하고 추측했습니다.

당시 YBOP(www.yourbrainonporn.com), NoFap 또는 이 주제를 다루는 수십 개의 다른 포럼을 몰랐던 이들은 이것이 혼자만의 문제라고 생각했습니다. 실제 여성 앞에서는 발기하지 않지만 역겨운 포르노 장르를 보면 발기하는, 지구에서 유일하게 존재하는 아주 이상한 괴짜라고 생각하면서요. 그들 중 많은 이가 아직 숫총각이었습니다. 어떤 이들은 수년 동안 실제 여성과의 관계에서 실패해 완전히 자신감을 잃은 상태였습니다. 그들은 자신이 여성과 정상적인 관계를 결코 맺을 수 없을 거라고 판단하고, 자신을 괴짜라고 생각하여 사회에서 스스로를 격리해 은둔자가 되었습니다. …… 그러나 포르노 중단이 이 남성들의 발기부전을 해결하는 데 도움이 되었습니다. 그들은 정상적인 리비도를 되찾는 것 외에 다른 긍정적인 변화도 보고하기 시작했습니다. 우울증과 사회적 불안이 사라졌고, 자신감이 상승했으며, 무언가를 완수했다는 성취감과 세상의 정상에 있다는 느낌을 받았습니다. ……

나 역시 그런 사람들 중 한 명입니다. 나는 사춘기 중반부터 시작한 여성들과의 성관계에서 여러 번 실패했습니다. 그리고 이것은 정신적으로 가장 충격적인 일이 되었습니다. 모든 광고, 영화, TV 쇼 또는 대화가 성적인 풍자로 가득한 현대 사회에서 나는 끊임없이 내가 이상하다고 생각했습니다. 나는 남성으로서 아주 근본적인 차원에서 실패했습니다. 그리고 그러한 실패자는 내가 유일해 보였습니다.

포르노를 중단하기 일 년 전에는 정신과 의사와 심리학자들을 찾아가기까지 했습니다. 그들은 심각한 사회불안장애와 우울증이라고 진단하면서 내게 우울증 치료제를 복용하라고 했지만, 나는 결코 이에 동의할 수 없었습니다.

일년 내내 24시간 마음에 품고 있던 내 삶의 핵심적인 문제가 해결될 수 있다는 것을 발견했을 때, 내 가슴을 짓누르던 가장 무거운 바윗덩어리가 사라졌습니다. 자위 없는 80일간의 첫 행진을 마쳤을 때, 나는 다른 사람들이 보고한 것과 비슷한 강력한 힘을 느꼈습니다. 믿어지나요? 나의 자신감을 파괴하고 70억 인구의 지구에서 혼자라고 느끼게 만든 이 문제가 해결되었습니다. 그리고 심각하다고 여겨졌던 그 문제는 역전되어 대단히 평범한 문제가 되었습니다.

오늘 행진의 109일째를 맞는 나는 행복하고, 자신감 넘치고, 사교적이고, 똑똑하고, 그 어떤 도전도 할 수 있다는 능력이 있다는 등의 느낌을 가지고 있습니다.

온라인 포럼에서 최초로 포르노와 관련된 문제들을 보고한 사람들은 대부분 컴퓨터 프로그래머와 정보기술 전문가들이었습니다. 그들은 남들보다 앞서 초고속 인터넷을 통한 포르노를 이용하면서 평소와 다른 성적 취향, 지연사정 혹은 성행위 동안의 발기부전이 강화되었습니다. 어떤 사람들은 포르노를 이용하는 동안 발기부전을 경험하기도 했습니다. 거의 모든 이들이 20대 후반이거나 그 이상이었습니다.

포럼 회원 중 한 사람이 지적했듯이 인터넷 포르노는 색달랐고, 이상하게도 저항하기 힘들었습니다.

잡지로 포르노를 이용하는 경우는 일주일에 몇 번이었고, '실제로 그것은 그렇게 특별한 것이 아니었기 때문에' 나는 기본적으로 그것을 조절할 수 있었어요. 하지만 내가 인터넷 포르노라는 어두운 세계로 들어갔을 때, 나는 나의 뇌가 그것을 점점 더 많이 원한다는 것을 깨달았죠. 나는 6개월도 채 되지 않아 통제 불능 상태가 되었어요. 수년간의 잡지 이용 : 문제없음. 몇 개월간의 온라인 포르노 이용 : 중독됨.

짧은 역사가 우리에게 오늘날의 포르노가 뇌에 예기치 못한 영향을 줄 수 있다는 단서를 일부 제공해 줍니다. 시각적인 포르노는 잡지들과 함께 주류가 되었지만, 이용자들은 정지 상태인 성애물에 만족해야만 했습니다. 포르노의 매 회분이 가진 새로움과 그것이 주는 잠재적인 성적 흥분은 상당히 빠르게 퇴색했습니다. 사람들은 그의 매력적인 이웃에게 환상을 갖는 것으로 되돌아가거나, 더 많은 자료를 얻기 위해 어색함을 감수하거나 비용이 많이 드는 엄청난 시도를 해야 했습니다. 몇 개의 X등급의 성인영화들이 있었는데, 일부는 상업적으로 큰 성공을 거두었습니다. 헌신적인 하드코어 포르노 팬은 성인 용품점에서 성적으로 노골적인 영화들을 발견할 수 있었습니다. 그러나 포르노 공급은 여전히 소수의 공공 장소 혹은 반공공 장소로 제한되었고, 대부분의 사람들은 영화관 혹은 핍쇼 부스[10]에서 많은 시간을 보내고 싶어 하지 않았습니다.

이후에는 비디오 대여점과 심야 케이블TV 채널들이 등장했습니다. 이

---

10. 돈을 내고 작은 방 같은 곳에 들어가 창을 통해 여성이 옷 벗는 것을 구경하도록 되어 있는 장비.

미디어들은 움직임이 없는 포르노[11]보다 훨씬 더 자극적이었고[12, 13] 영화관에서 필름을 보는 것보다 훨씬 덜 어색했습니다. 하지만 한 사람이 다른 비디오를 보기 위해 비디오 가게에 또 다녀오기 전에, 그리고 잠시 쉬는 동안 똑같은 비디오를 몇 번이나 더 볼 수 있었겠습니까? 시청자들은 종종 성적으로 자극적인 장면을 보기 전에 에로틱한 줄거리를 봐야만 했습니다. 뿐만 아니라 미성년자의 경우는 이러한 매체에 접근하는 것이 대단히 제한적이었습니다.

그 다음으로 포르노 시청자들은 전화선을 이용한 인터넷 접속으로 넘어갔습니다. 개인용이고 더 저렴하긴 했지만, 처음에는 대부분이 비디오 속 한 장면을 찍은 사진들이었습니다. 사람들이 더 쉽게 접속할 수는 있었지만 속도가 느렸습니다. 자료는 단 한 번의 클릭만으로 소비될 수 없었습니다.

> 비디오를 다운로드하고 열 때마다 컴퓨터 바이러스에 감염될 위험을 감수해야 했어요. 때로는 딱 맞는 소프트웨어를 가지고 있지 않은 경우도 있었고, 다운로드해서 즐기기 전에 그것이 정말로 보고 싶은 것인지 확인하는 데 많은 시간을 보내야 했죠. 혹은 원하는 내용이 있는 특별한 사이트에 가서 한두 개의 새 비디오를 보고 나와야 했어요.

모든 것이 변화되고 있었습니다. 2006년 초고속 인터넷 서비스의 등장은 완전히 새로운 창조물을 탄생시켰습니다. 그것은 가장 선정적인 몇 분

---

11. 가령, 포르노 사진 같은 것을 말한다.

간의 짤막한 포르노 영상의 갤러리들인데, 하드코어 비디오가 무한대로 공급되는 방식이었습니다. 그것은 유튜브처럼 영상이 제공되기 때문에 '튜브 사이트'라고 불립니다. 포르노의 세계에서 과거에 이와 같았던 적이 없었습니다. 이용자들은 이러한 변화를 다음과 같이 묘사했습니다.

나는 십 년 훨씬 넘게 포르노 사진들을 봐 왔고, 짧은 동영상들도 가끔 봤습니다. 하지만 튜브 사이트가 매일의 일상이 되자, 매우 빠른 시간 안에 발기부전이라는 문제가 생겼어요. 나는 무한대로 음란 영상에 접속 가능한 튜브 사이트들이 나의 뇌를 과부하 상태에 빠뜨렸다고 생각해요.

—

튜브 사이트에서 당신은 시속 0km에서 140km의 속도로 직진합니다. 이것이 주는 흥분은 느리지 않고, 느긋하지 않으며, 감질나게 기대를 고조시키지도 않아요. 이것은 완전한 성적 쾌감의 절정으로 곧장 직진합니다. 영상들이 너무 짧기 때문에 여러분은 다양한 이유로 더 많은 새로운 영상들을 클릭하게 됩니다. 그 이유는 이 영상이 흥분을 고조시키기에는 너무 짧다는 것, 그것을 다 보기 전까지 그 영상 안에 무엇이 들어 있는지 모른다는 것, 그리고 무한대의 호기심 등 때문이죠.

—

나는 "동시에 재생되는 10개의 영상들을 한꺼번에 보고 싶다."는 말에 전적으로 공감할 수 있어요. …… 다른 사람이 이렇게 말하는 것을 들으니 놀라워요. 이것은 마치 감각의 과부하 혹은 사재기 혹은 그냥 자기가 좋아하는 정크 푸드로 과식하는 것과 비슷해요. ……

튜브 사이트, 특히 큰 사이트들은 인터넷 포르노의 크랙 코카인[12]입니다. 이 안에는 아주 많은 영상들이 들어 있고, 매일, 매 시간, 매 10분마다 새로운 내용들이 많이 올라왔기 때문에 나는 항상 끊임없이 새로운 자극을 발견할 수 있었습니다.

—

나는 이제 초고속으로, 심지어는 스마트폰으로 연달아서 더 많이, 더 고해상도로 영상을 봐요. 때때로 자위로 마무리를 하기에 더 완벽한 영상을 찾는 일로 하루를 다 허비하는 일도 있었죠. 그것은 결코, 단 한 번도 나에게 만족을 주지 않아요. 뇌는 항상 "더 필요해."라고 말해요. …… 그리고 그건 거짓말이에요. 나는 내가 발기부전이라는 것을 발견하기 전에 튜브 사이트의 편집 영상들에 몰입되었는데, 각 편집 영상들은 십여 개의 포르노 영상에서 가장 노골적인 수 초 동안의 장면들만 잘라 이어 붙여 만든 것들이었어요.

—

초고속 포르노는 모든 것을 바꿔 놓았습니다. 나는 하루에 한 번 이상 자위를 하기 시작했습니다. 자위를 하고 싶은 마음이 들지 않아도 스트레스를 풀거나 자러 가고 싶을 때 포르노는 내가 발기하는 것을 도와주었습니다. 나는 아내와 성관계를 맺기 전에 포르노를 보는 나를 발견했습니다. 왜냐하면 더 이상 아내는 내가 발기하도록 만들 수 없었기 때문입니다. 지연 사정은 큰 문제였습니다. 나는 더 이상 오랄 섹스에서도 오르가즘을 느끼지 못했고, 가끔 질 섹스에서도 오르가즘을 느끼는 데 어려움을 겪었습니다.

---

12. 2주 만에 중독이 될 만큼 중독성이 강한 저가의 마약류.

튜브 사이트를 검색하는 것은 뇌의 원시적인 깊숙한 부분에 새로운 성적 자극을 주는 것이기 때문에 뇌는 그것이 실제로 가치 있는 일이라고 기억하게 됩니다. 과도한 흥분은 뇌 회로를 강화시켜서 포르노를 계속 찾도록 충동질합니다. 당신의 성적 환상들은 그에 비하면 초라합니다. 흥미롭게도 우리는 연구를 통해 포르노 이용자들이 겪는 문제들은 그들이 열어본 영상의 수(다양성)와 흥분의 정도(중독의 지표)와 관련 있는 것이지, 온라인 포르노를 보는 데 소비한 시간과는 상관이 없음을 확인했습니다.[14]

오늘날 온라인 포르노 뷔페의 또 다른 위험은 과소비입니다. 매사추세츠 의과 대학교 교수인 셰리 패고토(Sherry Pagoto) 박사는 이렇게 말합니다.

> 식욕을 조사한 연구는 다양성이 과소비와 밀접한 관련이 있다는 것을 보여준다. 우리는 식탁에 미트로프 요리[13] 하나만 있을 때보다 뷔페에서 더 많이 먹게 된다. 두 가지 시나리오 중 어느 것도 여러분의 배를 곯게 하지는 않겠지만, 한 가지 시나리오만 있다면 아쉬움이 남을 것이다. 달리 말하면, 만일 당신이 과소비와 그로 인한 문제를 피하고 싶다면 삶의 뷔페를 피해야 한다.[15]

동영상이 정지 상태인 이미지가 하지 못하는 방식으로 우리의 상상을 대체한다는 것은 주목할 만한 가치가 있습니다. 우리가 성적인 상상에만 의존했을 때는 비디오를 시청할 때의 관음증과 같은 수동적인 역할이 아니라, 성적 환상 속에서 주인공의 역할을 하는 경향이 있었습니다. 그러나 아

---

13. 다진 고기와 양파를 함께 섞어 빵 모양으로 만든 뒤 오븐에서 구워 낸 고기 요리.

주 어릴 때부터 포르노를 규칙적으로 이용하기 시작한 사람들의 일부는 다른 경험을 가지고 있었습니다.

실제 여자와 성관계를 맺으려고 할 때 내가 느끼는 감정을 표현할 수 있는 단어는 '생경하다'입니다. 그것은 나에게 인위적이고 낯설게 느껴집니다. 모니터 화면 앞에 앉아서 자위하는 것이 너무 편해서 내 마음은 실제 성관계보다 그것을 더 정상적인 성이라고 느낍니다.

파트너를 만나기 전 수년 동안 신체 일부 또는 아주 특정한 페티시물의 관음증자였던 포르노 시청자들도, 실제 성관계를 맺는 동안에는 일반적으로 관음증자와 같은 수동적인 역할을 하지 않습니다.

방 안의 코끼리

2010년 말, 아내는 내게 이 새로운 현상을 담은 온라인 자원을 구축할 것을 제안했습니다. 당시 성적인 관계를 다루는 아내의 포럼은 포르노 관련 문제들, 즉 실제 파트너에게 느끼는 매력의 상실, 지연사정, 섹스 시 오르가즘에 전혀 이르지 못하는 무능, 페티시 포르노를 통해 흥분하는 동안 경각심을 불러일으키는 새로운 성적 취향, 심지어는 일상적이지 않은 조기 사정 문제의 단서들을 찾는 남성들로 넘쳐나고 있었습니다. 아내는 그들이 서로의 자기보고서를 읽을 수 있고, 인터넷 중독이나 성적 조건화, 신경가소성을 다루는 새로운 연구들에 대해 알려 줄 전용 웹사이트를 필요로 한다고 느꼈습니다. 이러한 필요로 인해 www.YourBrainOnPorn.com이 탄생되었습니다.

나는 이 웹사이트에 접속하는 사람들이 누구인지 궁금해서 방문자들을 추적하기 시작했습니다. 나는 놀랐습니다. 인터넷상의 이야기 주제들 속에서 내가 만든 새로운 사이트의 링크들이 언급되기 시작한 것입니다. 가끔은 다른 언어권에서도 언급되었습니다. 전 세계의 남성들이 답을 찾고 있었습니다. 현재 YBOP는 하루에 2만 명 정도의 순방문자[14]가 접속하고 있습니다. 포르노를 중단하는 사람들을 위한 포럼들이 생겨나고 빠른 속도로 성장하고 있습니다. 가장 크고 오래된 영어권 포럼은 Reddit/NoFap(2011)인데, 현재 25만 명 이상의 많은 회원들이 있습니다. Reddit/PornFree는 3만 명 이상의 회원 수를 자랑합니다. NoFap에 모인 자위 금욕자는 10만 명이 훨씬 넘습니다. Reboot Nation은 회원 수가 대략 11,000명이고, Your Brain Rebalanced는 거의 2만 명입니다. 국제적으로도 비슷한 현상이 일어나고 있습니다. 예를 들면 중국에서는 최근에 연합한 3개의 유사한 포럼이 있는데, 이 포럼에는 인터넷 포르노의 영향에서 회복하려고 애쓰는 350만 명의 회원이 가입되어 있습니다.[16]

당신은 남성들이 모인 곳이면 어디서나 그들이 포르노의 영향에 대해 토론하는 것을 발견할 수 있을 것입니다. 보디빌더, 엽색꾼,[15] 대학 동창, 의료 정보를 찾는 이들, 자동차광들, 스포츠 팬, 기분 전환용 약물 이용자들, 심지어 기타리스트들의 웹사이트에서도 관련 게시물이 등장했고, 놀랍게도 수천 개의 댓글들이 이어지기도 했습니다!

대부분의 사람들은 포르노를 중단하고 몇 개월이 지날 때까지 포르노가

---

14. 한 명의 방문자가 여러 번 사이트에 접속하더라도 중복 방문 횟수를 제외하고 한 번의 방문 기록만 카운트되는 방식으로 통계되는 방문자 수.
15. 주로 단발적인 성관계를 목적으로 사람을 유혹하는 방법을 알려 주는 사기꾼을 의미.

그들이 겪는 증상의 원인이라는 것을 믿을 수가 없었습니다.

수년간의 포르노 시청 이후 나는 발기에 문제가 생겼어요. 그것은 몇 년 동안 점점 더 나빠졌어요. 나는 더 많은 유형의 포르노 자극이 필요했죠. 정말로 걱정되었지만, 이런 걱정은 나를 더 극한 포르노로 밀어 넣을 뿐이었어요. 현재 나는 포르노, 자위, 환상과 오르가즘 없이 지내는데, 그럴수록 발기하지 않는 게 더 어려울 지경이 되었어요. 하하하. 불과 몇 개월 전까지 가지고 있었던 발기부전 문제나 약한 사정이 이제는 전혀 없어요. 나는 치유되었어요.

포르노 중단 후에 문제가 개선된 것을 보았음에도 불구하고 많은 이들이 여전히 회의적이었습니다. 그들은 인터넷 포르노로 되돌아갔고, 그들의 문제들은 점진적으로 혹은 신속하게 재발되었습니다. 그리고 익명의 온라인 포럼이 와글거려도 처음에는 아무도 그것을 공개적으로 이야기하고 싶어 하지 않았습니다.

젊은 청년들은 발기부전에 대해 이야기하러 의사에게 가지 않을 겁니다. 포르노가 유발한 발기부전과 포르노 중독은 우리의 개인적인 비밀이죠. 이런 문제들이 관심을 불러일으키는 것은 우리에게는 너무나 걱정스럽고, 부끄럽고, 혼란스럽고, 화가 나는 일이에요. 우리는 개별적으로 존재한다는 것을 보여 주기 싫어서 그림자 뒤에 숨어 있습니다. 그래서 우리는 집단적으로 존재한다고 여겨지지 않습니다.

어떤 이는 포르노를 중단함으로써 고통스럽고 예기치 못한 금단증상을 겪었습니다.

이것이 내가 겪고 있는 문제예요. 짜증, 피로감, 수면제도 별 도움이 되지 않는 불면, 떨림과 흔들림, 집중력 부재, 호흡곤란 그리고 우울감.

—

나는 살아오면서 니코틴에서 알코올과 다른 물질에 이르기까지 몇 개의 중독과 싸워 왔어요. 나는 그 모두를 극복했는데, 이건 가장 어렵고 훨씬 더 극복하기 어려웠어요. 충동, 미친 생각들, 불면, 희망이 없다는 느낌, 절망, 무가치하다는 느낌, 그리고 이보다 더한 수많은 부정적인 것들이 포르노로 인해 겪게 된 경험들이에요. 포르노는 살면서 다시는 접해서는 안 될 사악하고 끔찍한 물건입니다.

만일 이런 증상들이 포르노 중단 및 회복과 관련이 있다는 것을 깨닫지 못한 채 포르노 이용이 일시적으로 증상을 완화시킨다는 것을 알게 된다면, 당신은 포르노를 계속 이용하고 싶은 강한 욕구를 갖게 됩니다. (금단증상의 장애물에 대해서는 회복을 다루는 장에서 다시 설명하겠습니다.)

무엇보다 포르노를 중단한 발기부전자들이 일시적이기는 하지만 절대적인 성욕 상실과 비정상적으로 생명력 없는 생식기를 보고한다는 점은 경각심을 불러일으킵니다. 발기부전이 없는 사람조차도 포르노를 중단한 후 곧바로 일시적인 성욕 상실과 가벼운 성기능 장애를 겪기도 했습니다.

나는 성욕이 전혀 없었어요. 저절로 일어나는 발기도 없었어요. 아름다운 여자를 보고 머릿속에서 '와, 저 여자 아름답다. 저 여자를 알고 싶다!'와 같은 정상적인 생각을 하면서도, 성적인 생각이나 의도가 전혀 일어나지 않으면 정말 이상한 감정이 듭니다. 이건 정말 이상하고 소름 끼치는 경험이에요. 이건 마치 거세를 당하는 것만 같아요.

만일 남성들이 이 '플랫라인(flatline)'[16]에 대한 경고를 받지 못했다면, 그들은 영원한 발기부전의 공포로 인해 자신의 남성성을 되찾고자 사이버 공간으로 다시 돌진해 갈 것입니다. 부분적으로 축 늘어진 페니스가 될지언정, 더 극한 포르노로 빠져드는 것이 성욕의 완전한 상실을 막기 위해 지불해야 하는 작은 대가처럼 여겨지는 것입니다. 포르노 이용은 마치 발기부전이 치유되는 것처럼 보이게 합니다.

그러나 많은 이들이 포르노로 돌아감으로써 플랫라인을 회복할 수 없다는 것을 발견하고는 공포에 빠졌습니다. 그들은 그들의 성욕이 자연스럽게 돌아올 때까지 기다려야만 했습니다. 때로 그것은 몇 달이 걸렸습니다.

흥미로운 점은, 성적으로 지칠 때까지 성교를 한 수컷 쥐 역시 그들의 성욕이 돌아오기 전에 작은 플랫라인의 증거를 보여 준다는 점입니다.[17] 포르노로 유발된 플랫라인은 생물학적으로 성욕과 관련이 있을까요? 쥐들의 원시 뇌 구조[17]가 놀랍도록 우리의 것과 유사하기 때문에, 연구자들은 쥐를 연구합니다. 분자진화 생물학자인 존 메디나(John J. Medina) 박사는 동

---

16. 바이탈 신호가 일직선이 되는 것, 즉 사망신호를 의미한다. 포르노를 중단한 후에 성욕과 성적 반응의 급격한 감퇴가 일어나는 시기를 사망에 비유한 것이다.
17. 뇌의 가장 중심부에 있는 뇌간을 가리킨다. 파충류의 뇌와 비슷한 기능을 담고 있다고 하여 '원시 뇌'라고 한다. 본능적인 반응을 담당한다.

물 연구가 "생물학적 과정을 밝혀 줌으로써 인간 연구의 '안내등' 역할을 한다."고 말합니다.[18] 달리 말하면 연구자들은 중독, 발기, 정서 장애를 지닌 쥐들을 돕기 위해 쥐를 연구하는 것이 아닙니다. 다행히 일시적인 플랫라인의 가능성에 대해 경고를 받았던 대부분의 남성들은 상대적으로 침착하게 그 일을 헤쳐 나갈 힘을 얻었습니다.

> 나의 플랫라인에 대하여. 사람들이 자기 수도꼭지가 죽었다고 말할 때, 그건 과장이 아니에요. 문자 그대로 죽은 것처럼 느껴져요. 그저 들고 다녀야 하는 짐처럼 느껴지는 거죠.

튜브 사이트가 더 대중적으로 이용되면서, 10대 후반과 20대 초반의 젊은 청년들이 그들보다 더 나이가 많은 방문객들과 유사한 성기능 장애를 가지고 홍수처럼 밀려들었습니다. 이들은 포르노로 인한 성기능 장애라고 생각되는 증상에 불만을 터트리는 웹사이트 방문자의 주류로 빠르게 부상했습니다.

또 다른 포르노 실험

2011년까지 20대 초반 청년들은 포르노 관련 문제를 해결하려는 희망을 품고 인터넷 포르노 중단 실험에 전념하는 온라인 포럼을 구축하기 시작했습니다. 그들은 종종 자위를 일시적으로 중단하는 것이 도움이 된다는 것을 발견했습니다. 적어도 이 과정의 초기에는 많은 사람이 포르노 없이 자위를 할 수가 없었습니다. 그들의 목표는 인터넷 성애물을 통한 만성적인 과잉자극으로부터 뇌를 쉬게 만드는 것이었습니다. 그들은 자신들의 접근 방식을 '재부팅(rebooting)'[18]이라고 불렀습니다.

가장 잘 알려진 영어권 포럼은 Reddit/NoFap입니다. 다른 대중적인 영어권 포럼은 Rebbot Nation, Reddet/PornFree, Your Brain Rebalanced와 NoFap입니다.[19] 여성들은 이들 모두를 환영했고, 포럼의 수는 늘어 갔습니다. 어떤 이들은 심지어 Reddit/NoFapWomen을 설립하기도 했습니다. 이 포럼들의 회원들이 자주 YBOP에 접속했기 때문에 나는 이들의 출범 이래로 포럼 중 일부를 계속 모니터링했습니다.

이 풀뿌리 운동은 주류 언론으로부터 거의 주목받지 못했습니다. 최소한 『타임(TIME)』이 2016년 커버스토리로 "포르노, 그리고 정력에의 위협"을 다루기 전까지는 말입니다. 현재 전 세계에서 수천 명의 사람들이 온라인상의 인공적인 성적 자극(인터넷 포르노, 웹-캠 만남, 에로 문학, 성매매 광고 등)을 포기하는 획기적인 실험을 하고 있습니다. 그리고 많은 사람이 수개월에 걸친 그들의 결과를 공유했습니다.

이 거대한 실험은 통제 집단 혹은 이중맹검[19]의 절차 없이 진행되었습니다. (이를 위해서는 연구자들이 일부 참여자에게 포르노를 보고 자위하는 것을 그만두라고 요청해야 하는데, 그것은 연구자나 피험자 모두 알아챌 수밖에 없어서 불가능합니다.) 이것은 다양한 유형의 포르노를 중단하고 그에 따른 후속 결

---

18. 'rebooting'은 컴퓨터에 동작 오류가 날 때 설정된 환경으로 되돌리기 위해 컴퓨터를 껐다가 켜는 행위를 일컫는다. 이 책에서 '리부팅'은 포르노 이용으로 인한 성기능 장애를 되돌리기 위해 포르노를 중단하면서 다시 정상적인 성관계를 시도하는 행위 전체를 일컫는다. 이 책에서는 '리부팅'을 '재부팅'이라는 단어로 번역하였다.
19. 맹검법(blinded experiment)은 실험을 수행할 때 선입견이 작용하는 것을 막기 위해 실험이 끝날 때까지 실험자 또는 피험자에게 특정한 정보를 공개하지 않는 것이다. 이중맹검법(double-blind trial)은 실험자와 피험자에게 모두 맹검이 적용된 경우를 가리킨다.

과를 비교하는, 내가 아는 한 가장 큰 규모의 유일한 실험이었습니다.

분명한 것은 '피험자들'이 랜덤으로 선택되지 않았다는 점입니다. 그들은 포르노를 그만두고 싶어 하는 사람들입니다. 또한 실험에 참여한 압도적인 다수가 디지털 네이티브[20]로, 일반적인 인구 비율을 대표하지 않습니다. 2011년에 처음 포럼이 열린 후로 포르노로 인해 발생한 문제들에 대항하는 포럼의 회원은 급속하게 늘어났습니다. 하지만, 그들의 연령대별 비율이 정확히 어떠한지는 공개되지 않았습니다.

회의론자들은 가끔 포르노 중단 실험을 하는 사람들이 종교적인 이유에서 동기부여를 받았음에 틀림없다고 주장합니다. 그러나 앞에서 언급한 모든 포럼은 종교와 무관합니다. 새로운 포럼 중에서 가장 규모가 크고 평균 연령이 가장 어릴 것으로 추측되는 포럼이 몇 년 전에 자체 여론조사를 했습니다. 그 결과 7%만이 포르노 중단에 대해 종교적인 이유를 들었습니다.[20]

온라인 포럼들과 게시물들이 생성하는 정보는 개인적인 경험들이지만, 이를 더 연구해 보지 않고 그냥 무시하는 것은 실수입니다. 우선, 포르노를 중단하고 유익을 얻은 사람들은 놀라울 정도로 다양합니다. 그들은 서로 다른 배경, 문화, 종교성의 정도를 보였습니다. 어떤 이는 향정신성 약물을 복용 중이고, 어떤 이는 이성교제 중이며, 어떤 이는 담배를 피우거나 또는 기분 전환용 약물을 복용했습니다. 어떤 이는 보디빌더입니다. 연령대도 폭넓었습니다.

---

20. 태어나면서부터 컴퓨터, 핸드폰 등 디지털 기기를 일상적으로 이용하면서 자라난 세대를 가리킨다.

연구에서 살펴본 포르노 중단

이 대규모의 비공식적 실험이 가치 있는 이유는 피험자들이 일반적으로 포르노 이용이라는 변수를 제거하기 때문입니다. 소수의 공식적인 연구와 사례 보고들만이 피험자들에게 그렇게 하기를 요청했고, 모두가 중대한 차이점들을 보고했습니다.[21]

대부분의 공식적인 포르노 연구들은 상호관계 연구입니다. 이 연구들은 우리에게 어떤 영향들이 포르노 이용과 연관되어 있는지에 관한 흥미로운 점을 이야기해 줄 수 있지만, 어떠한 관련 요인이 다른 요인을 야기하는지(혹은 영향들이 쌍방적인지, 말하자면 우울증이 어떤 이들에게는 행동의 결과가 되고, 어떤 이들에게는 행동을 촉발하는 원인이 되는지) 설명해 줄 수 없습니다. 인터넷 포르노의 영향에 관해서는 인과관계를 입증하는 것이 매우 중요합니다.

이것이 왜 그렇게 중요할까요? 바로 포르노 이용으로 나타난 증상들은 포르노를 중단하지 않고서는 치료될 수 없기 때문입니다. 전통적으로 심리학자들과 정신과 의사들은, 증상이란 겉으로 잘 드러나지 않는 근본적인 병적인 이상을 의미하며, 약물과 행동의 문제적인 남용은 이러한 장애들의 결과라고 생각하도록 훈련받아 왔습니다. 대부분의 의료 서비스 제공자는 인터넷 남용이 이러한 증상들을 악화시킬 수 있다는 것, 그리고 다시 회복될 수는 있지만 사회적 불안, 우울증, 무기력, 극심한 집중력 문제, 수행 불안 등과 같은 장애와 비슷한 증상을 야기할 수 있음을 조언받아 본 적이 없습니다. 이들은 환자들이 정신적 장애를 가지고 있다고 부정확한 진단을 하고, 이를 위해 약을 처방해줌으로써 잘하면 일시적으로 그 증상들을 감춰 줄 수 있었습니다. 정신과 약에는 종종 부작용이 따릅니다. 따라서 증상들을 해결하기 위해서 포르노 중단이 필요한 사람들에게는 단순히 포르노 이용을 증상의 원인으로 정확히 지목해 주는 것만으로도 약물 부작용을 피할 수 있게 해 줍니다.

또한 인과관계가 정확히 이해되어야 부모와 정책 입안자가 인터넷 포르노에 접속할 수 있는 사람과 허용 연령에 대해 올바른 결정을 내릴 수 있기 때문에, 이것은 중요한 문제가 됩니다. 학술적인 연구는 오래 걸리고, 연구의 폭이 좁으며, 연구가 경로를 이탈할 때 이를 자체적으로 수정하는 것은 훨씬 더 느리기 때문에 이러한 연구는 참으로 어려운 일입니다. 반대로 오늘날 포르노의 현상은 번개 같은 속도로 전개되고 있고, 광범위하게 영향을 미치고 있습니다. 최근 십 년 사이에 포르노 전달 기술은 실시간 성인 방송, 청소년들의 스마트폰 접속, 그리고 이제는 가상현실 포르노에 이르기까지, 이용자에게 위험을 증가시키는 방식으로 급속도로 변화하고 있습니다. 그래서 연구가 발표될 즈음에는 그 연구 결과가 금세 쓸모없어지고 맙니다. 잘 설계된 연구도 적시성을 빨리 잃게 되고, 학자들은 후속 연구에서 시대에 뒤떨어진 가정에 의존할 수밖에 없게 됩니다. 정책 결정자도 이와 같습니다. 연구가 현실에 뒤처지는 만큼 잘못된 결정을 내릴 수 있는 것입니다.

이러한 이유들로 인해 인과관계가 실제로 어떤 방식으로 진행되는지 구분하는 연구가 반드시 필요합니다. 포르노가 이용자들에게 어떤 영향을 주는지 드러내기 위한 가장 좋은 실질적인 방법은, 연구 피험자들이 장기간 포르노를 중단하고 연구자들이 그 변화를 측정하는 연구를 설계하는 것입니다. 젊은 사람들이 포르노를 중단함으로써 얻는 유익을 경험하는 데는 몇 달 혹은 몇 년이 걸릴 수 있습니다. 그러나 대부분의 사람들은 더 짧은 시간 안에 약간의 유익을 경험합니다. 그런 유익을 경험하지 못한 사람들은 정말로 근본적인 장애가 있을지도 모릅니다.

포르노 중단을 조사한 연구는 무엇을 발견했을까요?

포르노를 중단함으로써 포르노의 영향을 입증하는 연구는 중요합니다. 그러나 포르노의 영향을 알아보기 위해 피험자에게 포르노를 중단하라고 요청한 연구가 학술 저널 가운데 6개뿐이었다는 점은 대단히 유감스럽습니다. 물론 모든 연구가 중요한 변화를 보고했습니다.

2015년에 연구자들은 30일 전후로 포르노 이용자들을 평가했을 때, 포르노 이용이 만족지연능력의 감소와 상호 관련이 있다고 보고했습니다. 다음 단계에서 이들은 피험자들을 두 그룹으로 나누었습니다. 절반은 좋아하는 음식을 삼가게 했고, 절반은 포르노를 삼가게 했습니다. 그 결과 포르노를 삼간 사람들이 음식을 삼간 사람들보다 만족지연능력에서 더 나은 점수를 받았습니다. 연구자들은 "다른 자연적 보상과 달리, 인터넷 포르노가 만족지연능력을 감소시키는 원인이 되는 성적인 보상이라는 연구 결과가 나왔다. 따라서 포르노를 보상과 충동성 그리고 중독에 관한 연구에서 특별한 자극으로 다루고, 이를 관계 치료뿐 아니라 개인 치료에서도 적절하게 적용하는 것이 중요하다."라고 말합니다.[22]

2012년의 연구는 피험자들이 3주 동안 포르노 이용을 절제하려고 했을 때 관계 몰입에 있어 더 높은 수준을 보였다고 보고합니다.[23] 이 두 연구는 포르노에 중독되지 않은 사람, 포르노를 절제하려고 노력한 사람, 그리고 단 3주 동안만 포르노를 절제한 사람에게도 상당한 변화가 있었음을 보여 줍니다.

이스라엘의 사례 연구에서는 파트너와 성관계를 하려는 욕망이 비정상적일 정도로 낮고 페티시와 불감증으로 고통당하던 한 남성이 치료를 요청했습니다. 그의 치료 방법은 6주간 포르노와 자위 금지였습니다. 8개월 후, 이 남성은 성욕뿐만 아니라 성공적인 성관계와 오르가즘이 증가했고, '만족스러운 성행위'를 즐기고 있다고 보고했습니다.[24]

포르노로 유발된 성문제와 관련해 미 해군 의사들이 공저한 2016년의 문헌 리뷰는 포르노로 유발된 성기능 장애가 있는 3명의 남성에 대한 임상 보고를 다루었습니다.[25] 3명 중 2명은 포르노를 중단함으로써 성기능 장애가 치유되었습니다. 반면, 1명의 남성은 포르노를 중단하지 못했습니다.

2016년에 프랑스 정신과 의사들은 35명의 남성들과 진행한 임상실험을 보고했습니다. 피험자들은 습관적인 포르노 이용으로 인해 발기부전과 불감증을 둘 다 혹은 하나씩 가지고 있던 남성들이었습니다.[26] 그들의 치료법은 포르노 이용과 관련된 자위 중단을 포함하고 있었습니다. 35명 중 19명에게서 성기능 장애가 사라졌고, 이들은 만족스러운 성생활을 즐길 수 있게 되었습니다. 3명의 환자는 계속 진전을 보인 반면, 13명의 환자는 중도에 포기했습니다. 젊은 남성 '복합 피험자'[21]가 포르노를 끊은 후 지연사정이 나아졌다고 보고하는 영국 논문도 있습니다.[27]

마지막으로 2016년에 유럽의 한 연구원이 NoFap의 자위 반대자들을 대상으로 포르노 및 자위 절제 기간의 효과에 관한 선구적인 예비 조사 결과

---

21. 연구 설계 기법 중 여러 요인의 조합을 통해 요인의 타당도를 높이는 복합설계가 있다. 복합 피험자란 이 설계에 의한 피험자를 의미한다.

를 보고했습니다.[28] 결과는 포르노 절제가

1. 보상을 지연시키는 능력을 증가시킵니다.
2. 더 기꺼이 위험을 감수할 마음을 갖게 만듭니다.
3. 더 이타적이게 만듭니다.
4. 더 외향적이고, 더 양심적이고, 덜 신경증적이게 만듭니다.

온라인 포럼에서의 수천 개의 회복에 대한 자기 보고서들과 함께, 이러한 연구들은 포르노가 이용자들의 실생활에서 미치는 영향을 입증하기 위해 인터넷 포르노 이용이라는 변수를 분리한 연구 설계의 중요성을 보여줍니다.

연구의 어려움과 결과들

연구자들은 청소년, 남성 디지털 네이티브, 독신과 같은 일부 사람들이 포르노 문제에 있어서 더 위험하다는 사실을 대중에게 알리는 데 느렸습니다.[29] 과학자들은 국가의 전체 인구 대비 중독 및 성기능 장애 통계를 너무 자주 보고하거나 혹은 특정 연령층을 조사할 때 보고된 비율에 여성을 포함시켰습니다.

예를 들면, 몇 안 되는 2017년 중독 비율 연구는 대학생 가운데 피험자의 10.3%가 사이버섹스 중독의 임상 범주에 속한다고 보고했습니다. 그러나 대학생 남성의 5명 중 1명(19%)이 중독된 반면, 여성은 20명 중 1명(4%)도 중독되지 않았다는 것을 알려면 이 연구의 세부항목을 잘 읽어 봐야만 합니다.[30] 이는 포르노가 모든 이용자에게 미치는 영향을 조사하기에는 적합하지만, 남녀를 함께 묶어서 조사한 연구는 가장 위험에 처한 남성 디지털 네이티브의 포르노 관련 문제의 심각성을 은폐합니다.

남성 포르노 이용자들을 조사한 연구자들은 그들의 포르노 중독이 28%에 이른다는 것을 발견했습니다.[31, 32] 그러나 이 연구와 이전 단락의 연구는 주류 언론에 거의 알려지지 않았습니다. 결과적으로, 사춘기 이후 포르노를 많이 이용해 온 사람들은 포르노를 중단하기 전까지 포르노 이용을 사회적 불안, 우울증 또는 약한 발기 등의 증상과 연관시켜 생각하는 경우가 거의 없습니다. 아무리 그 증상들이 비참해도 포르노는 기분을 좋게 하는 방법이라고, 문제의 근원이라기보다는 해결방법이라고 폭넓게 믿어져 왔습니다. 사실 확실한 증거가 부족함에도 불구하고, 포르노를 보며 하는 잦은 자위가 전립선암을 예방한다는 속설이 대중들 사이에서 신뢰를 얻고 있습니다.[33]

이것은 피험자들에게 포르노 이용으로 인해 증상이 발생했는지를 묻는 것이 연구자들에게는 거의 의미가 없다는 것을 뜻합니다. 대부분이 이에 대해 아무 생각이 없습니다. 예를 들면, 파트너와의 성관계를 시도하지 않는 한, 포르노로 인한 초기 성기능 장애를 지닌 사람들조차 그것을 알아차리지 못할 수 있습니다. 대부분의 젊은이들은 포르노를 이용해 절정에 이르는 자위를 할 수 있기 때문에, 자신이 아직 성관계에서 특별한 성적 능력을 갖고 있다고 자연스럽게 가정합니다.

포르노 이용자들은 포르노가 증상을 야기한다고 의심할 이유가 거의 없습니다. 게다가 사회는 인터넷 남용을 고려하지 않고 문제의 실체를 알아볼 수 없도록 깔끔하고 작은 상자 안에 이것을 집어넣었습니다. 오늘날 포르노 이용자들은 사회적 불안, 낮은 자존감, 집중력 문제, 동기 부족, 우울

중, 그리고 다른 질환들에 대한 진단을 규칙적으로 받고 치료를 위한 처방도 받습니다. 심지어 포르노 없이 발기나 절정에 도달할 수 없을 때도, 그들의 문제는 수행불안증이 분명하다고 여겨지기도 합니다.

어떤 이는 자신의 성적 지향이 이상하게 변했다거나, 혹은 자신이 결국 불법적이거나 불편한 페티시 포르노 이용을 시작할 수도 있다는 것 때문에 감추어진 변태성욕자임에 틀림없다고 확신합니다. 또는 자신의 성기능 장애 때문에 성관계를 가질 수 없으며, 결코 친밀감을 누릴 수 없을 것이라는 공포로 인해 몰래 괴로워하고 있습니다. 불필요한 걱정을 하게 하려는 것은 아니지만, 나는 이전에 자살 사고(思考)를 언급한 수많은 회복 보고서를 읽었습니다. 당혹스럽게도 옥스퍼드 대학교의 연구는 보통 수준 또는 심각한 수준의 인터넷 중독이 자해 위험의 증가와 관련이 있다는 것을 발견했습니다.[34] 세 남성들의 발언은 다음과 같습니다.

나는 이 문제로 인해 살아오는 동안 심각하게 자살을 생각했어요. 포르노가 문제라는 것을 발견하기 전까지는 잘 대처할 수가 없었어요. 포르노를 중단한 지 115일 후에 마침내 나는 그 사슬에서 자유로워졌지만, 여전히 그것은 어렵습니다. 그러나 만약 포르노를 이용하지 않는다면 내가 아름다운 여자 친구와 내일이라도 성관계를 가질 수 있다는 것을 알아요.

—

포르노를 중단하면 정말 달라집니다! 나는 거세와 자살을 고민할 정도로 포르노를 끊는 것이 불가능하다고 생각했습니다. 그런데 내가 미처 알지 못했던 한 가지 사실이 내게 도움이 되었습니다. '성전환자' 포르노를 보는 사람은 그 모든 자극들 때문에 그것을 보고, 심지어 프로듀서들조차 이성애자 청중을 위해 이 페티시를 만든다는 것을 인정합니다. 내가 양성애자 또는 게이일지도 모른다는 생각은 시각적, 그리고 심리적 착각에 더 가까웠습니다.

—

나는 아이일 때 운동을 잘하고, 똑똑하고, 사교적이었어요. 나는 언제나 행복했고, 친구도 많았어요. 모든 것이 변한 건 내가 KaZaA[22]를 다운로드해서 상상할 수 있는 거의 모든 종류의 포르노(지배와 피지배 역할놀이, 수간, 손이나 다리가 절단된 장애인 등)로 발전해 간 11살경의 일이었어요. 나는 심각한 우울증과 불안을 가지게 되었죠. 이후 내 생애 가운데 15년은 정말 비참했어요. 나는 믿을 수 없을 정도로 반사회적인 사람이 되었어요. 어느 누구와도 이야기를 하지 않았고, 점심 때도 혼자 앉아 있었어요. 나는 모두를 증오했어요. 나는 최상위권임에도 불구하고 그동안 해 오던 모든 스포츠를 그만두었어요. 내 성적은 합격선을 통과할 수 없을 정도로 떨어졌어요. 지금 생각하면 너무 싫지만, 나는 이 세상에서 나만의 '콜롬바인 스타일'[23] 출구를 계획하는 것까지 생각하기 시작했어요.

포르노를 중단한 후 이들이 보고하는 유익은 종종 충격적이었습니다. 그들의 경험은 일부 포르노 이용자의 뇌가 오늘날의 초자극적인 고속 인터넷 포르노에 의해 심각한 영향을 받는다는 것을 간접적으로 시사합니다. 앞으로 살펴보겠지만, 인과관계의 방향에 대해 여전히 논쟁 중임에도 불구하고 공식적인 연구는 이들의 보고를 지지하기 시작했습니다. 포르노 이용

---

22. 음악, 비디오, 문서 등을 인터넷상에서 교환할 수 있도록 만들어진 파일 공유 애플리케이션.
23. 1999년 4월 20일에 있었던 콜롬바인 고등학교 총기 난사 사건을 말한다.

혹은 병적인 포르노 이용이 우울증, 불안, 스트레스, 사회적 불안, 집중력 저하, 실제 사람에게 매력을 느끼지 못함, 성기능 장애, 성적 및 관계적 불만족, 성적 취향의 변화, 극단적인 포르노물 이용의 증가와 같이 포럼에서 자주 보이는 많은 현상들과 상관관계가 있는 것으로 드러나고 있습니다.

포르노 중단이 심각한 영향을 미친다는 것을 증명하는 전 세계적인 포럼에서 나오는 개인적 증언에 무게를 싣는다면, 앞으로의 연구는 실제로 포르노로 인해 무슨 일이 일어나고 있는지 그 메커니즘을 밝히는 데 강조점을 두어야 할 것입니다. 이러한 연구는 어린 시절의 트라우마나 애착 문제에서 비롯된 장애처럼 다른 장애를 지닌 사람들과 포르노로 고통당하는 사람을 구별하는 데 도움을 줄 것입니다. 물론 모든 사람의 문제가 인터넷 포르노 이용으로 거슬러 올라갈 수 있는 것은 아닙니다. 트랜스젠더에게 느끼는 매력, 지배당하는 것으로부터 느끼는 흥미, 그리고 다른 여러 가지 요소가 지속적이고 행복한 성정체성의 일부를 형성할 수 있다는 것은 말할 것도 없습니다. 중요한 것은 욕망의 문제에 있어서 인간이 가지는 다양성의 특별한 측면이 아니라, 바로 포르노가 뇌에 미치는 영향에 있다는 점입니다.

일반적인 증상들

인터넷 포르노를 중단한 대부분의 초기 실험은 악화되는 성기능을 회복시키려는 필사적인 방책이었습니다. 하지만 오늘날에는 많은 사람이 최대한의 유익을 얻기 위해 이 실험을 하고 있습니다. 여기에서는 포르노를 중단한 후의 개선 사항을 묘사하는 몇 개의 자기 보고서를 범주별로 찾아볼 수 있을 것입니다. 그러나 많은 포르노 이용자들에게서 다양한 개선점들이 광범위하게 일어나는 것을 보게 됩니다. 예를 들어 다음은 포르노를 중단한 사람들이 쓴 것입니다.

〈포르노를 중단한 후 좋아진 점들〉
· 자신감, 눈 맞춤, 편안한 상호작용, 부드러움 등을 포함하여 사회적 불안감이 극적으로 개선됨.
· 전체적인 에너지 증가
· 더 맑고 예리해진 마음, 집중력 증가
· 더 생기가 넘치는 얼굴
· 우울증 완화
· 여성과 상호작용하고 싶은 욕구
· 발기가 돌아옴!

다른 남성은 포르노를 이용했을 때의 자신의 모습을 다음과 같이 묘사했습니다.

· 친구들이 사라져 갔다. 나는 사회적 교류를 포기했고, 방 안에 앉아서 마음껏 즐겼다.
· 가족들은 무조건 나를 사랑했지만, 나와 함께 있는 것을 좋아하지는 않았다.
· 내 직업에 집중하는 데 문제가 있었고, 대학 공부에서도 마찬가지였다.
· 여자 친구가 없었다.
· 전반적으로 사람과 상호작용을 하는 데 어마어마한 불안감을 가지고 있었다.
· 열정적으로 일하지만, 결코 뭔가를 얻을 수 있을 것 같지 않았다.

- 모든 사람이 내게 정신과 검사를 받아 보라고 했다. 비디오에 잡힌 내 모습은 눈동자가 멍한 상태였다. 집에는 아무도 없었다. 마약 중독자처럼 멍하고 현실감을 잃었다.
- 에너지가 없었다. 아무리 자도 소용이 없었다. 언제나 피곤했다. 눈 밑이 처져 있고 창백하고 여드름도 많이 나고 피부도 건조했다.
- 무섭도록 우울했다.
- 포르노로 유발된 발기부전이 있었다.
- 스트레스가 쌓이고, 불안하고, 당혹스럽고, 어쩔 줄 몰라 했다.
- 살아 있는 것도, 죽은 것도 아니었다. 그냥 좀비였다.

사람들은 이런 증상들이 어떻게 인터넷 포르노와 연결될 수 있는지, 그리고 개선의 배후에 어떠한 생리적인 변화가 있을 수 있는지 궁금해합니다. 또한 왜 어떤 포르노 이용자들은 다른 결과들을 보이거나 아무 결과가 없는지 궁금해합니다. 인터넷 포르노가 미치는 영향의 근본적인 원인을 조사한 연구는 이제 막 시작 단계이지만, 나는 다음 장에서 뇌가소성과 인터넷 이용에 대해 풍부한 과학에 근거하여 가설을 세울 것입니다.

그 사이에 사람들이 어떤 일을 겪고 있는지에 대한 보고서를 더 자세히 살펴봅시다.

삶이 방해받고, 통제력을 상실합니다

삶을 방해하는 무언가의 이용과 통제 불능한 이용 상태는 중독의 두 가지 주요 증상입니다. 나중에 우리가 보게 되겠지만, 뇌 속의 변화로 인해 우리 삶의 우선순위가 바뀌게 됩니다. 실제로 우정, 연습과 성취와 같은 자연적인 보상은 더 이상 경쟁 대상이 되지 못합니다. 당신의 뇌는 이제 IT, 즉 인터넷 포르노 이용이 중요한 삶의 목표라고, 믿고 그것을 당신의 생존과 동일시하게 됩니다.

나는 많은 날들 동안 하루가 끝날 때까지 오르가즘에 도달해도 정액이 더 이상 나오지 않을 정도로 자위를 많이 했었어요. 발기부전이 처음 생겼을 때 나는 포르노의 소용돌이에 빠져 버렸습니다. 나는 문자 그대로 포르노에 눈을 떴고, 굴복했고, 자위했어요. 나는 하루 종일 자위를 했어요. 밤에도 자위를 하고 자러 갑니다. 하루에 6번이나 그 이상을 했어요. 농담이 아니에요. 내 삶은 완전히 엉망이었다고 해도 과언이 아니었어요. 포르노의 모든 나쁜 영향의 10배 정도였죠. 나는 포르노와 자위가 내게 영향을 미치고 있다는 것을 알고 있었어요. 하지만 나는 부인했어요. 자위가 좋은 것이 맞을까요? 당신은 포르노에 중독되지 마세요.

—

내 인생에서 최악의 시기는 포르노와 미루는 습관 때문에 약학과 졸업장을 잃은 그날, 여자 친구도 잃었을 때입니다.

—

나는 발기를 하기 위해 트랜스젠더 포르노를 이용했고, 이성애 포르노로 자위를 끝낼 수 있었습니다. 나도 모르게 몇 년 전까지만 해도 전혀 고려할 수조차 없었던 금기 포르노와 극한 포르노를 많이 보고 있었습니다. 나는 나 자신에게 그 정도까지 허용할 수 있다는 것이 믿기지 않았습니다. 그냥 스스로 멈출 수가 없었습니다.

—

(여성) 나는 하룻밤에 말이 안 될 정도로 여러 번 쾌감에 이를 수 있었어요. 모두는 아니지만 많은 여성들이 포르노가 아니라 성애물을 보며 많은 시간을 보내죠. 남성들이 시각적인 반면, 우리는 쾌감을 느끼기 위해 많은 것을 상상해요. 인터넷 어디서나 성애물을 찾을 수 있고, 당신이 원하는 온갖 종류의 성애물 전용 포럼이 있어요. 가장 최악인 건 내가 7개 혹은 8개의 다른 사이트를 열어 놓고 쾌감을 느끼기에 완벽한 섹스 스토리를 찾으려고 서너 시간 정도 그 사이트들을 돌아다녔다는 거예요.

—

내가 그렇게 많은 포르노를 볼 수 있는 것은 증가한 성욕 때문이라고 생각했습니다. 이제 나는 내가 틀렸다는 것을 압니다. 나는 중독이었어요. 나는 거의 밖으로 나가지 않았어요. 그리고 더 확실한 건 내가 그 어떤 여성과도 접촉하지 않았다는 거예요.

—

포르노를 중단하기 전까지 나는 하루 24시간, 7일 내내 기분이 최악이었어요. 에너지도, 동기부여도 없었어요. 매일 매시간 무기력했어요. 잘 먹지도 않았고, 운동도 하지 않았고, 공부도 하지 않았어요. 개인위생도 신경 쓰지 않았죠. 나는 나 자신을 돌볼 수가 없었어요. 그런 상태에서 혼자 뭔가 생산적인 일을 하게 되면 3분 이상 집중하는 것이 너무도 힘들었어요. 나는 이제 포르노를 중단한 지 한 달이 지났고, 기분이 훨씬 좋아요.

—

나의 사회생활부터 신체 건강까지, 모든 것이 포르노 중독으로 인해 망가졌어요. 최악인 건 내가 끊임없이 "이건 내 건강에 좋아.", "이건 최소한 약은 아니야."라고 말하면서 머릿속으로 합리화를 했다는 점입니다.

포르노 중독의 절정기에 나는 무엇이든 많은 것을 기대하지 않았어요. 직장에 가는 것이 두려웠어요. 특히 내게 그 어떤 것보다 큰 기쁨과 자극을 주는, 포르노를 보는 의례적인 행동과 비교해 보면 친구들이나 가족들과 함께 지내는 것이 그렇게 좋다고 생각하지 않았어요. 중독이 사라진 후, 정말 소소한 것들이 나를 행복하게 해 줍니다. 나는 자주 웃고, 이유 없이 미소를 지으며, 그냥 어디서나 기분이 좋아요.

나는 내가 염세주의자라고 생각했지만, 실제로 나는 그냥 중독자였습니다.

성관계 시 오르가즘에 도달하지 못합니다

수년간의 포르노 이용은 다양한 성적 증상을 유발할 수 있으며, 이것은 검사를 했을 때 질병의 범주 안에 있을 수 있습니다. 포르노 이용자들은 발기부전에 앞서 종종 지연사정 혹은 오르가즘에 이르지 못하는 불감증이 일어난다고 보고합니다. 다음 중 어떤 것이든 지연사정 및 발기부전보다 앞서 나타나거나 또는 그것들을 동반할 수 있습니다.

· 초기에 즐기던 포르노 장르는 더 이상 흥미를 끌지 않는다.
· 특이한 페티시에 끌린다.
· 포르노 이용은 실제 파트너보다 훨씬 더 성적으로 흥미롭다.
· 페니스의 민감성이 줄어든다.
· 성관계 파트너로부터 느끼는 성적 흥분이 수그러든다.
· 삽입 시도 시 발기가 사라지거나 짧아진다.

· 삽입 성관계는 자극이 되지 않는다.

· 포르노 환상은 발기 혹은 파트너와의 흥미를 유지하는 데 필수이다.

　2015년의 성 클리닉 환자에 대한 연구는, 일주일에 7시간 이상 포르노를 보면서 자위를 하는 남성들의 71%가 성기능 문제를, 33%가 지연사정을 보고했다고 밝혔습니다.[35] 앞서 열거한 5개의 연구 중 3개의 연구에서 피험자가 포르노 이용을 그만두자, 불감증이 치료되었습니다. 7개의 다른 논문들도 포르노 이용을 성욕 감소 혹은 절정에 도달하기 어려운 증상과 연관성이 있다고 보고하였는데, 이것은 놀랄 만한 일이 아닙니다.[7, 11, 27, 36-39]

　포럼에서 몇 가지 예를 가져와 봅시다.

　나는 지금 너무 행복합니다! 나는 25세의 남성이고, 어젯밤까지는 여성과 있을 때 오르가즘에 도달해 본 적이 한 번도 없었습니다. 나는 성관계를 했지만, 그 어떤 자극을 받아도 절정 근처에 도달해 본 적이 정말 단 한 번도 없었습니다. 나는 대부분의 여러분들과 마찬가지로 15세경부터 인터넷 포르노를 이용하기 시작했습니다. 만약 내가 나 자신에게 무슨 짓을 했던 건지 알았더라면……
　—

　(29세) 나는 17년간의 자위와 12년간의 극단적인 포르노와 페티시 포르노로 악화되었어요. 실제 섹스에 흥미를 잃기 시작했어요. 포르노를 보면서 발기하고 사정하는 것이 실제로 성관계를 할 때보다 더 강하게 되었죠. 포르노는 무제한의 다양성을 제공해요. 나는 그 순간에 보고 싶은 것을 선택할 수 있어요. 성관계를 하는 동안 지연사정은 때때로 오르가즘에 전혀 도달할 수 없을 정도로 나빠졌어요. 이것이 성관계를 가지려고 하는 내 마지막 욕망을 죽여 버렸어요.

나는 평생 지연사정이 있었어요. 성기능 장애에 정통하거나, 성기능 장애를 개선시키기 위해 제안을 해 줄 사람이나 자료를 찾아본 적도 없었습니다. 나는 오르가즘을 느끼기에 충분할 만큼 발기를 유지하기 위해 비아그라와 시알리스를 복용하기 시작했습니다. 종종 한 시간 이상의 강렬한 자극이 필요했습니다. 나는 일정한 포르노의 분량 역시 필수적이라고 생각했습니다. 좋은 소식은 포르노에서 멀어진 이후, 발기부전 약을 복용하지 않고도 현재 만족스러운 성관계를 조금씩 경험하고 있다는 것입니다. 나는 여러분들보다 20년은 더 살았습니다. 내 발기는 더 자주 일어나고, 더 단단하고, 더 오래갑니다. 우리의 성관계는 여유롭고, 우리 둘 다 원하는 만큼 오래 지속됩니다.

(포르노 중단 4개월째) 어제는 내 생일이었고, 나는 여자 친구와 성관계를 가졌어요. 우리는 몇 개월 동안 성관계를 자주 가졌지만 나는 어제 전까지만 해도 성관계를 하는 동안 오르가즘을 단 한 번도 느껴 본 적이 없었어요. 하지만 어제의 경험은 한 번도 경험해 보지 못한 가장 위대한 느낌이었어요. 여자 친구는 이 문제를 상당히 의식하고 있었기 때문에 우리 둘 다 어깨에서 무거운 짐을 내려놓게 되었습니다.

나는 이전 여자 친구와 심각한 지연사정의 문제를 겪고 있었어요. 나는 성관계를 통해 사정을 하려면 2-3시간이나 걸렸어요. 그래서 보통은 성관계를 멈추고 집에 가서 자위를 했어요.

나의 성공은 재부팅 10주 동안 지속되었습니다. …… 오늘밤 아내와 좋은 시간을 가졌어요. 나는 지연사정을 극복해서 상대적으로 빨리 사정했을 뿐 아니라, 관계를 마치려고 할 때 항상 해 오던 안간힘을 쓰지 않았습니다. 이전과는 다르게 나는 천천히 진행했고, 아주 멋졌어요. 빨리 사정하고 싶지 않아서 사정을 지연시키려 노력했다고까지 할 수 있어요. 수년간 지연사정으로 좋지 않은 경험을 가진 사람에게는 이것이 나쁘지 않습니다.

성관계 시 발기가 불안정합니다

언급했다시피 대부분의 포럼에서 발기부전은 포르노를 중단하게 만드는 가장 큰 동기입니다. 유명한 비뇨기과 의사인 의학박사 해리 피쉬 역시 진료 시 포르노와 관련된 성기능 장애를 만났습니다. 『새로운 벌거숭이』에서 그는 이렇게 썼습니다.

> 나는 남자가 자신의 성기능 장애에 대해 솔직하게 이야기하는 즉시 포르노를 얼마나 많이 보는지 알 수 있다. …… 자위를 자주 하는 남자는 그의 파트너와 성관계를 할 때 즉시 발기 문제가 발생한다. 자위에 포르노 이용을 추가하면 성관계를 가지지 못하게 될 수도 있다. …… 빠른 사정으로 이끄는 특별한 방식의 자극에 익숙해진 상태로 성장한 남자의 페니스는, 다른 방식으로 흥분되었을 때 동일한 방식으로 작동하지 않을 것이다.

1948~2002년의 40세 이하 남성들의 발기부전 발병률은 꾸준히 2~3%를 나타냈고, 40세 이후가 되기까지 가파르게 증가하지 않았습니다.[40, 41] 그러나 2010년 이래로 6편의 연구가 젊은이들의 발기부전 발병률이 14~33%이고, 이는 최근 15년 사이에 1,000% 증가한 것임을 발견했습니다.[25]

성기능 장애가 전례 없이 증가하고 있다는 사실의 더 많은 증거는, 여러 유럽 국가의 남성들을 대상으로 행해진 성기능에 대한 조사(성에 대한 태도와 행동에 대한 전 세계적인 조사)에서 확인되었습니다. 2001~2002년에 29개국에서 성적으로 활발한 남성 13,618명에게 설문조사를 실시했습니다.[42] 그리고 10년 후인 2011년에 크로아티아, 노르웨이, 포르투갈에서 성적으로 활발한 남성 2,737명을 대상으로 조사가 행해졌습니다.[43] 2001~2002년 조사에 참여한 그룹은 40~80세였습니다. 2011년 조사에 참여한 그룹은 40세와 그 이하였습니다. 역사적인 연구에 기초하여 나이 든 남성이 젊은 남성들보다 발기부전 비율이 더 높을 것이라고 예상되었습니다. 그러나 불과 10년 만에 상황은 달라졌습니다. 2001~2002년 유럽에서 40~80세 남성들의 발기부전 비율은 13%였고, 2011년 18~40세 사이의 젊은 유럽인의 발기부전 비율은 14%에서 28%까지 다양했습니다.

간단히 말해 다양한 평가도구를 이용한 최근 10년간 연구의 다수는, 파트너와의 성관계 시 어려움을 느끼는 사람이 젊은이들 가운데 3명 중 1명이라는 증거를 보여 주었습니다.

남자 청소년들이 더 많은 고통을 당하고 있습니다. 2016년의 캐나다 성과학자들의 연구는 성인 남성들의 성기능 문제도 늘고는 있지만, 신기하게도 성인 남성들보다 청소년기 남성들에게서 성기능 문제가 더 많이 나타나고 있다는 것을 보여 줍니다. 2년 동안 16~21세 남성의 78.6%가 파트너와의 성관계 시 성적 문제가 있다고 보고했습니다. 발기부전(45%), 낮은 성욕(46%), 오르가즘의 어려움(24%)이 가장 흔했습니다.[44]

그런데 여성의 성적 문제 비율 역시 높았습니다. 예를 들면 여성의 거의 절반(47.9%)이 파트너와의 성관계 시 고통을 느낀다고 응답했습니다. 2014년에 영국의 연구팀은 16~18세를 대상으로 수행한 질적 연구에서 젊은이들이 남녀 간에도 항문 성교를 한다고 응답한 비율에 놀랐습니다. 그리고 그 결과는 어땠을까요? "종종 남녀 간 항문성교는 특히 여성들에게 고통스럽고 위험하며 강압적인 것으로 느껴진다."고 보고되었습니다.[45]

10대 남성들의 축 처진 페니스와 낮은 성욕의 높은 비율은 극도로 놀라운 현상이어서 모든 이의 관심을 끌었습니다. 어린 황소와 종마에게 이러한 상태가 얼마나 전례 없는 일인지 상상해 보십시오.[24] 청소년 연구를 위해 데이터를 모았던 성 과학자들은 왜 그들이 그렇게 높은 비율을 차지했는지 '잘 몰랐고', 그것에 영향을 미친 것으로 보이는 인터넷 포르노 남용은 언급조차 하지 않았습니다.

나는 지난 20년 동안 젊은이들의 발기부전과 낮은 성욕의 엄청난 증가를 설명해 줄 수 있는 다른 변수는 없다고 생각합니다. 예를 들면 역사적으로 기질성 발기부전과 관련이 있다고 여겨지는 요인, 즉 비만으로 가는 형편없는 식습관, 약물 남용과 흡연과 같은 건강하지 않은 라이프스타일은 지난 20년 동안 비례해서 변하지 않았거나 줄어들었습니다. 20~40세 미국 남성들의 비만 비율은 1999~2008년에 4% 정도만 증가했습니다.[46] 12세 이상의 미국 시민 중 불법 약물 사용 비율은 지난 15년 동안 상대적으로 안정적이었고,[47] 미국 성인들의 흡연 비율도 1993년 기준 25%에서 2011년에는 19%로 감소했습니다.[48]

어떤 사람은 불안 혹은 우울증이 발기부전의 급격한 증가를 설명해 주

---

24. 〈카마 수트라〉라는 고대 인도 문헌에 남성의 성기를 황소, 종마 등에 빗댄 표현이 나온다.

리라고 시사했지만, 이것들은 발기부전의 명확한 원인이 아닙니다. 예를 들면 한 연구는 불안이 피험자의 21%에게서 성적 관심을 증가시킨 반면, 28%에게는 성적 관심을 감소시킨다고 했습니다.[49] 우울증과 발기부전을 조사한 연구들은 발기부전이 우울증을 가져오지, 그 반대, 즉 우울증이 발기부전을 가져오는 것은 아니라고 보았습니다.[50] 2017년에 더 많은 젊은이들이 불안과 우울을 느낀다고 해도, 2001년에 비해 약간만 증가한 이것이 낮은 성욕, 오르가즘 도달에의 어려움, 발기부전과 같은 청소년 성기능 장애가 몇 배로 급속히 증가한 현상을 설명할 수 있을까요? 아마도 캐나다의 성 과학자들은, 최소한 23편의 연구가 포르노 이용이나 중독이 성적인 문제와 관련이 있으며, 저하된 뇌 활성화가 평범한 포르노 이용과 관련 있다고 밝힌 것을 몰랐을 것입니다.[51]

나는 온라인 자기 보고서에서 자신의 경험을 묘사하는 이들 중에서 회복의 두 가지 다른 패턴을 보았습니다. 몇 안 되는 남성들이 상대적으로 짧은 시간, 즉 2~3주 안에 회복되었습니다. 아마도 그들의 어려움은 성적 조건화가 약하거나, 인터넷 포르노를 보며 자위를 과도하게 하거나 혹은 불감증이 가벼운 수준이었기 때문일 것입니다. (중독 관련 변화는 다음 장에서 논하겠습니다.)

청년들 대다수는 완전히 회복되기까지 2~6개월 혹은 그 이상이 걸렸습니다. '회복에 오랜 시간이 걸리는 재부팅 중인 사람들'의 대부분은 두려울 정도의 플랫라인을 포함한 다양한 금단증상을 경험합니다. 전형적으로 그들은 일찍 인터넷 포르노를 시작한 더 어린 청년들입니다. 나는 이 불행한 경향이 매우 가변적인 청소년의 뇌[29]가 인터넷 포르노와 맞부딪히면서 발생한 자연스러운 결과라고 생각합니다.

첫 성관계를 했을 때 나는 그다지 기분이 좋지 않았어요. 사실 지루했어요. 아마도 10분 후에 발기를 잃었을 거예요. 그녀는 섹스를 더 원했지만, 나는 더 이상 할 수가 없었죠. 그후 한 여성과 성관계를 하려던 시도는 재앙이었어요. 처음에 발기를 했지만, 삽입하기 전에 발기가 사라졌어요. 콘돔 사용은 불가능했어요. 충분히 딱딱하게 발기되지 않았거든요.

—

나는 여자 친구(지금은 전 여자 친구)와 성관계를 할 때 발기할 수 없었는데, 한 번이 아니라 3년의 교제 기간 내내 반복적으로 그랬다는 것이 가장 비참했습니다. 우리는 질 성교로는 결코 오르가즘에 이를 수 없었습니다. 나는 의사들을 찾아갔습니다. 페니스 훈련을 위한 책도 사고, 내가 중독되어 있었던 극단적인 포르노 대신에 1인칭 시점 포르노로 자위를 하도록 습관을 바꾸려는 노력도 했습니다. 그녀는 함께한 시간 내내 전적으로 나를 지지해 주었습니다. 그녀는 온 마음으로 나를 사랑해 주었어요. 그녀는 멋진 란제리를 사서 '잠자리에서 섹시한 여성'이 되려고 노력했지만, 아무리 그렇게 해도 나는 발기가 되지 않았습니다. 왜냐하면 내가 빠져 있었던 포르노는 강간, 강압적인 성관계 같은 것보다 훨씬 더 극단적이었기 때문입니다.

—

나는 포르노를 볼 때는 발기가 되었지만, 실제 성관계에서는 시알리스를 복용해야만 했어요. 시간이 지나면서 나는 그 약을 더 많이 복용했고, 그럼에도 불구하고 일시적으로만 효과가 있기도 했어요. 왜 그럴까요? 나는 여전히 포르노를 보면 발기를 해요.

이와는 대조적으로 대부분의 나이가 많은 남성들은 카탈로그, 잡지, 비디오, 선명하지 않은 TV 포르노 혹은 (오늘날의 젊은이들에게는) 놀랍게도 그들의 상상력으로 자위를 시작했습니다. 그들은 또한 초고속 인터넷 포르노의 저주에 빠지기 전에 일반적으로 실제 파트너들과 어느 정도 성관계, 혹은 최소한 구애를 했었습니다. 그들의 '실제 성관계' 뇌 회로는 일시적으로 초자극적인 인터넷 포르노에 압도되지만, 포르노라는 방해물이 제거되기만 하면 여전히 가동됩니다.

(유부남, 52세) 나는 수십 년간 포르노를 이용했습니다. 나는 거의 4주 동안 그 어떠한 포르노도 보지 않았고 자위도 하지 않았는데, 나는 그 변화가 극적이라고 말할 수 있습니다. 오늘 아침에 일어났을 때 나는 한 번도 경험해 보지 못한 가장 강한 발기를 경험했습니다. 나의 아내는 그걸 알아채고 친절하게도 아침 7시 전에 멋진 오럴 섹스를 해 주었습니다! 내가 10대일 때를 제외하고는 이렇게 깨어난 적이 없는 것 같습니다. 게다가 그 느낌이 너무 강렬해서 내가 기억하는 그 어떤 포르노 사정보다도 훨씬 더 좋았습니다.

———

(유부남, 50세) 나는 단 한 번도 내가 발기부전을 가졌다고 생각한 적이 없었고, 아내와의 성생활을 잘 관리했습니다. 젊은이들이여, 그건 내 착각이었어요! 회복된 이후 내 발기는 더 크고, 더 완전하고, 더 오래 지속되고, 귀두는 더 타오르게 되었어요. 내 아내도 매번 이것을 언급합니다. 나 역시 오르가즘 이후에도 발기를 유지하고, 그것을 아주 오~~~~ 랫동안 유지할 수 있다고 생각합니다. 아침 발기 역시 더 크고 더 완전합니다. 나는 실제로 발기부전을 가지고 있었고, 중독에 사로잡혀 있었습니다. 내가 50세라는 것을 염두에 두세요.

———

포르노 없는 4개월에 대한 보상은 아내와의 개선된 성생활이었고, 아내와 함께한 지 거의 15년이 지났음에도 이건 상당한 보상이었습니다. '평범한' 섹스 만세! 나는 평소보다 더 많이 느끼는 것 같습니다.

여기 인터넷 포르노를 이용하기 시작했지만, 그것이 초고속 포르노는 아니었던 중년 남성의 이야기가 있습니다.

나는 13세부터 자위를 많이 했고, 14세부터 포르노를 이용했습니다. 점차적으로 나는 발기하는 데 더 많은 시간이 걸렸습니다. 더 큰 환상 혹은 더 자극적인 포르노가 필요했고, 나는 만지지 않으면 발기 상태가 중단되었습니다. 성관계를 하는 동안 발기를 하거나 그것을 유지하느라고, 특히 성교 시에 애를 써야 했습니다. 과거 7년 동안 나는 관계를 유지할 수 없었고, 그것의 주된 이유는 포르노였습니다. 그러나 다행인 것은 문제의 원인을 깨달았을 때 즉시 포르노를 중단했다는 것입니다. 지난 6주 동안 나는 할 수 있는 한 자위를 자제했습니다. 나의 최고 기록은 9일이었어요! 이 모든 것이 좋은 결과를 가져왔습니다. 나는 주말에 여자와 함께 있었는데, 역대 최고였습니다. 아직은 수년간의 온갖 나쁜 경험으로 인해 약간 불안하지만, 나는 그래도 이것이 효과가 있고, 충분히 가치 있다고 여러분에게 말하고 싶습니다!

여성들은 어떻습니까? 포르노 이용은 일부 여성들의 성적 반응에도 영향을 미치는 듯합니다.

보통의 여성들은 가벼운 정도의 포르노 관련 '발기부전'을 알아채기 힘들지만,

나는 남성들이 묘사하는 것과 비슷한 방식으로 느껴요. 욕구는 있지만 흥분은 없어요. 음핵과 아랫배에 욱신거림, 당기는 느낌, 압도적인 쾌감이 없고, 단지 절정을 향한 정신적인 압박만이 있는 거죠. 나는 조루증이 있는데, 더 정확하게는 미완성된 오르가즘이 있다고 말할 수 있을 것 같아요. 성기에 국한된 일종의 불안과 같은 긴장을 제외하고는 오르가즘의 질이 매우 평범하고 느낌도 없고 흥분도 별로 되지 않아요.

익숙하지 않은 조루

조루가 발기부전 혹은 지연사정에 비해 드물기는 하지만, 심각한 포르노 이용자들도 포르노를 중단한 후에 이 증상에서 회복되었다고 보고합니다. 포르노 이용으로 인한 조루는 직관적으로 알기 어려울 수 있습니다. 이에 관한 두 가지 가능한 설명이 있습니다. 아마도 남성은 매우 빨리 사정하도록, 또는 부분적으로 발기해 있는 동안 사정하도록 신경계를 훈련시켰을 것입니다. 한 남성은 이렇게 묘사합니다.

특히 자위와 포르노를 일찍 시작하게 되면 조루를 야기할 수 있습니다. 조루를 들키는 것에 대한 두려움 때문에 빨리 절정과 오르가즘에 도달하고 싶어 합니다. 그래서 빨리 사정하고 일시적인 감각을 즐기지 않는 것이 해야 할 일이라고 생각합니다.

어떤 사람들에게는 포르노와 사정 사이의 강한 연관성 때문에 포르노가 조루의 촉발 요소가 될지도 모릅니다. 이 자동적이고 강한 흥분 반응은 벨소리에 침을 흘리는 파블로프의 개와 비슷합니다.

나는 더 이상 재부팅에 앞서 수년 동안 겪었던 극단적인 조루를 경험하지 않아요. 나는 언제나 이것이 약간의 유전적인 결함이라고 가정했기 때문에 조루에서 회복된 것은 정말 기적이에요. 나는 조루를 포르노 유발 발기부전과 연관 짓지 않았었어요. 재부팅을 하기 전에 나의 발기된 페니스는 당황스러울 정도로 사정이 쉽게, 그리고 빨리 되게끔 대단히 민감했었죠. 나의 페니스는 딱딱해져서 12시 방향 차렷 자세가 되고 성기를 감싸고 있는 포피는 드럼의 가죽처럼 팽팽하게 당겨졌어요. 그것은 발사대 위에 놓여 있는 연료 로켓과 같았어요. 카운트다운이 10에서 시작되어 9, 8, 7, 6, 5, 4, 3, 2, 1이 되면 오르가즘을 느껴요. "미안해, 여보!"라는 말을 자주 했어요. 하지만 재부팅을 한 지 52일째인 오늘, 내 페니스는 더 이상 로켓 발사대에 있지 않아요. 10시 방향 차렷 자세죠. 더 부드럽고, 더 큰 발기를 해요. 오해하지는 마세요. 여전히 매우 딱딱해서 질 삽입이 가능하지만, 그냥 더 유연하고, 덜 뻣뻣하고, 덜 민감하고, 덜 폭발적입니다. 내 아내와의 관계에서 가장 중요한 것은 내가 더 오래 지탱할 수 있다는 거예요. 재부팅은 포르노로 인한 조루에 매우 효과적입니다.

—

포르노를 보면 과하게 자극을 받고 사정도 한 방에 끝나요. 나는 나보다 나이가 많은 수많은 남자들에게 이것을 이야기했고 어떻게 더 오래 유지하느냐고 물었어요. 많은 이들이 말하기를, 그들은 자연스럽게 오래 유지하고 포르노를 보거나 자위를 하지 않는다고 했어요. 20-30분을 유지한다고 말하는 내 사촌은 포르노를 보지 않거나 자위를 하지 않을 때 더 오래 유지한다고 말했어요.

—

2년 전, 나는 전 여자 친구와 사귀고 있었습니다. 나는 발기부전이나 조루와 같은 성적인 문제가 전혀 없었습니다. 나는 가끔 포르노를 보면서 자위를 해도 포르노에 중독되어 있지 않았습니다. 여자 친구와 헤어지고 난 뒤 나는 규칙적으로 포르노를 이용했고 유사성행위로 끝나는 안마시술소로 마사지를 받으러 가기 시작했습니다. 6개월 후에 나는 전 여자 친구와 재회하고, 다른 활동의 빈도를 다소 줄였습니다. 여자 친구와의 성관계는 끔찍했습니다. (혹은 최소한 그녀에게는 그랬습니다.) 몇 번을 제외하고는 발기하는 데는 문제가 없었지만 1분 이상 지속할 수 없었습니다. 관계는 1년 동안 지속되었는데, 그동안 나는 단 한 번도 삽입으로 그녀를 오르가즘에 이르게 할 수 없었습니다. 6개월 전에 나는 같은 여자에게 반복적으로 오르가즘을 선사했었는데도 말입니다.

다른 이들에게 조루는 약한 발기로 오르가즘을 강제하려는 것과도 연관됩니다.

나는 학교에 등교하기 전, 그리고 그 후에도 여러 번 사정을 했어요. 나는 흥분하지도, 딱딱하게 발기되지도 않았지만, 계속 사정하도록 하는 어떤 충동에 사로잡혀 있었어요. 내 기계적인 포르노 이용 습관은 오르가즘에서 모든 육체적 쾌감을 제거하고 짧은 사정과 사정 시의 전율만 몸이 기억하게 만들었어요. 만일 당신이 포르노로 인한 조루를 갖게 되었다면 그것과 함께 찾아온 새로운 습관들, 감정들, 느낌들을 생각해 보세요. 이전에 오르가즘이 절대적으로 경이로웠다면(문자 그대로 무릎이 덜덜 떨렸어요.), 이제 나는 기계적인 경련으로 사정하고, 그 행동에 동반되는 실제적인 감사함 같은 건 없어요. 여성과 하는 것도 포함해서 말이죠. 느낌도 다르고 밋밋해요.

우려되는 포르노 페티시 취향

예전에는 남성들이 자신의 페니스를 통해 성적 취향 또는 성적 지향이 어떤 것인지 알 수 있었습니다. 그러나 그것은 포르노 비디오를 쉽게 구할 수 있기 전의 일이었습니다.

뇌는 유연합니다. 우리가 의식적으로 참여하든 참여하지 않든, 우리는 뇌를 늘 훈련하고 있습니다. 셀 수 없이 많은 보고서에서 포르노 이용자들이 이 장르에서 저 장르로 옮겨다니다가 종종 충격을 받고 당혹스러운 곳까지 이르는 경우가 드물지 않다는 이야기들이 나옵니다. 이러한 현상 뒤에는 무엇이 있는 것일까요?

한 가지 가능성은 지속적으로 발달하는 청소년의 뇌가 경험하는 지루함이나 습관입니다. 10대들은 스릴을 추구하고 쉽게 지루해합니다. 그들은 새로운 것을 좋아합니다. 낯선 것일수록 더 좋습니다. 많은 젊은이들이 한 손으로는 자위를 하면서 다른 한 손으로는 비디오를 누른다고 묘사합니다. 레즈비언 포르노가 지루해지면 근친상간 포르노를 시도합니다. 새로움과 흥분이 뒤따르고, 둘 다 성적인 흥분을 증가시킵니다. 자신도 모르게 절정에 도달하게 되고, 새로운 연관성이 그의 성과 관련된 신경회로에 각인되기 시작합니다.

이전에는 뇌가 계속 발달 중인 청소년들이 자위를 하면서 이 장르에서 저 장르로 이동해 다닐 수 없었습니다. 별생각 없는 습관적인 실행이 오늘날 포르노의 주요 위험으로 판명될 수 있습니다.

나는 인터넷 포르노를 보기 전에는 그 어떤 이상한 물건에도 관심을 가지지 않았습니다. 그냥 내 또래의 여자아이들에게만 관심이 있었어요. 이제 나는 성적 대상으로 가슴이 큰 여자, 몸집이 큰 여자, 유부녀, 트랜스젠더, 여장남자, 뚱뚱한 여자, 마른 여자, 10대 여자를 좋아합니다. 한번은 몇 초 동안 여자 1명과 남자 2명이 등장하는 양성애 비디오를 보고, '금기'라는 느낌을 받기 시작해서 그 비디오가 더 이상 나에게 영향을 미치지 못하도록 그것을 보며 자위하지 않고 비디오를 바꾸었어요. 그래서 지금 나는 양성애 비디오를 보지 않고 있고, 그것을 보려는 갈망도 없어요. 이건 내가 그런 종류의 비디오에게 기회를 주지 않았기 때문이에요. 하지만 나는 내가 접한 모든 종류의 포르노에게 기회를 주었어요. 만약 노파를 대상으로 한 포르노에게 기회를 줬다면, 나는 지금도 역시 그걸 좋아하고 있겠죠.

더 극단적인 포르노로 악화되는 경향은 청소년에게만 한정되지 않습니다. 인터넷 시대 이전의 연구에서 피험자들은 연속 6주 동안 일주일에 1시간씩 한 그룹은 일반적이고 비폭력적인 포르노를 보고, 한 그룹은 무해한 비디오를 보았습니다. 2주 후에 그들에게 G등급, R등급, X등급의 비디오를 골라서 볼 수 있는 기회가 주어졌습니다.[25] 포르노를 본 피험자들은 비폭력적인 포르노를 보는 데 관심을 덜 보였고, 대신에 신체구속, 가학 및 피학 성애물과 수간을 보는 것을 선택했습니다. 이런 소비 선호는 어느 정도 여성들에게서도 나타났지만, 남성들에게서 더 분명하게 나타났습니다.[52]

관련 연구의 초기 리뷰에서 연구자들 중 한 명은 포르노 소비자에게 가학 및 피학적이고 폭력적인 성 행위를 포함한 성애물을 볼 수 있는 기회가

---

25. G등급은 전체 연령 관람가, R등급은 17세 미만은 부모 지도 동반 필수, X등급은 성인영화로, 지금은 NC-17로 변경된 등급을 가리킨다.

주어진다면, 그들이 평범한 포르노를 선택하는 경우는 적어 보인다고 말했습니다. 그는 또한 포르노에 자주 노출된 후에 "발기가 잘 되지 않고, 유지도 잘 되지 않았다."고 기록했습니다. 더 극단적인 포르노를 보는 것은 여전히 성적 흥분을 일으킬 수 있기 때문에 매력적입니다. 그러나 신작 포르노를 접하게 되더라도 흥분을 초기 수준으로 되돌리는 것은 실패했습니다. 쾌락 반응은 밋밋하거나 실망스러웠고, 이러한 반응 부족은 몇 주 동안 지속되었지만 점차 개선되었습니다.[53]

25년 훨씬 전에도 포르노 비디오 시청자들이 포르노 이용이 습관화되고, 성적 민감성이 감소하며, 보다 극단적인 시각 자극을 필요로 하면서 불만족을 나타내는 경향이 있다는 증거가 있었습니다. 하지만 이는 성 건강 전문가들에 의해 무시되었습니다. 오늘날의 연구자들이 마침내 이 현상을 초고속 포르노 이용과 무한대의 새로운 포르노 공급과 연관시켜 질문하기 시작했을 때, 이미 포르노 이용 피험자들의 절반이 '이전에는 관심이 없었거나', '역겹다고 생각한' 온라인 성애물 이용으로 악화되었다는 것이 밝혀졌습니다. 연구자들은 또한 약해진 발기와 전반적으로 감소한 성적 만족의 증거도 발견했습니다.[31]

포르노 취향이 악화되는 현상과 관련된 원인은 내성입니다. 내성은 더 큰 흥분으로 욕구를 자극하는, 보다 지속적인 중독 과정입니다. 이것에 대해서는 다음 장에서 다루겠습니다.

앞으로 보게 되겠지만, 성적으로 새로운 것은 당신의 축 늘어진 페니스를 차렷 자세로 돌아오게 하는 확실한 방법입니다. 새로운 포르노 스타가 그것을 해내지 못하면, 집단 강간 포르노나 피가 흐르는 포르노를 시도해 보십시오. 물론 당신은 아무도 강간하거나 신체를 절단하지 않겠지만, 발기를 계속 유지하기 위해서 더 극단적인 포르노와 겉으로는 잘 드러나지 않는 불안감을 필요로 할 수도 있습니다. 서론에서 말했다시피, 정신의학자 노먼 덧지 역시 그의 환자들에게서 이런 과정을 관찰했습니다.

이 현상은 아주 흔하고, 회복의 증거도 고무적이어서 나는 다양한 자기 보고서를 공유하려고 합니다.

대학 시절 내내 포르노를 이용할 때, 나는 천천히 더 극한 하드코어 영상, 정말로 기괴한 것들의 먹잇감이 되었습니다. 지금은 그걸 생각해도 더 이상 흥분되지 않아요. 내가 가진 환상이 지구에서 태어나고 자란 평범한 사람의 환상으로 돌아오는 중이라는 것을 안다는 것은, 이제까지 느낀 것 중에서 가장 위대한 감정 중 하나입니다.

—

나는 사람들한테서 "네가 좋아하는 것을 좋아하면 돼."라는 말을 듣는 데 지쳤어요. 나는 내가 보는 수많은 것들을 좋아하지 않지만, 나는 더 이상 평범한 포르노를 볼 수 없어요. 나는 내가 서로에게 오줌을 누는 여자들을 향해 자위하는 것을 생각한 적이 없었다고요. 이제 그것은 더 이상 내게 아무런 감흥을 주지 않아요. 성욕이라는 건 기만적이고, 인터넷 포르노가 인간에게 미치는 영향을 우리가 이제 막 보기 시작했다고 생각해요. 우리 모두는 실험 대상이고, 내가 읽고 또 읽은 것들에서 사람들은 변화를 느끼고 있어요.

—

나는 내가 강간, 살인, 굴종에 대해 가진 환상이 18-22세까지 하드코어 포르노를 이용하기 전에는 결코 없었다고 확실하게 말할 수 있습니다. 5개월 동안 포르노를 멀리하자 그 모든 환상들과 충동들이 사라졌습니다. 나의 타고난 성적 취향은 다시 평범해졌고 지금도 여전히 그렇습니다. 포르노가 가진 문제점은 그것에서 벗어나기 위해 더 자극적이고, 더 금기시되며, 더 흥미롭고, '잘못된' 것을 필요로 한다는 것입니다.

—

나는 내가 정상적인 성관계를 할 수 있으리라고는 결코 생각하지 못했습니다. 나는 항상 나의 뇌가 펨돔[26] 페티시(남성들에게 굴욕감을 주는 여성 지배 포르노)에 의해서만 흥분하도록 그것과 단단하게 연결되어 있다고 생각했습니다. 마치 게이 남성이 남성 성기에만 흥분되고 여성과의 섹스를 감상할 수 없는 것처럼요. 내 머리에 내장된 것이라고 생각했던 페티시가 단순히 나의 포르노 시청 습관의 결과라는 것을 거의 인식하지 못했습니다. 그건 나 스스로가 만들어 낸 지옥이었어요. 포르노 없이 3개월이 지난 후에 가진 가장 최근의 성관계는 포르노 중단의 효과에 대한 의심을 걷어 냈습니다.

—

나는 신체조건이 좋은 23세 남자입니다. 나는 인터넷 포르노를 15세에 시작해서 일반적인 포르노에서 부카케 포르노(여러 남자가 한 여자에게 돌아가면서 사정하는 포르노), 트랜스젠더 포르노, 펨돔 포르노, 근친상간 등으로 빠르게 악화되어 갔습니다. 나는 20세에 첫 성관계를 가질 때까지, 그리고 발기를 하고 그것을 유지하는 것에 문제를 가질 때까지 나 자신을 얼마나 해치고 있었는지 깨닫지 못했습니다. 그것은 자신감에 심각한 상처를 주고 성관계를 두려워하게 만들었습니다. 다른 여성들과도 비슷한 결과가 나왔어요. 나는 포르노

---

26. 여성 지배자라는 뜻인 Female Dominant에서 앞 세 글자씩을 따와서 만들어진 단어로, 넓은 의미로는 성관계에서 주도적인 역할의 여성을 지칭하지만, 일반적으로는 피지배자를 복종시키거나 학대하면서 쾌락을 얻는 여성을 일컫는다.

이용의 횟수와 시간을 계속 늘리고 더 충격적인 페티시로 확장해 갔습니다. 1 년 후 나는 매력적인 여성과 성관계를 가지려고 시도했지만 실패했어요. 나는 절망의 구렁텅이로 빠져들었어요. 나는 시시 히프노 포르노[27]를 보기 시작했고, 가끔 항문자위 영상을 보았습니다. 나는 내가 게이로 변할 수도 있겠다고 생각했지만, 게이 포르노는 내게 전혀 감흥이 없었습니다. 나는 NoFap을 발견하고 포르노와 자위를 중단했습니다. 이전으로 몇 번 되돌아가기는 했지만, 90일을 찍을 수 있었어요. 모든 포르노, 특별히 극한 포르노를 보려는 갈망이 없어졌습니다. 87일째, 나는 내 또래와 첫 데이트를 했어요. 포르노 중단 이후 96일째에 첫 오럴 섹스를 했어요. 전혀 아무런 문제가 없었습니다. 이전에 나는 오럴 섹스를 할 때 지루함을 느끼고 발기를 잃곤 했기 때문에 이것은 놀라운 일이에요. 113일째, 나는 성관계를 했고 그 어느 때보다도 잘하고 있습니다. 하는 내내 바위처럼 단단하죠. 나는 내 삶에서 두 번째 기회를 얻은 것 같습니다.

—

포르노 중독자라면 누구나 알다시피 포르노를 보면 볼수록 더 포르노를 필요로 하게 되고, 완전히 흥분했다고 느끼기 위해서 더 극단적인 하드코어 포르노를 필요로 합니다. 내가 한 가장 나쁜 짓은 수간, 더 자주는 근친상간 혹은 다른 하드코어 포르노에 발을 담갔다는 것입니다. 질 성교 자체는 나를 흥분시킬 수 없었습니다. 구강 혹은 다른 유형의 성관계가 훨씬 호소력이 있는 방법이었습니다. 이것들은 여성을 그저 쾌락의 대상으로 만들었습니다. 말하자면 몇 달

---

27. 시시는 자신을 여성으로 느끼는 복종적인 남성을 일컫는다. 양성애자이거나 범성애자인 경우가 많다. 시시 히프노 포르노는 이들을 위한 포르노의 한 장르이다.

간의 '정신 해독' 후에, 그리고 다수의 실제 파트너들과 만난 이후에 나는 성관계를 대체하는 다른 것들에 대한 집착이 사라졌습니다. 나는 지금 여성의 질에 정말로 매력을 느낍니다. 우습게 들리나요? 나는 여전히 가끔은 다른 유형의 성관계를 즐기지만 여성 안에 들어가는 친밀한 성관계가 최곱니다. 진지하게, 이것이 지금은 가장 섹시한 방법입니다. 이건 분명 실제 삶에서 윈윈입니다. 그리고 포르노를 보고 싶은 충동은 끊임없는 포효에서 이따금 훌쩍거리는 소리로 바뀌었습니다. 이건 과장이 아닙니다.

남성들은 자신을 오르가즘에 이르게 하는 것이 성적 지향의 확실한 증거라고 오랫동안 믿어 왔습니다. 따라서 포르노 페티시를 바꿔 보면서 흥분을 느끼는 것은 성적 지향을 의심하도록 만들기 때문에 더 괴로운 일이 될 수 있습니다. 오늘날 예기치 못한 성적 취향으로 흥분을 경험하는 것은 놀라울 정도로 일반적인 현상입니다. 특히 어린 나이에 '아무거나 나오는' 튜브 사이트를 이용하며 자라난 젊은이들 사이에서 더욱 그렇습니다.

10대 후반에 인터넷을 다시 사용했을 때 콘텐츠를 페티시로 분류해 주는 YouTube 같은 포르노 사이트를 많이 찾았어요. 처음에 나의 취향은 정상적인 10대 소년의 것이었지만, 몇 년 사이에 공격적인 내용으로 옮겨 갔어요. 구체적으로는 여성에게 공격적인 주제, 특별히 실제 삶에서는 너무 비도덕적인 시나리오로 만들어진 애니메이션과 헨타이[28] 비디오였어요. 결과적으로 나는 그런 것

---

28. 헨타이는 '변태'를 뜻하는 일본어로, 성적인 이미지나 캐릭터로 특화된 일본 포르노 애니메이션을 일컫는다.

에도 지루함을 느꼈고, 20대에 새로운 것을 발견했어요. 1년 사이에 많은 새로운 페티시를 입수했는데, 각각의 페티시는 이전 것보다 더 짧은 시간 동안 변하는 것이었어요. 나는 내 취향이 정말 불편해요. 그래서 포르노 중단을 실험하고 있어요. 그것들이 성에 대한 나의 가치관과 갈등해요.

안타까운 것은 인터넷 포르노가 이용자들에게 자신의 '섹슈얼리티를 발견'할 수 있도록 해 준다는 생각이 온라인에 널리 퍼져 있다는 것입니다. 일부 대담하고 젊은 탐구자들은 포르노가 자신의 성적 성향을 알게 해 준다는 믿음을 가지고 자신이 발견할 수 있는 가장 자극적인 자료들을 부지런히 찾아다닙니다. 그들은 발기가 사람의 근본적인 성적 성향을 알려 주는 유일한 수단이 아니라는 것을 알지 못합니다.

예를 들면 중독 과정은 처음에는 뜨거운 것처럼 보이던 포르노가 나중에는 혼란스러울 정도로 시시한 것으로 보이게 만들면서 더 극단적인 자료를 찾도록 악화시킬 수 있습니다. 불안을 유발하는 포르노는 성적 흥분을 북돋습니다.[54] 한 연구자가 설명하듯이 빠른 맥박, 동공 확장, 축축한 피부, 즉 아드레날린에 대한 신체적 반응이 성적 매력 때문이라고 잘못 이해될 수 있습니다. "우리는 흥분을 잘못 이해하고 있다. 이것은 추정의 오류이다."[55]

성적인 관심은 조건적, 즉 변화가 가능합니다.[56] 사실, 여러 연구에서 연구자들은 포르노 이용자의 뇌 반응을 대조군과 비교하기 위해 피험자들을 에로틱한 사진에 반응하도록 훈련시켰습니다.[57, 58, 59] 그런데 성적 관심은 근본적인 성적 지향과 다릅니다.[60]

일부 젊은 이용자들은 이 장르에서 저 장르로 전전하면서 발기만을 따르며 포르노를 시청하다가, 자신의 성정체성과 상충된다고 느끼는 내용으로 이동하게 됩니다.

나는 게이지만 포르노는 내가 성적으로 여성들에게 관심을 갖게 해 줄 수 있어
요. 그러니까…… 가슴이 아니라 여성의 다른 신체 일부가 흥분을 일으키는 거
죠. 포르노는 지나치게 에로틱한 분위기로 채워져 있어요. 모든 억제력이 떨어
지고 흥분하고자 하는 열망만이 지배하게 되죠.

—

선정적인 포르노를 몇 년간 이용하자, 단순히 그것은 더 이상 작동하지 않았어
요. 최근에 나는 지루해서 게이 포르노를 봤어요. 28세인 나는 기본적으로 인
터넷에 있는 포르노란 포르노는 모조리 본 것 같아요. 그래서 게이 포르노를
봐도 될 것 같았어요. 그때가 씨앗이 심겨진 순간이어요. "이건 정말 엿 같다.
넌 이걸 그만둬야 해." 물론 그때 나는 그러지 않았어요.

—

Reddit과 빈 벽장 포럼(Empty Closet Forum)[29]에는 포르노를 이용한 남자들
이 왜 자신이 남자의 페니스를 빨기 원하고 이상한 포르노를 보게 되는지 이해
하지 못하고 자신의 성적 지향에 대해 혼란스러워하는, 완전히 성적 지향을 상
실한 동성애자, 양성애자, 이성애자들로 가득 차 있습니다. 초고속 인터넷 세대
의 포르노 이용자들은 온라인으로 달려가 답을 찾으려고 묻습니다. 프랑스 포
럼에서도 그건 마찬가지입니다. 게시물을 다는 수천 명의 사람들이, 그리고 너
무나 많은 이들이 왜 그들이 페니스 페티시 혹은 펨돔 포르노 중독을 키웠는

---

29. 벽장은 성적 지향이나 성정체성 등을 공개하지 않은 레즈비언, 게이, 양성애자, 트렌스젠
더 등에 대한 은유적 표현이다. 빈 벽장 포럼은 이들이 성적 지향을 커밍아웃 하는 것에 대
해 조언을 구하고, 관련 자료들을 탐색하고 토론하는 온라인상의 포럼을 가리킨다.

지 모릅니다. 그들의 공통 요소는 포르노, 채팅, 데이트 사이트 등과 같은 인터넷 이용입니다.

2016년의 연구는 남성들이 자신에게 명시된 성정체성과 일치하지 않는 포르노를 보는 것이 일반적이라고 보고합니다. 이성애자 남성이 남성 동성애 행위를 담은 포르노를 보고(20.7%), 게이 남성이 이성애 행위를 담은 포르노를 본다(55%)고 보고합니다.[61]

안타깝게도 포르노 이용자의 취향이 악화되는 것이 얼마나 보편적인 현상인지에 대한 무지는, 포르노 중단이 얼마나 자주 포르노에 대한 취향을 뒤바꾸는지에 대한 무지와 쌍벽을 이룹니다. 그리고 이것은 포르노 이용자들을 매우 불안하게 만들 수 있습니다. 이용자들이 성적 지향에 대한 의심에 집착하게 되면, 그것을 '성적 지향 강박장애(sexual-orientation obsessive-compulsive disorder, SOCD)' 또는 '동성애 강박장애(homosexual obsessive-compulsive disorder, HOCD)'라고 말합니다.

(19세) 나는 내가 게이로 변하고 있다고 심각하게 생각했어요. 당시에 나의 동성애 강박장애가 너무 심각해서 가장 가까운 고층에 올라가 뛰어내릴 생각까지 했어요. 나는 너무나 우울하다고 느꼈어요. 나는 내가 여자들을 좋아하고 남자는 좋아할 수 없다는 걸 아는데, 왜 발기부전이 있는 걸까요? 왜 나는 흥분하기 위해 트랜스젠더 포르노와 게이 포르노를 필요로 했던 걸까요?

새로운 포르노 장르로의 확장 때문에 자신의 성적 지향이 무엇인지 우려하는 사람은 이성애자만이 아닙니다.

이성애와 '레즈비언' 포르노에만 성적으로 자극이 되었기 때문에, 내가 사실은 이성애자일까 봐 두려워했다는 점에서 나는 동성애 강박장애를 가지게 되었어요. 그래요. 내 사회적 정체성은 게이 남자였고, 남자와 결혼했기 때문에 두려웠습니다. 만일 내가 '이성애로 돌아간다면' 나는 사회적으로 따돌림을 받게 될 거예요. 이건 아무도 믿을 수 없는, 오늘날 동성애자로 커밍아웃 하는 것보다 더 금기시되는 움직임이에요. 마침내 나는 내가 그 두려움 자체를 에로틱하게 생각했다는 것을 깨달았어요.

어떤 형태이든 강박장애는 잠재적으로 심각한 정신장애입니다. 당신이 동성애자이든 이성애자이든 성적 지향을 결정하지 않은 사람이든 간에 만일 당신에게 이러한 증상이 있다면, 강박장애란 자신을 안심시키기 위해 지속적으로 확인하는 충동이라는 것을 이해하는 동시에 당신이 자신의 섹슈얼리티를 거부하고 있다고 성급하게 결론 내리지 않을 의료 전문가에게 도움을 얻길 바랍니다.

나는 정신과 의사에게 갔습니다. 그는 내가 동성애 강박장애가 있다고 확인해 주었고, 알프라졸람[30](제넥스)을 처방해 주었습니다. 이제 나의 동성애 강박장애 증상은 미약합니다. 나는 더 명확하게 생각할 수 있어요. 입맛이 좋아졌고 내 인생에서 지금 제일 잠을 잘 잡니다. 그리고 지금 나는 내가 게이 혹은 이성애자가 아니라는 것을 알고는 불안이 줄어들었기 때문에 포르노에서 멀어지는 것이 훨씬 쉬워지고 있어요. 만일 누군가가 당신에게 "포르노 중독이 얼마나

---

30. 신경 흥분을 억제하는 항불안제의 일종.

심각한가?"라고 묻는다면, 포르노를 중단하기 위해 제넥스를 복용해야 하는 남자를 안다고 말해 주세요.

실제 파트너에게 매력을 느끼지 못합니다

『재팬 타임즈(The Japan Times)』는 2010년 여론조사를 인용하여 "젊은 일본 남성들이 성에 무관심하거나 싫어하는 경우가 증가하고 있고, 결혼한 커플도 섹스를 덜하기 시작했다."는 놀라운 변화를 발표했습니다. 16~19세까지 36% 이상의 남성이 성에 관심이 없다고 조사되었습니다. 이는 2008년에 17.5%였던 것에 비하면 두 배나 늘어난 것입니다. 20~24세 사이의 남성도 11.8%에서 21.5%로 증가하여 비슷한 경향을 보였고, 45~49세 사이의 남성도 8.7%에서 22.1%로 급증했습니다.[62] 이것은 일본만의 문제가 아닙니다. 프랑스에서도 2008년 조사에서 18~24세 사이의 남성 20%가 성에 관심이 없는 것으로 나타났습니다.[63] 오늘날의 포르노 때문일까요? 2015년의 이탈리아 연구는 일주일에 한 번 이상 포르노를 보는 남자 고등학생 16%가 비정상적일 정도로 성욕이 낮은 반면, 포르노를 이용하지 않는 남학생은 단 한 명도 낮은 성욕을 보이지 않았다고 했습니다.[36] 이처럼 기이한 현상은 미국에서도 나타났습니다. 성적으로 활발한 미국 고등학생의 비율이 1991년에는 38%였는데, 2015년에는 30%로 줄어들었습니다.[64] 연구자들은 '포르노에 쉽게 접근할 수 있고, 컴퓨터 스크린에서 상호작용하는 데 더 많은 시간을 보낸 것'이 잠재적 원인이라고 봅니다. 2016년의 연구는 포르노를 많이 보는 젊은이들이 성적으로 흥분하고 또 그 흥분을 유지하기 위해 포르노에 더 많이 의지할 가능성이 있고, 파트너와의 성행위를 할 때도 포르노를 이용할 가능성이 있다고 보고했습니다. 게다가 그들은 포르노를 덜 이용하는 남성들보다 성을 덜 즐깁니다.[6] 2017년에 연구자들은 포르노를 과도하게 이용하는 것이, 성적 흥분을 위해 실제 사람보다 포르노를 선호하는 현상과 긴밀하게 연관되어 있다고 보고했습니다.[39]

사람들이 포르노 회복 포럼에서 "제가 무성애자라고 생각하세요?"라고 질문하는 것은 드문 일이 아닙니다. 그들에게 자위를 하는지 물었을 때, 답변은 통상 "네, 포르노를 보면서 하루에 2, 3번 합니다."입니다. 그들은 무성애자일까요, 아니면 포르노에 영향을 받은 것일까요? 관심을 받지 못하는 실제 파트너들은 핼쑥해지기 시작한 지 오래인데도, 결코 끝나지 않는 포르노의 자극은 여전히 우리에게 흥분을 제공해 줄 수 있습니다.

나는 여전히 여성이 아름답다고 생각하기 때문에 엄밀히 말해서 무성애자가 아닙니다. 하지만 나는 여성이 매력적이라는 것을 의식적으로는 알지만, 더 이상 성적으로나 낭만적으로 여성에게 매력을 느끼지 않습니다. 당신은 매력적인 여성을 볼 때의 그 고통스러운 감정을 아십니까? 흥분하고 싶지만, 그럴 수가 없습니다. 이것이 나를 화나게 만듭니다.

—

(18세) 나는 15세에 포르노를 시작하기 전에는 극단적으로 흥분을 잘하는 황소 같았고, 두 다리 달린 것이면 뭐든 쫓아다녔어요. 나는 여자들과 어울리고 미친 듯이 발기했죠. 포르노가 나를 파괴한 후, 나는 여자들에게 완전히 관심을 잃었고 결코 발기를 유지할 수 없었어요. 포르노를 이용하기 전에는 내가 늘 여자에게 미친 사람이라고 생각했기 때문에, 아직 젊은 내게 확실히 문제가 생겼다는 것을 알아챘어요. 17세에 나는 재부팅을 시작했습니다. 어제 나는 발기부전 약 없이 성공적으로 성관계를 했고, 내 발기는 놀라웠어요.

여성들은 새로운 광채로 둘러싸여 있어요. 그들은 아름답고, 귀엽고, 장난기도 많아요. 나는 그들을 바라보는 것을 좋아하고, 그들의 아름다움과 섹시함을 숭배합니다. 왜냐하면 우리는 남자니까요. 그게 우리가 하는 일이니까요. 하지만 이건 그것보다 훨씬 더한 것입니다. 포르노를 중단한 것이 나로 하여금 여성을 소중하게 여기고, 그들과 훨씬 더 건전한 방식으로 시간을 보내는 것의 가치를 깨닫게 한 것에 대해서는 말로 다 설명할 수 없을 정도입니다. 수년 동안 일주일에 5-12시간씩 포르노를 보면서 자위를 하다 보니 성관계를 하는 것이 당혹스러웠어요. 마찰이 충분하지 않을 뿐 아니라 자극의 종류가 '잘못된' 것 같았죠. 6개월이 지난 지금, 나는 성관계를 할 때 그 어떠한 종류의 문제도 가지고 있지 않아요. 섹스는 자위보다 20배는 더 성취감을 줍니다. 나는 지금 흥분의 정점에 도달하기 위해 전희를 하고, 내 파트너들은 그것을 절대적으로 좋아합니다. 나는 가끔 자위를 할 때 나 자신을 비웃고, 조금은 실망합니다.

(19세) 수년 동안 나는 내가 황소처럼 성욕이 왕성해서 포르노를 이용한다고 생각했어요. 나는 내가 성관계를 할 여성이 있으면 자위할 필요가 없을 거라고 생각했어요. 하지만 나는 최근에 여성과의 섹스를 두 번이나 포기했어요! 그래서 나는 집에 돌아와 그녀와 섹스를 하는 환상을 하면서 자위를 했어요. 가장 엉망진창인 것은 이것이 얼마나 말도 안 되는 일인지 깨닫지 못했다는 거예요. 내 말은, 성관계를 원했기 때문에 실제로 자위를 했다면 그냥 해내야 하는 것 아닌가요? 나는 이런 현실을 받아들일 수가 없어요.

(포르노 중단 46일째) 마지막 3일 동안 나는 밖을 돌아다니는 동안 실제 여성

을 향해 강하고 자연스런 성적 매력을 느꼈어요. 나는 자연스럽게 여성의 모습을 알아챘고, 그녀를 생각할 필요도 없이 흥분되었어요. 이런, 원래 그렇게 작동하는 거예요! 빌어먹을. 포르노가 나를 얼마나 망쳤는지 놀랄 정도예요! 내 페니스 감각 역시 정상에서 벗어났어요. 내가 이렇게 느껴 본 적이 언제였는지 기억도 나지 않아요.

—

나는 친구들 사이에서 '비현실적인 철벽남'으로 알려져 있어요. 하지만 나는 거의 득점을 하지 못해요. 포르노를 중단한 지 40일 후, 나는 여자의 외모 때문만이 아니라 그들이 말하는 방식이나 말하는 주제 때문에 그 어느 때보다도 여자들에게 더 가까이 다가가고 있어요. 이전에는 여자들이 특별하지 않았어요. 그들은 '그냥 괜찮다' 정도였죠. 나의 뇌는 비현실적인 창녀를 원했어요. 지금에서야 삶이 내게 주었던 것들로 행복해하는 대신에 환상적인 관계를 쫓는 데 몇 년을 낭비했다는 것을 깨달았어요. 지나고 보니, 나는 가장 멋진 여자들을 몇 명 만났었네요.

—

과거에 나는 당연히 여자의 아름다움을 느꼈지만, 결코 여자와 함께 있고 싶다는 열망을 느낀 적이 없었습니다. 나는 나의 모든 성충동을 포르노로 몰아갔습니다. 내게 성적인 모든 것은 포르노였습니다. 이런 내가 실제 여자와 성관계를 가질 거라고는 절대로 생각할 수 없었습니다. 현재 나는 성관계가 가장 자연스러운 일인 것처럼 느낍니다. '그럼, 당연하지. 나는 성관계를 하는 게 가능해. 그럼, 당연하지. 나와 관계를 맺고 싶어 하는 여자들이 바깥에 많이 있어!' 갑자기 자기패배적인 생각은 너무 어리석고 시간 낭비인 것처럼 보였습니다. 나는 마침내 대부분의 남자들이 느끼는 것을 느낍니다. 이건 굉장합니다.

낭만적 사랑에 미치는 영향

관계 역시 포르노 이용에 영향을 받는데, 이것은 중요한 의미가 있습니다. 지나친 자극은 과학자들이 남녀 한 쌍의 결합이라고 부르는 것 또는 사랑에 빠지는 것을 방해할 수 있습니다. 과학자들이 남녀 한 쌍으로 결합하는 동물에게 암페타민이라는 각성제를 주입했을 때, 일부일처인 동물들은 더 이상 한 파트너를 선호하지 않았습니다.[65] 인공적이고 비정상적으로 강렬한 자극은 그들의 유대감 형성 시스템을 장악해서 그들을 그저 난잡한, 평범한 포유류로 만들어 버립니다. 즉, 그들 안에서 결합을 유지하게 하는 뇌 회로가 약화되는 것입니다.

인간에 대한 연구 또한 너무 많은 자극이 남녀 한 쌍의 관계를 약화시킨다는 것을 시사합니다. 2007년의 연구에 따르면, 남성은 수많은 성적인 여성 이미지에 노출되는 것만으로도 자신의 실제 파트너의 가치를 낮게 평가하게 됩니다.[66] 그들은 파트너가 가진 고유한 매력뿐 아니라, 따스함과 지성에 관해서도 낮게 평가합니다. 또한 포르노를 이용한 후 남녀 피험자들 모두 파트너의 보살핌, 외모, 성적 호기심과 성적 행동을 포함하여 그들의 친밀한 파트너가 덜 만족스럽다고 보고합니다.[52] 그리고 남녀 모두 감정적인 연대 없이 하는 성관계에 더 중요성을 부여하게 되었습니다.

최근의 70편 이상의 연구가 인터넷 포르노 또는 병적인 포르노 이용이 성적 문제, 성적 자극에 대한 저조한 각성, 감소된 성적 만족도 및 관계 만족도와 관련이 있음을 밝혀 냈습니다.[51] 사실상 남성에게 있어 과도한 포르노 이용은 파트너와의 성적인 친밀감의 감소와 끊임없이 결부됩니다.

(포르노 중단 125일째) 나는 파트너와 오랫동안 사귀고 있고, 포르노 중단이

우리 성생활에 도움이 된다는 사실을 보증할 수 있습니다. 그것도 아주 많이요. 나는 발기부전이나 조루 혹은 성과 관련된 다른 종류의 문제들을 갖고 있지 않습니다. 하지만 우리가 지금 즐기는 것에 비해 내가 자위를 하는 동안의 우리의 성생활은…… 따분했습니다. 지금은 따분하지 않아요. 우리 둘 다 이전에 비해 더 강한 성욕을 가지고 있습니다. 포르노 중단이 그녀의 성욕에 얼마나 영향을 미쳤는지, 혹은 미치지 않았는지 정확하게 확신하지 못하지만, 그녀가 현재 성관계에 이전보다 더 관심을 가지고 있다는 것만큼은 확실합니다.

—

(50세) 수년 동안 나는 아내에게 포르노에서 나온 다양한 행위들을 제안했습니다. 그녀는 그것들 중 어떤 것에는 동의했지만, 그것이 절대로 만족을 주지는 않았습니다. 우리 연령의 사람들에 비하면 우리는 괜찮은 성생활을 하고 있었지만, 나는 언제나 포르노 시나리오와 현실을 비교하면서 불만을 느꼈습니다. 지금은 모든 게 변했습니다. 어젯밤 성관계를 하는 동안 나는 갑자기 아주 친밀한, 거의 두려울 정도로 친밀한 감정을 느꼈고, 이전에는 결코 경험한 적이 없는 깊은 접촉을 느꼈습니다. 이건 내게 충격에 가까운 느낌이었습니다. 표현할 수 없을 정도로 멋졌고, 나는 그것에 일종의 경외감을 갖게 되었습니다.

—

(19세) 아무리 포르노를 보았어도 나는 결코 실제로 성관계를 원하는 사람이 아니었어요. 두 명의 게이가 용케 내 흥미를 사로잡았어요. 하지만 나는 포르노와 자위가 그들 중 한 명과 함께하고 싶어 하는 내 갈망을 억누른다고 생각했어요. 포르노를 중단한 이후 나는 갑자기 내가 정말로 이들 둘을 좋아한다는 것과 둘 중 한 명과의 헌신적인 관계에 있을 때 스스로 완벽하게 행복할 수 있다는 것을 강하게 깨닫게 되었어요. 갑자기 나는…… 나의 마음이 마치 그들

을 잡으려고 애쓰는 것 같았어요. 공상만 하는 대신 내 몸은 마치 "자, 가서 이 일이 실제 삶에서도 일어나게 하자."라고 말하는 것 같았어요. 갑자기 어떤 기묘한 끌림 같은 에너지의 거대한 파고가 나를 뒤덮었어요. (그는 곧 남자들 중 한 명과의 관계를 시작했습니다.)

—

(30세) 과거의 성관계는 감정적이지 않았어요. 내가 환상, 조루 등 이런저런 문제가 항상 내 머릿속에 있었기 때문에, 다른 사람을 생각할 겨를이 없었던 것 같아요. 20대 중반과 30대 초반 사이에 내 여자 친구들은 아무리 아름답더라도 초고속 인터넷 포르노가 제공하는 것의 근접한 수준까지 결코 나를 흥분시키지 못했어요. 물론 당시에는 이런 것들을 인식하지 못했지만요. 솔직히 말해 나는 4개월 전에 이 여행을 시작한 이래로 지속적이고 꾸준한 포르노 이용 패턴을 중단할 때 여자 친구와 얼마나 좋은 성관계를 가질 수 있는지를 알고 충격을 받았어요.

—

(포르노 중단 200일째) 나는 현재 부정할 수 없는 성적 충동을 가지고 있어요. 나는 아내를 그 어느 때보다 더 원해요. 만일 오랫동안 성관계 없이 지내면 나는 '성적 긴장'이라는 것을 느끼는데, 이것은 분명히 실재하는 것 같습니다. 그리고 말하건대, 당신이 이 시점에 도달하면, 당신이 생각하기에 순조롭게 출발할 수 있는 유일한 포르노 페티시가 어떤 것이냐에 상관하지 않을 겁니다. 왜냐하면 여자(혹은 남자든 뭐든)라는 단어만으로도 당신은 충동을 느끼게 되기 때문입니다.

—

나의 성적 욕구가 이렇게 높았던 적은 결코 없습니다. 나는 좋은 여자 친구가 될 수 있고, 결국은 좋은 엄마가 될 수 있는 여성들을 관찰하는 사람 이상입니다. 이것은 더 이상 그들의 아름다움에 대한 것이 아닙니다.

—

포르노가 문제라는 것을 깨닫기 전에 나는 내가 더 건강한 환상을 가질 필요가 있다고 생각하곤 했어요. 포르노를 중단한 지 거의 8개월이 지난 지금, 나는 내가 갖곤 했던 환상들이 더 이상 내게 어필이 되지 않는다는 것을 깨달아요. …… 전혀요. 아내와 나는 둘 다 성적 환상이 전혀 결부되지 않을 때 훨씬 더 많이 성관계를 즐겨요. 나는 지금 발기 문제 없이 얼굴과 얼굴을, 눈과 눈을 마주치며 그녀를 사랑할 수 있어요.

사회적 불안과 자아존중감

포르노 이용자들이 포르노를 절제하게 되면, 일반적으로 다른 사람들과 연결되려는 욕구가 급증하게 됩니다. 종종 자존감, 다른 사람의 눈을 바라보는 능력, 유머 감각, 낙관주의, 잠재적인 파트너를 끌어당기는 매력 등도 마찬가지입니다. 이전에 심각한 사회적 불안으로 고통 받던 사람들조차 직장 동료들과의 미소와 농담, 온라인 데이트, 묵상 그룹 참여, 클럽 가입, 야간 유흥 등 점차 사회적 접촉을 위한 새로운 길로 나아갑니다. 어떤 경우에는 몇 달이 걸리기도 하지만, 어떤 이들에게는 이 변화가 너무 빨라서 그들을 놀라게 하기도 합니다.

이 예상치 못한 관계적 연결을 기록한 것은 YBOP만이 아닙니다. 심리학자 필립 짐바르도(Phillip Zimbardo)는 그의 유명한 테드(TED) 연설 "남자 아이들의 종말"에서 포르노, 비디오 게임을 통한 '자극 중독(arousal addiction)'이 디지털 세대의 사회적 불편감과 불안 증가의 주요 요인이라고 지적했습니다.

짐바르도는 과도한 스크린 시청이 정상적인 사회적 기술들을 발전시키는 데 해가 된다고 가정했습니다. 이미 10편의 연구가 포르노 이용과 불안과의 연관성을, 11편의 연구가 포르노 이용과 수치심과의 연관성을 조사했습니다.[67] 그러나 이는 포르노를 중단한 후 자신감과 외향성이 증가하는 이유 혹은 일부 청년들이 그렇게 빨리 개선될 수 있는 이유를 설명하지 못합니다.

정신과 의사인 노먼 덧지는『스스로 변화하는 뇌』에서 오늘날 포르노의 강한 자극이 가치 있는 사회적 유대에 잘 사용되었을 '뇌의 실제 영역'을 장악하고 신경회로를 바꾼다고 추정합니다. 실제 사람과의 관계에서는 보상을 덜 느끼게 되고, 포르노에 등장하는 가공의 사람에게는 더 매력을 느껴 끌리게 되는 것입니다. 포르노를 중단하는 것은 친구나 파트너와 같은 자연스러운 보상을 위한 공간을 다시 열어 주는 것으로 보입니다. 나는 다음 장에서 이에 대해 더 탐구할 것입니다.

나는 포르노를 보기 전에 친구들이 아주 많았고, 몇 명의 여자 친구들이 있었고, 내가 세상의 꼭대기에 있는 것처럼 느꼈습니다. 나를 무너뜨릴 수 있는 건 아무것도 없었습니다. 나는 일어날 수 있는 모든 일에 대처할 수 있는 나만의 방법이 있는 것처럼 느꼈습니다. 그때 나는 새 컴퓨터를 샀습니다. …… 1-2년 후에 나는 실제로 깊은 사회적 불안에 빠져 있었고, 마약 남용을 겸하고 있었으며, 삶에 아무 흥미도 느끼지 못하는 나 자신을 발견했습니다.

나는 당신이 자가 진단하는, 통칭 사회생활이 어색한 펭귄[31]이 아니에요. 나는 정신과 의사에게 갔고 보통에서 심각한 정도의 사회적 불안으로 진단받아 약을 처방받았어요. 나는 낯선 사람이 근처에 있을 때 느끼는 아드레날린 분출, 수업이나 회의 중에 말을 하려고 할 때 느끼는 심장마비에 가까운 충격, 낯선 이들을 상대하지 않으려고 오랫동안 홀로 걷는 것, 다른 사람의 눈을 바라볼 때의 근거 없는 수치심, 낯선 이들 사이에 당신이 놓은 거대한 벽이 어떤 것인지 알아요. 땀, 떨림, 공황발작, 자기혐오, 자살 충동. 나도 이 모든 것을 겪었어요. 나는 현재 2년간 포르노를 중단하고자 시도하는 중이고, 이 기간은 내가 가장 오랫동안 절제한 기간입니다. 나는 더 이상 내가 앞에 묘사한 고통을 겪지 않아요. 아니, 나는 새로운 사람도 아니고, 어울리기 좋아하는 사람도 아닙니다. 나는 여전히 나이지만 우리가 사회공포증이라고 부르는 족쇄로부터 자유롭습니다. 나는 지난 2년간 내 삶의 25년 동안 했던 것보다 더 많은 관계를 만들었고, 더 많은 여성들에게 작업을 걸었으며, 더 많은 친구들을 만들었습니다. 나는 온몸으로 만족감과 편안함을 느껴요. 나 자신과 다른 사람들 사이에 놓여 있던 벽이 허물어졌습니다.

—

사회적인 상호작용. 50일 전에 나는 이것을 완전히 두려워했고, 또 이것을 할 수 있는 능력이 없었습니다. 지난주쯤 나는 포르노를 이용할 때는 상호작용하지 않았을 사람들과 믿을 수 없을 정도로 유연하고 쉽게 어울렸습니다. 나는 사람들의 눈을 쳐다보지 못하곤 했습니다. 어색한 대화를 하지 않으려고 내가 아는 사람들을 피해 군중들 속에 의도적으로 숨곤 했습니다. 나는 대화에 시

---

31. 펭귄이 가진 흑백의 모습으로 인해 수녀를 뜻하는 속어.

간과 노력을 투자할 수 없었습니다. 여성들, 심지어 내가 개인적으로 아는 여성들조차 나를 겁먹게 했습니다. 나는 하루 종일 평범한 사람처럼 상호작용할 수 있는 상상을 했습니다. …… 이 모든 것이 지금은 내 눈앞에서 가장 급격하게 변하고 있습니다. 나는 내 모습 그대로 자신감을 가지고 상호작용을 할 수 있습니다. 나는 눈을 떼지 않고 다른 사람의 눈을 바라볼 수 있습니다. 나는 냉담해져서 대화를 끝내는 것을 생각하지 않고 대화에 활발하게 참여합니다.

—

내가 만난 새로운 사람은 내가 가진 자신감을 좋아한다고 말해요. 그리고 내가 말을 잘한다고 생각하고, 몇 달 전에는 결코 들을 거라고 기대할 수 없었던 칭찬을 해 줬어요.

—

여성들과 나의 상호작용은 완전히 변했어요. 나는 내가 힘 혹은 뭔가를 더 가지고 있다고 무의식적으로 생각하고 있는 것 같아요. 이것은 설명하기 힘들어요. 여성들은 내 외모와 몸을 보고 나를 칭찬합니다. 나는 사람들의 바디랭귀지를 더 잘 읽을 수 있어요. 사람들은 나를 이전처럼 겁줄 수 없어요. 그들의 분노는 반사되고, 나는 평온한 상태를 유지합니다.

집중력 저하

재부팅을 한 사람들은 흔히 "집중력이 나아졌고, 머리가 더 이상 안개에 싸여 있지 않으며, 더 분명하게 생각하고, 기억력도 좋아졌다."고 보고합니다. 연구자들이 포르노나 성애물이 집중력 문제,[68] 작업 기억 간섭,[14] 수행능력 저하,[69, 70, 71] 학업능력 감소[72]와 연결되어 있다고 말하는 것은 놀라운 일이 아닙니다. 몇 개의 연구 그룹은 포르노 이용을 충동성 혹은 만족감을 지연시키는 능력의 부재[22, 28, 73]와 연관 지어 조사합니다. 이는 포르노를 이용하는 동안 삶의 목표를 달성하는 것이 어려울 수 있다는 것을 시사합니다. 이와 같은 결과들은 중독이 아닐지라도 보통 정도의 포르노 이용만으로도 인지 기능과 관련된 뇌 영역에서 회백질이 축소된다는 발견과 일치합니다.[10]

나는 포르노를 이용했을 때 뇌에 안개가 끼었거나 숙취 비슷한 느낌을 가졌어요. 이건 내가 집중하거나, 사람들에게 말하거나, 일상의 작업을 수행하는 것을 힘들게 만들었죠. 포르노 없이 7-10일이 지나자 이 느낌은 없어졌어요. 내 마음은 아주 깨끗해지고, 생각도 쉽게 통제되며, 전반적으로 훨씬 느긋해졌어요.

—

나는 34세이고 몇 주 전에 처음으로 애드랄[32]을 복용합니다. 포르노를 중단한 지 2개월 후, 나는 더 이상 이것이 필요하지 않게 되었습니다. 내가 경험한 몇 가지 유익은 정보를 잘 보유하고 훨씬 더 잘 기억할 수 있다는 것입니다. 나는 과거에 있었던 사건들을 훨씬 더 잘 기억합니다. 나는 화를 내지 않고 훨씬 더 집중할 수 있습니다. 나는 작업을 훨씬 더 빠르게 수행합니다.

—

다른 결과 : 글 쓰는 능력이 훨씬 나아졌습니다. 손으로 글씨를 쓰는 솜씨가 나아졌다는 말이 아니에요. 물론 이것도 훨씬 좋아졌죠. 내가 말하는 건 단어 선택, 문장 구조와 같은 것들이에요. 나는 이제 막 졸업했는데, 대학교 1학년 때는 작문이 정말 하기 싫었어요. 현재 포르노를 중단한 후에는 작문이 내 기

---

32. 각성제 중 하나로, ADHD나 기면증에 사용된다.

쁨이 되었어요. 쉽고 자유롭게 글을 씁니다. 기억력이 전반적으로 좋아졌기 때문에 내 마음대로 사용할 수 있는 단어들이 훨씬 더 많아졌어요.

—

나는 늘 기억력이 좋은 사람이었지만, 포르노를 중단하자 지붕을 뚫을 정도로 기억력이 더 좋아졌습니다. 나는 15명의 사람들이 있는 방에 들어가 5분 안에 그들의 전화번호를 다 외우고 구체적으로 기억해 낼 수 있습니다. 성적도 완벽합니다. 사회적 불안, 허튼 부정적인 생각은 쓰레기와 함께 밖에 버려졌습니다.

—

대학에 다니는 사람들에게 NoFap은 뇌에 기적을 가져와요. 전에 나는 교실에서 억지로 수업에 집중하려고 애를 많이 썼는데도 결국 '꿈나라로 가는 것'으로 끝나곤 했어요. 지금 나는 거의 아무 문제 없이 3시간 강의에 집중할 수 있어요.

우울증과 다른 고충들

현재 과학자들은 우울증을 에너지가 낮고 동기가 적은 상태라고 봅니다. 최근 연구는 역동적인 신경화학물질인 도파민이 우울증의 주요 요인임을 확인했습니다.[74] 실제로 손상되고 복원된 도파민 신호는, 회복 중인 포르노 이용자들이 보고하는 많은 증상들 그리고 개선의 배후에 있는 것 같습니다. 이에 대해서는 다음 장에서 더 자세히 다루겠습니다.

나는 우울함과 무가치하다는 느낌이 훨씬 덜하다는 것을 발견하곤 해요. 나는 이전보다 아침에 쉽게 일어날 수 있고, 자러 가기 전에 짜증나는 설거지를 할 마음이 이전보다 더 자주 일어나요.

—

나는 더 행복해요. 훨씬, 훨씬 더 행복해요. 나는 계절성 정서 장애로 괴로웠고, 몇 년 전에는 경미한 우울증 진단을 받았어요. 하지만 올해 가을과 겨울에는 기분이 아주 좋아요. 나는 이전보다 에너지가 더 많아요.

—

나는 유전적으로 우울증이 있는 남자로, 포르노에서 자유로워진 것은 내가 이제까지 복용한 어떤 약보다도 효과가 좋았습니다. 포르노 절제는 웰부트린과 졸로프트,[33] 또는 내가 이용했던 다른 약들보다 나를 더 초롱초롱하고 집중하게 만들어요. 그리고 더 행복하게 만드는 것 같아요.

—

살면서 오랫동안 겪은 불안, 우울증과 정신적인 문제들이 소멸되고 내면에서 포효하는 사자에게서 벗어난 것 같습니다. 나는 과거 2년 동안 렉사프로[34]를 복용했습니다. 그러나 이제 포르노 이용을 완전히 줄였습니다. 이 90일 동안 나는 직장에서 지금까지 가장 높은 급여와 보상을 받았고, 친구와 가족들과 더 가깝게 지냈으며, 이제까지 가능하다고 생각해 본 적이 없는 에너지와 넘치는 활력을 느낍니다. 새롭게 발견한 자제력 덕분에 내 은행 계좌에는 이전보다 돈도 더 많이 남아 있습니다. 내가 나 자신을 존중한다는 것을 다른 사람들이 직관적으로 아는 것 같습니다. 나는 내가 다른 사람들로부터 존중받고 있음을 느낍니다.

---

33. 항우울제의 일종.
34. 항우울제의 일종.

포르노 중단이 삶의 모든 문제들에 대한 해결책은 아닙니다. 하지만 많은 사람이 아는 것처럼 포르노를 중단하는 것은, 탈출할 수 없어 보이는 절망의 구덩이에 빠지면서 겪는 비밀스러움과 수치심으로 더 이상 고통 받지 않을 새로운 미래를 위해 씨를 뿌릴 수 있는 기초이자 일구어진 밭입니다. 그것은 희망과 힘이 넘치는 삶이죠. 그것은 끈적끈적한 휴지, 질투, 쓰라림, 자기혐오, 분노, 충족되지 않은 꿈이 아닙니다.

현재 약 12편의 연구에서 포르노 이용 혹은 병적인 포르노 이용이 우울증과 상호 관련이 있다고 봅니다. (선택된 인용들[11, 14, 75]) 이 연구들 혹은 다른 연구들에서도 정신증적 경향성, 편집증적 사고, 스트레스,[76] 신체화 증상들[77] 과 자기도취증[78]을 포르노 이용과 연관시키고 있습니다.

이 광범위하고 비공식인 실험에 비춰 볼 때, 포르노 특히 인터넷 포르노가 무해하다고 널리 퍼진 견해는 긴급한 사안으로 재검토되어야 합니다. 나는 과도한 포르노 이용으로부터 회복되었다고 설명한 수천 명의 사람들이 실수한 것이라고 생각하지 않습니다. 실제로 지금까지 발표된 연구는 압도적으로 그들의 경험을 확증합니다.

다음 장에서 살펴보겠지만, 그들이 묘사한 증상들이 실재이고, 온라인 포르노 이용이 그 증상들을 야기하며, 행동 변화가 중요한 유익을 가져올 수 있다는 것은 매우 타당한 의견입니다. 어찌되었든, 전술한 증상들로 인해 고통 받은 포르노 이용자들은, 실제로 증상들이 사라지는지 확인하기 위해 몇 개월 동안 인터넷 포르노를 중단하더라도 잃을 것이 거의 없습니다.

run amok는 말레이어 meng-amuk에서 유래된 말로,
과격하고 위험한 방법으로 조절되지 않는 행동을 하는 것을 지칭하는
정신 심리학적 용어이다.

2

미친 듯 날뛰고 싶어요

Wanting run amok

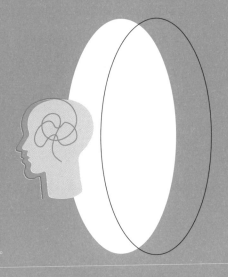

2

●

미친 듯 날뛰고 싶어요

_선택은 미묘한 형태의 질병이다.
Choice is a subtle form of disease.
돈 디릴로의 『달리는 개』에서_

쿨리지 효과(coolidge effect)에 대해 들어 본 적이 있습니까? 그것은 새로운 성적 대상이 어떻게 꾸준하게 특정 행동을 유발할 수 있는지 보여 주는 생생한 예입니다. 이 효과는 숫양에서 쥐에 이르는 다양한 포유류에서 나타나며, 다음과 같이 작동합니다. 우선 수컷을 받아들일 준비가 된 암컷 쥐가 있는 우리에 수컷 쥐를 넣습니다. 가장 먼저 당신은 광란의 짝짓기를 볼 수 있습니다. 그리고, 점차적으로 수컷 쥐는 그 특정 암컷 쥐에게 지치게 됩니다. 비록 암컷이 더 원한다고 해도 수컷은 이미 충분히 교미를 했기 때문입니다.

하지만 원래의 암컷 쥐를 새로운 암컷 쥐로 바꾸어 넣어 주면, 수컷은 즉시 되살아나서 새로운 암컷을 임신시키기 위해 씩씩하게 전력을 다합니다. 수컷은 완전히 녹초가 될 때까지 새로운 암컷을 가지고 이런 과정을 반복할 수 있습니다. 결국 번식은 유전자의 최우선 과제인 것입니다. 호주의 쥐를 닮은 수컷 안테키누스에게 이것을 시켜 보면, 수컷 안테키누스는 자신의 면역체계를 파괴하고 죽을 만큼 미친 듯이 맹렬한 짝짓기를 합니다.

분명히 인간의 짝짓기는 일반적으로 더 복잡합니다. 한 가지 예로 인간은 장기간 유대감을 가질 능력이 있는 3~5% 정도의 독특한 포유류에 속합니다. 하지만 성적 새로움, 즉 새로운 성적 대상이 이와 마찬가지로 우리를 매료시킬 수 있습니다.

쿨리지 효과는 미국 대통령 캘빈 쿨리지(Calvin Coolidge)에게서 그 이름이 유래되었습니다. 어느 날 그와 그의 아내는 농장을 둘러보고 있었습니다. 대통령이 다른 곳에 있을 동안, 그 농장의 농부는 쿨리지 부인에게 매일 하루 종일 암탉과 교미를 할 수 있는 수탉을 자랑스럽게 보여 주었습니다. 그러자 쿨리지 부인은 농부에게 그것을 남편인 쿨리지에게 말해 달라고 제안했고, 농부는 쿨리지 대통령에게 그 이야기를 했습니다. 대통령은 잠시 생각하더니 "같은 암탉과 그렇게 했소?"라고 물었고, 그 농부는 "아닙니다! 각하."라고 대답했습니다. 그러자 대통령은 "그걸 쿨리지 부인에게 말해 주시오."라고 응수했다는 것입니다.

멋진 새로운 파트너의 가치를 인정하는 것은 인터넷 포르노 이용을 부추깁니다. 가장 근본적인 수준에서 이 충동은 암컷이 확실하게 임신을 할 수 있도록 하는 진화의 한 방법입니다. 그렇다면 신체적인 측면에서 이 새로움의 유혹에 힘을 실어 주는 것은 무엇일까요?

뇌의 원시회로(primitive circuits)는 감정, 추진력, 충동, 그리고 무의식적인 의사결정을 지배합니다. 이 회로들은 오래전부터 많이 변화될 필요가 없을 정도로 매우 효율적으로 일하고 있습니다.[79] 섹스를 추구하는 욕구와 동기는 주로 도파민이라 불리는 신경화합물에서 비롯됩니다.[80] 도파민은 보상회로(reward circuitry)라고 알려진 뇌의 원시적인 부분의 중심부를 증폭시킵니다. 그곳이 당신이 갈망과 쾌락을 경험하고, 중독되는 곳입니다.

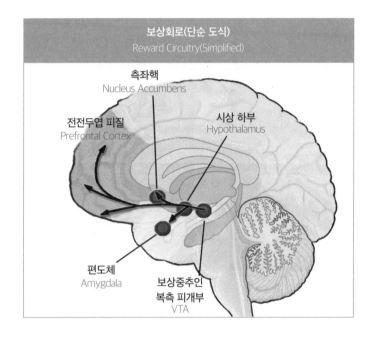

이 고대의 보상회로는 당신이 더 생존하고 유전자를 더 물려주는 일을 하도록 강요합니다. 인간의 보상목록의 맨 위에는 음식,[81] 섹스,[82] 사랑,[83] 우정과 새로움[84]이 있습니다. 이것들은 '자연보상(natural rewards)'이라고 불리며, 이 같은 보상회로를 장악할 수 있는 중독 물질과 대조됩니다.

도파민의 진화론적 목적은 당신이 유전자에게 도움이 되는 일을 하도록 동기를 부여하는 것입니다.[85] 도파민이 많이 분비될수록 당신은 무언가를 더 많이 원하고 심지어는 갈망하게 됩니다. 도파민이 나오지 않는다면 당신은 그것을 그냥 무시해 버립니다. 고칼로리 초콜릿 케이크와 아이스크림은 대박인데 셀러리는 "별로."가 되는 것입니다. 급격한 도파민 분비는 당신이 어떤 경험을 가치 있다고 판단하도록 결정하는 바로미터입니다. 도파민은 당신이 접근하거나 피해야 할 것, 그리고 어디에 주의를 기울여야 하는지 말해 줍니다. 게다가 도파민은 새롭고 더 강한 신경 결합을 통해 당신의 뇌가 새롭게 '재배선(rewire)'되는 것을 도와줌으로써, 무엇을 기억해야 할지 알려 줍니다.[86] 성적 자극과 오르가즘은 당신의 보상회로에 이용되는 도파민과 오피오이드[35]가 가장 큰 폭발에 이르도록 만듭니다.

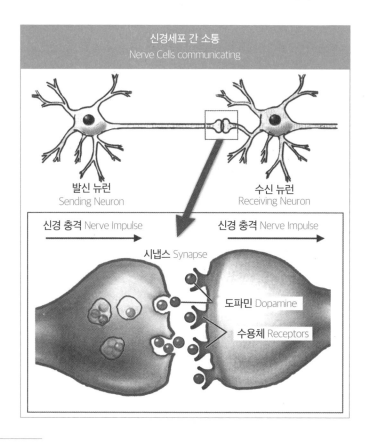

---

35. 신경계를 완화시키고 뇌에 통증 신호 전달을 억제시키는 역할을 하는 물질의 일종.

도파민이 때로는 '쾌락분자(pleasure molecule)'로 불리기는 하지만, 실제로 이것은 쾌락 그 자체가 아니라 쾌락을 찾고 추구하는 것에 관한 것입니다.[87] 그래서 도파민은 기대와 함께 증가합니다.[88] 도파민은 당신의 잠재적인 쾌락이나 장기적인 목표를 추구하는 동기이며, 추진력이 됩니다.[89] 도파민은 앞의 그림처럼, 전기신호를 자극하기 위한 수용체에 결합하면서 신경세포의 시냅스에 작용하게 됩니다.

최종보상 또는 쾌락의 감정으로서 우리가 경험하려는 것은 내분비적인 오피오이드의 방출과 관련 있습니다. 이 모르핀 같은 화학물질은 보상회로 내의 수용체에도 결합합니다. 쾌락의 절정은 엄청난 오피오이드 방출로 인한 것으로 보입니다. 덜 강렬한 오피오이드 경험의 예로는 무더운 날에 당신이 좋아하는 디저트를 음미하거나 차가운 물을 마실 때 느끼는 "아~흐!" 하는 기분을 들 수 있습니다. 반대로 도파민 방출은 당신이 오르가즘이나 작은 스푼으로 디저트를 떠먹는 것을 끝내고, 기쁨의 원천을 찾는 충동을 느끼게 합니다.

뇌에서 도파민과 오피오이드의 기능들이 그렇게 단순하게 분리되는 것은 아니지만, 도파민은 원하는 것(wanting)으로서, 오피오이드는 좋아하는 것(liking)으로서 생각할 수 있습니다.[90] 심리학자인 수잔 웨인생크(Susan Weinshenk)는[91] "도파민은 우리가 무언가를 원하고, 갈망하고, 찾고, 검색하도록 만든다. 그러나 도파민 체계가 오피오이드 체계보다 더 강력하다. 우리는 만족하는 것보다 더 많은 것을 추구한다. …… 무언가를 추구한다는 것은 만족스러운 상태로 멍하니 둘러앉아 있는 것보다 우리를 더 살아 있게 할 가능성이 높다."라고 설명했습니다.

만성적인 과잉자극과 궁극적인 중독 사이의 핵심적인 불균형 중 하나는 쾌락이나 좋아하는 감정은 줄어드는 반면, 욕구와 갈망은 증가한다는 것입니다. 중독자들은 '그것'을 더 원하지만, '그것'을 점차 덜 좋아하게 됩니다. 중독은 미쳐 날뛰기를 원하는 것으로 생각될 수 있습니다.[92]

새로운 것, 새로운 것, 더 새로운 것

도파민은 새로운 것을 향해 분비됩니다.[84] 새로운 차, 막 개봉된 영화, 최신 장비……. 우리 모두는 도파민을 쫓아갑니다. 그리고 그 스릴은 도파민이 급락하면서 사라집니다. 전술한 예에서 쥐의 보상회로는 현재의 암컷을 향해서는 도파민 분비가 점점 줄어들지만, 새로운 암컷을 향해서는 많은 양의 도파민을 생산하게 됩니다.

이 말이 익숙하게 들립니까? 호주의 연구원들은 같은 에로 영화를 반복적으로 상영했을 때 피험자들의 페니스와 대상자들의 주관적 보고들 모두 성적 흥분이 점진적으로 감소된다는 것을 발견했습니다.[93] '별거 없이 늘 똑같은 것'은 지루할 뿐입니다. 습관화는 도파민의 감소를 의미합니다. 이에로 영화를 18번 시청한 후 실험 대상자들이 꾸벅꾸벅 졸고 있을 때, 연구자들은 19~20번째에서 새로운 에로 영화를 보여 주었습니다. (다음의 그래프를 참고하십시오). 빙고! 피험자들과 그들의 페니스가 영화에 주의를 기울이기 시작했습니다. 여성들에게서도 비슷한 효과가 나타났습니다.[94] 남성들은 새로운 포르노 배우를 볼 때 더 많은 양의, 그리고 더 활동적인 정자를 더 빨리 사정했습니다.[95] 당신이 모니터를 향해 자위할 때 당신의 원시적인 뇌는 실제 사람을 임신시키고 있다고 인식하는 것 같습니다.

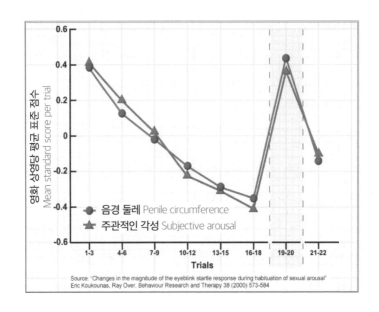

Source: "Changes in the magnitude of the eyeblink startle response during habituation of sexual arousal" Eric Koukounas, Ray Over. Behaviour Research and Therapy 38 (2000) 573-584

인터넷 포르노가 특히 유혹적인 이유는 마우스 클릭 한 번이면 새로움을 얻을 수 있기 때문입니다. 이것은 새로운 '짝'일 수도 있고 특이한 장면일 수도 있으며, 괴상한 성적 행위 또는 _____일 수도 있습니다. (당신이 빈칸을 채워 보십시오.) 인기 있는 포르노 튜브 사이트들은 매 페이지마다 수십 개의 다양한 영상과 장르를 제공합니다. 그것들은 우리를 고갈되지 않는 성적 '새로움'에 몰두하게 만듭니다.

여러 개의 열린 탭을 수 시간 동안 클릭하면, 수렵채집인 시대의 조상들이 평생 경험했던 것보다 더 많은 새로운 섹스 파트너들을 매 10분마다 '경험'할 수 있습니다. 물론 현실은 다릅니다. 스크린 앞에서 시간을 보내며 다른 곳에 존재하는 무언가를 찾는 것이 풍요의 원천처럼 생각되어지는 것입니다.

나는 항상 브라우저에서 여러 개의 윈도우를 열었고, 윈도우마다 탭이 아주 많았습니다. 나를 깨우는 가장 주된 것은 새로움이었습니다. 새 얼굴, 새로운 몸, 새로운 '선택'. 나는 전체 포르노 장면을 본 적이 거의 없고, 언제 영화 전체를 보았는지 기억할 수도 없습니다. 너무 지루합니다. 나는 항상 새로운 것을 원했습니다.

초정상 자극(supernormal stimulus)[36]

새로운 파트너로 인해 신경화학물질이 쇄도하는 것처럼 에로틱한 글, 사진, 비디오는 오래전부터 존재해 왔습니다. 그렇다면 오늘날의 포르노가 특별히 매력적인 것으로 여겨지는 이유는 무엇일까요? 그것은 단지 끊임없는 새로움 때문만은 아닙니다. 도파민은 다른 감정이나 자극에도 반응하는데, 이 모든 것은 종종 인터넷 포르노에서 두드러지게 나타납니다.

- 놀라움,[96] 충격 : 오늘날의 포르노 중에서 충격적이지 않은 것이 있습니까?
- 기대를 벗어남[97] : '이 장르는 내가 여태껏 본 것과는 다르다.'
- 불안[98] : 당신의 가치관이나 섹슈얼리티와 일치하지 않는 포르노
- 추구[99]와 탐색 : 일부 과학자들은 보상회로를 '추구회로(seeking circuit)'라고 부릅니다.

『플레이보이』 잡지나 소프트코어 비디오를 '충격적'이라거나 '불안을 유

---

36. 자연계에서의 실물에 의한 자극보다 인공적으로 주어진 보다 강력한 자극이 우선적으로 작용하여 본능 행동이 유발될 수 있는데, 이것을 지칭하는 용어이다. 실제적인 자극보다 더 과장되고 비정상적인 자극을 의미한다고 볼 수 있다.

발하는 것'이라고 부르는 사람이 있을까요? 이것들이 컴퓨터에 능숙한 13세 이상의 소년의 예상을 벗어나는 것들일까요? 두 가지 모두 구글 포르노의 여러 탭들과는 비교가 되지 않습니다. 불안, 수치, 충격, 놀라움과 같은 많은 감정 상태는 도파민을 증가시킬 뿐만 아니라 스트레스 호르몬과 노르에피네프린, 에피네프린, 코르티솔과 같은 신경전달물질을 증가시킵니다. 스트레스 신경화합물질들은 흥분을 증가시키고,[100] 이미 강력해진 도파민 효과를 더욱더 증폭시킵니다. 시간이 지남에 따라 포르노 이용자의 뇌는 불안감[101]이나 위험성을 성적 흥분의 감정[54]으로 오해할 수 있습니다. 이것이 왜 일부 포르노 이용자들이 더 극단적인 포르노를 찾게 되는지 설명해 줍니다. 그들은 오르가즘에 이르기 위해 더 많은 신경화합물질의 충격을 필요로 하는 것입니다.

사실 인터넷 포르노는 과학자들이 초정상 자극이라고 부르는 것과 매우 유사합니다.[102] 수년 전, 노벨상 수상자인 니콜라스 틴버겐(Nikolaas Tinbergen)은 새, 나비 그리고 다른 동물들이 가짜 알과 가짜 짝을 선호하도록 속을 수 있음을 발견했습니다. 예를 들어, 암컷 새들은 틴버겐이 놓은 이목을 끄는 크고 선명한 점이 있는 석고 알을 품기 위해 애를 썼지만, 정작 자신의 창백하고 얼룩덜룩한 알들은 버리고 돌보지 않았습니다. 수컷 보석 딱정벌레는 맥주병의 움푹 들어간 갈색 바닥과 교미하기 위해 쓸데없는 노력을 하느라 진짜 짝은 무시해 버렸습니다.[103] 딱정벌레에게 맥주병은 가장 섹시한 암컷처럼 보였던 것입니다.

다시 말해 짝짓기 게임에서 본능적인 반응은 동물을 완전히 유인하지 않는 '스위트 스팟(sweet spot)'에서 멈추는 반면, 이 타고난 프로그래밍은 비현실적이고 합성된 자극에 대한 열정적인 반응을 계속 유발합니다.

틴버겐은 이러한 속임수를 '정상을 넘어선 자극(supranormal stimuli)'이라고 이름을 붙였지만, 지금은 종종 정상적인 자극보다 강력한 '초정상 자극(supernormal stimuli)'이라고 불립니다. 초정상 자극은 우리가 특히 눈을 뗄 수 없을 정도로 매력적이라고 생각하는 특성(가령, 성적인 새로움)을 발견했을 때, 그 특성을 증폭시키는 정상적인 자극의 과장된 버전입니다. 비록 원숭이가 실제 짝보다 사진을 선택할 가능성은 낮지만, 수컷 원숭이들은 암컷 원숭이의 엉덩이 사진을 보기 위해 주스라는 보상을 포기하는 대가를 지불했습니다.[104] 아마도 오늘날의 포르노가 우리의 본능을 강탈하는 것은 놀라운 일이 아닐지도 모릅니다.

우리가 인공적인 초정상 자극을 최우선으로 삼는 것은 그것이 자연적인 자극보다 뇌의 보상회로에서 더 큰 도파민 폭발을 촉발했기 때문입니다. 포르노 이용자 대부분에게는 과거의 포르노 잡지들이 실제 파트너들과 경쟁을 할 수가 없었습니다. 『플레이보이』 잡지 중앙에 접혀 있는 큰 사진은 초기의 포르노 이용자들이 실제 파트너와의 관계에서 배웠을 특성, 예를 들면 눈맞춤, 터치, 향기, 유혹하고 춤추는 스릴, 전희, 섹스 등을 복제하지 않았습니다.

그러나 오늘날의 인터넷 포르노는 초정상 자극이 가미되어 있으며, 이용자들 대부분은 실제 인물과 성적인 관계에 대한 계획을 세우기도 전에 이미 포르노를 이용하고 있습니다. 첫째, 포르노는 한 번에 끝없는 새로운 성적 매력을 제공합니다. 연구에서는 보상에 대한 기대와 새로움이 서로를 증폭시켜 뇌의 흥분과 보상회로의 재구성을 증가시키는 것을 보여 줍니다.[105] 밤에 세 번째 자위를 하던 포르노 이용자는 약해지는 성적 각성과 도파민 감소를 촉진하기 위해 또 다른 새로운 포르노 장르로 전환할 수 있습니다.

둘째, 인터넷 포르노는 인공적으로 키운 가슴, 약물로 지속되는 거대한 페니스, 과장된 욕망의 신음 소리, 여성의 음부가 드러나게 다리를 들어 올린 채로 성관계 하기, 2~3명이 동시에 삽입하기, 집단 성교, 그리고 비현실적이지만 눈을 떼지 못하게 만드는 시나리오를 제공합니다.

셋째, 대부분의 사람들에게 정적인 사진은 가상현실 방송은 말할 것도 없고, 성관계가 나오는 오늘날의 고해상도 비디오와 비교할 수 없습니다.[13] 『플레이보이』 잡지에 실린 벌거벗은 토끼들처럼 보이는 여성의 사진은, 당신이 상상하기 나름이었습니다. 당신은 다음에 무슨 일이 일어날지 항상 알 수 있었고, 13세 이전, 인터넷이 없던 시절에는 그리 많지도 않았습니다. 이와 반대로 "나는 내가 지금 본 것을 믿을 수가 없어."라고 말하게끔 하는 수많은 동영상들은 당신의 기대를 끊임없이 뛰어넘고 있습니다.[97] 또한 기억할 것은, 인간이 다른 사람이 하는 것을 보면서 배우도록 진화했기 때문에 그런 비디오가 '방법'을 가르치는 가장 강력한 학습 도구가 된다는 것입니다.

틴버겐이 "내가 그렇다고 했잖아."라고 말했을 만한 공상과학소설의 기이함으로 오늘날의 포르노 이용자들은 종종 실제 파트너보다 디지털 성애물이 더 자극적이라고 생각합니다. 포르노 이용자들은 컴퓨터 앞에 웅크린 채 몇 시간씩 스크린을 응시하고 강박적으로 클릭하는 것을 원하지 않을 수도 있습니다. 오히려 그들은 친구들과 어울리고 잠재적 파트너들을 만나는 데 시간을 보내는 것을 선호할 수도 있습니다. 그러나 우리의 현실은 뇌의 반응 수준에서 이러한 욕구가 서로 경쟁하면서 고군분투하는데, 특히 사회적 상호작용의 불확실성과 좌절을 고려할 때 더욱 그렇습니다. 노아 처치(Noah Church)는 그의 회고록 『인터넷 포르노에 중독되었던 괴짜

(Wack : Addicted to Internet Porn)』에서 "내가 실제 섹스를 원하지 않았던 것은 아니다. 단지 포르노보다 섹스를 추구하는 것이 훨씬 더 힘들고 혼란스러웠을 뿐이다."라고 밝히고 있습니다. 그리고 이것은 수많은 자기 보고서에서 그 공감대를 발견할 수 있습니다.

나는 데이트 기회가 거의 없는 독신 시절을 겪으며, 포르노를 보면서 자주 자위를 하기 시작했습니다. 나는 내가 얼마나 빨리 빨려 들어가는지 놀랐습니다. 나는 포르노 사이트를 검색하느라 며칠 동안 일을 하지 않기 시작했어요. 여자와 침대에 누워 발기하기 위해 포르노 이미지를 떠올리려고 맹렬하게 노력하는 나 자신을 발견하기 전까지, 내게 무슨 일이 일어나고 있는지 완전히 인식하지 못했습니다. 그런 일이 나에게 일어날 수 있다고 상상조차 하지 못했습니다. 다행히 나는 포르노에 노출되기 전에 건강한 섹스에 대한 토대를 오랫동안 가지고 있었고, 무슨 일이 일어나고 있는지 알아챘습니다. 그리고 포르노를 중단한 후 다시 섹스를 하기 시작했습니다. 그것도 자주요. 그리고 얼마 되지 않아 아내를 만났어요.

요즘은 초정상 자극의 끝이 보이지 않습니다. 온라인 포르노의 미래에는 포르노로 작동하는 로봇[106]이나 섹스 토이들[107]과의 경쟁, 다른 컴퓨터 이용자와의 만남[108], 가상현실이 등장할 수 있습니다. 이것의 효과를 연구하는 과학자들은 이렇게 이야기합니다.[109]

우리는 대부분의 사람들에게 가상현실 포르노 경험이 가진 잠재력이 명백하게 '완벽한' 성적 경험의 문을 열어 준다는 것을 발견했다. 이 시나리오는 현실 세계에서는 아무도 따라갈 수 없는 시나리오다. 다른 사람들에게 이것은 종종 매우 노골적이고 폭력적인 이미지로 경계를 허무는 것을 의미했고, 우리는 포르노를 조사한 최신 연구를 통해 이러한 콘텐츠에 노출되는 것이 시간이 지남에 따라 중독되거나 더 극단적이 될 가능성이 있다는 것을 알게 되었다.

간단히 말해 다음의 경우에 위험이 도사리고 있다는 것입니다.

· 포르노가 특별히 '가치 있는 것', 즉 인간은 억누를 수 없는 것을 찾도록 진화했다는 것의 과장된 버전으로 인식될 때
· 자연에서 찾을 수 없는, 끝없이 공급되는 것들을 편리하게 이용 가능할 때
· 매우 풍부한 새로움, 즉 다양함이 있을 때
· 그리고 만성적으로 그것을 과소비할 때

값싸고 풍부한 정크 푸드가 이 모델에 부합하며, 이것들은 보편적으로 초정상 자극으로 인식되고 있습니다. 당신은 32온스짜리 청량음료와 짭짤한 먹을거리 한 봉지를 별생각 없이 먹어 치울 수도 있습니다. 그러나 같은 칼로리를 얻기 위해 말린 사슴고기와 데친 야채들을 소비하려고 노력해 보시기 바랍니다.

포르노 이용자들은 비정상적으로 긴 시간 동안 높은 도파민 수치를 유지하려고 자위를 마무리하기에 적절한 영상을 찾아 포르노 갤러리를 서핑하느라 일상적으로 몇 시간을 소비합니다. 수렵채집인들이 동굴 벽에 그려져 있는 똑같은 막대기 그림을 보면서 수 시간 동안 자위하며 시간을 보내

는 모습을 상상해 보십시오. 물론 이런 일은 일어나지 않겠지만요.

포르노 이용자들은 실시간 재생 튜브 사이트에서 마우스를 클릭하거나 손가락으로 화면을 넘기는 행동으로 도파민을 제어하고, 성적 흥분을 통제할 수 있습니다. 도파민이 떨어지기 시작하자마자 새로운 동영상이나 탐색되지 않았던 포르노 장르를 클릭해서 도파민 수준을 다시 끌어올릴 수도 있습니다. 이것은 이전의 포르노로는 할 수 없었습니다. 잡지도, 비디오테이프도, 심지어 튜브 사이트 이전의 인터넷으로도 할 수 없었던 일입니다.

포르노는 초정상 자극을 넘어서는 독특한 위험성을 내포하고 있습니다. 첫째, 그것은 접근하기가 쉽고 24시간, 7일 내내, 공짜로, 그리고 은밀하게 이용할 수 있습니다. 둘째, 이용자들 대부분은 사춘기에 포르노를 보기 시작합니다. 그들의 뇌는 도파민 민감성, 가소성, 중독에 대한 취약성, 의도치 않은 성적 취향의 재배열이 일어날 수 있는 가장 최고조의 시기에 있습니다.

마지막으로, 음식 섭취에는 한계가 있습니다. 제한된 위의 용량과 더 이상 한 입도 먹을 수 없을 때 시작되는 자연스런 혐오감이 그런 것입니다. 이와 반대로 인터넷 포르노 소비에는 수면이나 배설을 위해 잠시 쉬는 것 외에는 신체적인 제한이 없습니다. 포르노 이용자는 포만감이나 혐오감의 감정을 유발하지 않은 상태로, 몇 시간 동안 절정에 이르지 않고도 자위를 할 수 있습니다.

폭식하듯 포르노를 과다 이용하는 것은 쾌락에 대한 약속같이 느껴지지만, 도파민의 메시지는 '만족'이 아니라는 것을 상기해야만 합니다. 그것은 그저 "계속해. 만족이 거~~~ 의 코앞으로 다가왔어."라는 것입니다.

나는 오르가즘 가까이까지 나 자신을 흥분시킨 후, 멈추고 다시 포르노를 계속 봤어요. 그리고 중간 수준에 머물면서 항상 사정까지의 절정은 피했어요. 나는 오르가즘을 느끼기보다 포르노를 보는 것 자체에 더 관심이 있었어요. 포르노는 결국 내가 지쳐서 항복하여 절정에 이를 때까지 나를 집중하게 했어요.

신경학적 메커니즘[37]을 공유하는 성적 흥분과 중독성 약물

흥미롭게도 쥐에 대한 연구에 따르면, 메스암피타민[38]과 코카인은 성적 조건화를 위해 진화한 동일한 보상중추 신경세포를 가로챕니다.[110] 또한 동일한 연구자들 중 일부는 사정을 동반하는 성관계가 보상회로를 통해 도파민을 분비하는 세포를 최소한 일주일 동안 감소시킨다는 것을 발견했습니다. 이 같은 도파민 생성 신경세포의 감소는 헤로인 중독에서도 일어났습니다.[111]

간단히 말해 필로폰이나 헤로인 같은 중독성 약물은 성관계를 위해 진화된 정밀한 메커니즘을 가로채기 때문에 강력합니다. 다른 쾌감들 또한 보상중추를 활성화시키지만, 그것들과 연관된 신경세포들은 섹스와 완전히 겹쳐지지는 않습니다. 따라서 섹스와 관련 없는 자연보상은 느낌도 다르고 덜 강제적입니다.

성적 흥분과 오르가즘은 다른 어떤 자연보상보다 높은 수준의 도파민과 오피오이드를 유도합니다. 쥐에 관한 연구에 따르면, 성적 흥분에 의한

---

37. 호르몬과 여러 가지 신경전달물질, 그리고 약물에 의해 신경세포들의 활동이 이루어지는 기능적 과정을 말한다.
38. 흔히 필로폰, 히로뽕으로 불리는 마약을 가리킨다.

도파민 수준은 모르핀이나 니코틴 투여에 의해 유도된 도파민 수준과 같습니다.

우리의 의식적 자각 아래에는 또 다른 특징이 있습니다. 섹스[112]와 약물 이용[113] 모두 중독과 관련된 유전자를 활성화시키는 단백질인 델타포스비(DeltaFosB)의 축적을 초래한다는 것입니다. 그것을 생성하는 분자생물학적 변화는 성적 조건화와 만성적인 약물 중독에 있어서도 거의 유사합니다.[112] 섹스든 약물 과용이든 델타포스비의 높은 수치는 '그것'이 무엇이든 간에 '그것'을 갈망하도록 뇌 회로를 재배선시켜 버립니다. 그래서 약물 중독은 우리가 성행위를 원하도록 진화된 동일한 학습 기전을 가져다 쓰는 것입니다.

여기에서 설명하기에는 너무 복잡하지만, 오르가즘에서는 다른 어떤 자연보상에서도 일어나지 않는 다발적이며 순간적인 신경학적, 호르몬적 변화가 일어납니다.[114] 이런 것에는 뇌의 안드로겐 수용체의 감소, 에스트로겐 수용체의 증가, 시상하부 엔케팔린[39]의 증가, 프로락틴[40]의 증가가 해당됩니다. 그것은 또한 우리의 뇌가 오르가즘과 감자칩을 씹으면서 느끼는 즐거움을 구분하도록 도와줍니다. 도파민은 욕망, 쾌락, 오르가즘, 성교 후 부드러움이나 슬픔의 경험을 뒷받침하는 복합적 체계의 한 요소일 뿐입니다.

따라서 학계의 성 과학자들이 실제로 논평하고 있는 다음과 같은 익숙한 화두는 별 의미가 없습니다. "글쎄, 많은 활동들이 도파민 수치를 증가

---

39. 포유동물을 비롯한 척추동물에서 발견되는 신경전달물질 또는 신경조절물질로, 엔돌핀과 함께 자연적인 진통작용, 희열감, 행복감 등을 일으키는 것으로 알려져 있다.
40. 뇌하수체에서 생성되는 호르몬으로, 황체자극호르몬 또는 젖분비자극호르몬이라고도 한다. 다른 호르몬과 함께 젖샘에서 젖이 분비되도록 촉진하며, 여성 호르몬인 프로게스테론을 분비하는 황체를 유지시킨다.

시킬 수 있으니까 인터넷 포르노가 일몰을 보거나 골프를 치는 것보다 더 중독성이 없지 않을까?" 뿐만 아니라 포르노 중독이 실재한다는 것을 반대하는 유명한 심리학자들은, 하드코어 포르노를 보는 것과 귀여운 강아지 사진을 보는 것은 신경학적으로 차이가 없다고 주장합니다. 이들의 근거 없는 주장은 모든 자연보상이 생물학적으로나 심리학적으로 동일하게 무해하다는 잘못된 믿음으로 대중을 속이는 것입니다.

덧붙여, 일몰을 보는 것이 포르노를 보는 것과 다르지 않다는 주장은 실제로 2000년 뇌스캔 연구에서 테스트되었고, 그것이 틀렸다는 것이 폭로되었습니다.[115] 코카인 중독자들과 건강한 사람들로 구성된 대조군은 1) 노골적인 성적 콘텐츠 2) 야외의 자연 풍경 3) 크랙 코카인을 피우는 사람들의 동영상을 시청했습니다. 그 결과 코카인 중독자에게서 포르노를 시청할 때 뇌가 활성화되는 패턴이 크랙 파이프를 볼 때 뇌가 활성화되는 패턴과 거의 동일한 양상이 나타났습니다. 그러나 자연 풍경을 봤을 때 모든 피험자의 뇌 활성화 패턴은 포르노를 볼 때의 패턴과 완전히 달랐습니다. 또한 모든 피험자들은 포르노를 볼 때 동일한 뇌 활성화 패턴을 보였습니다. 중요한 점은 중독성 약물이 실제 성관계 없이도 '섹스' 뉴런을 활성화시키고, 그것에 열광하도록 만든다는 것입니다. 인터넷 포르노도 마찬가지입니다. 골프를 치거나 일몰을 보는 것은 이렇게 할 수 없습니다.

오르가즘은 우리의 가장 강력한 자연적인 강화 요소이고, 유전자의 재생산이 가장 중요한 일이기 때문에 스트리밍 포르노 비디오를 보며 자위하는 것과는 신경학적으로 동등할 수 없습니다. 내가 이렇게 말하는 이유는, 포르노 이용이 문제를 가져오거나 심지어 중독을 일으킬 수 있다는 것에 동의하는 사람들조차 때때로 포르노를 중독성 약물이나 비디오 게임에 잘못 비교하기 때문입니다. 분명히 행위중독과 약물중독은 어느 정도 공통된 뇌의 변화를 나타냅니다. 그러나 그런 비유는 중요한 문제를 무시하는 것입니다. 성관계와 연관된 우리의 뇌 회로는 청소년기에 특히 더 손상되기 쉽습니다. 그리고 어느 정도는 일생 동안 취약합니다.

10대들은 전문적인 암살자가 되는 법을 배우기 위해 비디오 게임을 하는 것이 아닙니다. 그러나 오늘날의 10대들은 뇌가 성적인 모든 것을 학습하고 기억할 준비가 된 시기에 실제 사람이 실제로 성관계를 하는 것을 봅니다. 알코올, 코카인, 그리고 1인칭 슈팅 게임은 모두 보상중추의 도파민 수치를 중독과 관련된 뇌 변화에 필요한 수준까지 증가시킬 수 있습니다. 그러나 이것은 인터넷 포르노와는 달리 섹스와 재생산에 관련된 광범위한 뇌 회로를 조작하거나 성적 취향을 바꿀 수 있는 힘은 가지고 있지 않습니다.

정상적인 만족을 무시합니다

'폭식 메커니즘(binge mechanism)'은 포만 메커니즘(satiation mechanism), 즉 "나는 충분해. 나는 그만 됐어."라는 반응을 무시함으로써, 생존이 더 연장될 수 있는 상황에서는 진화론적으로 장점이 됩니다.[116] 과도한 음식 섭취나 섹스는 당신이 진화론적 대박을 터뜨렸다는 신호를 뇌에 보내고,[117] 더 많이 그것을 시도할 수 있는 강력한 신경화학적 동기를 부여합니다. 늑대를 생각해 보십시오. 그들은 한 번 사냥할 때 20파운드를 집어삼켜야 합니다. 또는 짝짓기 시즌[118]에는 암컷을 임신시킬 수 있는 하렘[41]이 있습니

---

41. 이슬람 국가에서 여성들이 모여 있는 방.

다. 이런 기회는 드물고 빨리 지나가기 때문에 그 기회를 붙잡아야 합니다.

그러나 오늘날의 인터넷은 끊임없이 '짝짓기 기회'를 제공합니다. 뇌의 원초적인 부분에서는 그것들이 매우 자극적이기 때문에 그것을 가치 있는 것으로 인식하게 됩니다. 여느 착한 포유동물이 그렇듯, 포르노 시청자들은 그들의 유전자를 더 멀리, 더 넓게 퍼뜨리려고 시도합니다. 하지만 포르노 시청자의 짝짓기 시즌은 끝이 없습니다. 그는 무슨 수를 써서라도 도파민을 끌어올림으로써 무한정 버틸 수 있습니다.

클릭, 클릭, 에지, 클릭, 에지, 클릭, 클릭.[42] 포르노를 보며 자위하는 기간은 수 시간 또는 하루 종일 지속될 수 있으며, 때로는 시청자의 진화된 폭식 메커니즘을 혹사시키기도 합니다. 진화는 이런 종류의 끊임없는 자극에 대해서는 우리의 뇌를 준비시키지 못했습니다. 우리의 뇌가 감당할 수 있을 만큼 진화하지 못한, 매우 흥분되는 자극에 제한 없이 접근할 수 있을 때, 과연 뇌가 할 수 있는 일은 무엇일까요? 어떤 뇌는 적응하겠지만 좋은 방향은 아닐 것입니다. 처음에는 포르노를 보며 오르가즘을 느끼기 위해 자위를 하면 성적 긴장이 해소되고 만족스러운 것으로 인식됩니다. 그러나 만일 당신이 장기적으로 스스로를 과도하게 자극하게 되면, 당신의 뇌는 당신에게 불리하게 작용하기 시작할 수 있습니다.

민감화로 시작되는 성적 조건화와 중독

당신은 이미 성적 흥분과 중독성 약물(필로폰과 코카인)이 동일한 그룹의

---

42. 성적 흥분을 계속 유지하기 위해서 계속 마우스를 클릭하고, 사정 또는 오르가즘 직전에 멈추고 다시 흥분을 위해 마우스를 클릭하는 행동을 묘사한 것이다.

보상체계 신경세포들을 자극하고, 이용자가 그것을 더 많이 원하도록 만드는 유사한 메커니즘을 자극한다는 것을 배웠습니다. 그러므로 성적 조건화("이것이 나를 흥분시키는 것이다.")와 중독성 약물을 갈망하는 것이 동일한 뇌 변화, 즉 민감화(sensitisation)를 수반한다는 것은 놀라운 일이 아닙니다.

도파민의 급상승은 민감화를 일으키는 신경화학적 사건을 활성화시키지만,[119] 민감화를 일으키는 실질적인 분자 스위치는 델타포스비 단백질입니다.[112] 도파민 분비는 델타포스비 생산을 촉진합니다. 그리고 델타포스비는 우리가 장기적으로 자연보상들[120](섹스,[112] 당분,[120] 고지방,[121] 유산소 운동[122])이나 약물 남용에 빠져 있을 때 분비되는 도파민 양에 비례하여 보상회로에 서서히 축적됩니다.

과학자들은 델타포스비를 '전사 인자(transcription factor)'라고 부릅니다. 그것은 보상회로를 물리적으로, 또 화학적으로 변화시키는 매우 특정한 유전자 세트의 스위치를 켭니다.[113] 도파민은 건설 현장에서 명령을 하는 주임이고, 델타포스비는 시멘트를 붓는 일꾼이라고 생각해 보십시오. 도파민은 "이 활동은 정말 중요해. 그리고 당신은 그 일을 계속해야만 해."라고 계속 소리칩니다. 델타포스비의 역할은 당신이 그 일을 기억하고 반복하도록 확신시키는 것입니다.

이것은 당신이 폭식하고 있는 것이 무엇이든 간에 당신의 뇌가 그것을 더 원하도록 신경세포를 재배선함으로써 이것을 가능하게 합니다. 욕망과 갈망이 행동으로 이어지고, 행동이 도파민의 더 많은 분비를 촉진하고, 도파민이 델타포스비를 축적하도록 하는 악순환이 뒤따를 수 있습니다. 그리고 행동을 반복하려는 충동은 각 연결점에서 점점 더 강해집니다.

민감화는 '함께 흥분하는 신경세포들은 함께 배선된다.'는 신경학적 원리에 기초합니다. 간단히 말해 뇌는 보상회로 내에서 성적 흥분을 위한 신경세포들과 그 흥분과 관련된 사건의 기억들(시각, 소리, 감각, 후각 그리고 감정)을 저장하는 신경세포를 서로 연결합니다. 그리고 반복되는 활동들이 세포의 연결을 더욱 강화시킵니다.

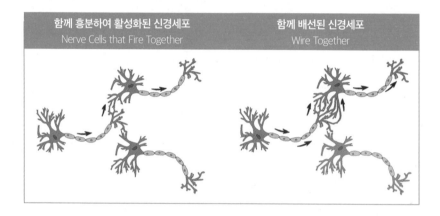

함께 흥분하여 활성화된 신경세포
Nerve Cells that Fire Together

함께 배선된 신경세포
Wire Together

　중독 전문가들은 신경 연결부에 저장되는 연관성을 신호(cue) 또는 촉발요소(trigger)라고 부릅니다. 이러한 경로를 활성화시키는 것이 무엇이든 간에, 그것은 보상회로에서 도파민을 증가시킴으로써 우리의 관심을 끌게 됩니다. 진화 과정에서 이러한 신호에 반응하는 능력은 우리의 조상들이 귀중한 기회를 놓치지 않도록 도와줌으로써 그들에게 유리하게 작용했습니다.

　알코올 중독자에게 있어 신호는 술집을 지나가거나, 맥주 냄새를 맡는 것입니다. 헤로인 중독자에게는 주사기가, 포르노 이용자에게는 스마트폰이나 포르노 사이트의 이름을 보는 것이 신호가 될 수 있습니다. 이 신호가 활성화되면 민감해진 신경회로가 전기 활동의 급증으로 보상회로를 폭발시켜서, 무시하기 어려운 갈망을 유발하게 됩니다.

이 모든 것은 무의식적으로 일어납니다. 당신이 아는 전부는 당신에게 즉시 포르노를 보고 싶다는 압도적인 '욕구'가 생긴다는 것뿐입니다. 이것은 삶과 죽음의 문제처럼 느껴질 수 있으므로 모든 결심들이 날아가 버릴 수 있습니다. 약물중독자의 경우 신호로 유도된 도파민 급증은 실제로 약물을 복용했을 때 생기는 급증만큼 높을 수 있으며,[123] 이는 일부 포르노 이용자들에게도 마찬가지일 것입니다.

나는 요 전날 포르노 사진을 힐끗 봤는데, 마치 뜨거운 섬광처럼 내 머릿속에서 윙윙거리는 소리가 났어요. 다행히도 그것은 내가 빨리 빠져나갈 수 있을 정도로 나를 놀라게 했죠.

델타포스비로 인해 시작된 뇌의 변화는 우리로 하여금 무엇인가를 과소비하게 만들거나, 인터넷 포르노의 경우 우리의 뇌가 포르노를 '수정 축제 (fertilization fest)'[43]로 인식하도록 만드는 경향이 있습니다. 그러나 이 신경 화학적 연쇄 반응은 분명히 중독자로 만들려고 진화된 것은 아닙니다. 그것은 동물들에게 "가질 수 있을 때 가져라."라고 촉구하도록 진화한 것입니다.

요점은 도파민의 상승이 델타포스비 축적으로 이어지는 메커니즘이 성적 조건화와 중독을 모두 시작하게 만든다는 것입니다. (중독에 대해서는 뒤에서 더 이야기하겠습니다.) 각각은 쾌락에 대해 조건화된 초기억력(super-

---

43. 실제 성관계로 임신을 시킬 수 있는 상황이 아님에도 불구하고, 포르노 영상 속의 다양한 대상을 볼 때 임신을 시키는 기회로 뇌가 착각할 수 있다는 뜻이다.

memory),[44] 즉 민감화로 시작하고, 이후에는 "다시 그것을 해 봐!"라는 강력한 충동을 유발합니다.

중독자가 사용을 중단하면 델타포스비는 서서히 줄어들고 마지막 폭식 후 약 두 달 정도 후에 정상 수준으로 돌아옵니다. 그러나 민감화된 경로는 여전히 남아 있으며, 아마도 평생 남아 있게 될 것입니다. 기억하십시오. 델타포스비의 목적은 뇌를 재배선하여 당신이 과소비했던 것이 무엇이든지 간에 그것으로부터 더 큰 폭발을 경험하게 하려는 것입니다. 이런 기억이나 깊이 뿌리박힌 학습효과는 사건이 시작된 오랜 후에도 남아 있을 것입니다.

이 단일 신경생물학적인 발견은 포르노 중독이 존재하지 않는다는 주장을 분해시켜 버립니다. 즉, 뇌의 보상중추에 축적되는 델타포스비는 이제 행동이나 약물중독 모두에 대한 지속적인 분자 스위치로 간주됩니다.

뇌의 반격 : 양날의 검

늘어난 갈망이 이용자에게 포르노 폭식을 강요하기 때문에 보상회로를 지나치게 자극하게 되면 뇌에 국지적인 반항이 일어납니다. 델타포스비가 폭식의 가속 페달이라면, CREB분자[45]는 브레이크 역할을 합니다. CREB는 우리의 쾌락 반응을 약화시킵니다.[124] 그것은 도파민을 억제합니다. CREB는 당신이 쉬도록 하기 위해 폭식의 즐거움을 없애려고 노력합니다.

참 이상하게도 높은 수준의 도파민은 CREB와 델타포스비의 분비를 모

---

44. 보고 듣고 느낀 것을 녹화를 하거나 사진을 찍듯이 기억할 수 있는 능력.
45. CAMP response element-binding protein을 가리키는 것으로, 뇌의 보상회로에서 도파민의 방출을 억제하여 흥분을 통제하는 역할을 하는 신경전달물질.

두 자극합니다. 우리 몸은 우리를 살아 있게 하고 잘 기능하도록 수많은 피드백 메커니즘을 가지고 있습니다. 이것은 또한 포유류가 음식이나 섹스 폭식에 있어 브레이크 시스템으로 진화하는 완벽한 의미가 있습니다. 우리는 이동을 하고, 아이들을 돌보거나, 사냥을 하고, 채집할 때가 있습니다. 그러나 CREB와 델타포스비의 균형 작용에서의 결함은, 그 균형 작용이 인간이 위스키, 코카인, 아이스크림 또는 포르노 사이트 같은 강력한 강화제에 노출되기 오래전부터 진화되어 왔습니다. 이것들 모두는 CREB가 가진 브레이크 기능을 포함해 진화된 포만 메커니즘을 무시할 수 있는 잠재력을 가지고 있습니다.

간단히 말해 CREB는 초정상 자극과 요즘 널리 이용 가능한 처방약 및 불법 약물들의 시대에서는 제 역할을 할 기회가 많지 않습니다. 빅맥과 감자튀김, 밀크쉐이크로 저녁을 먹은 후에 마운틴듀를 계속 마시며 콜 오브 듀티[46] 게임을 3시간 동안 즐기고 두 시간 동안 마리화나를 피우면서 포르노 사이트를 서핑할 때, 과연 CREB는 무엇을 할 수 있을까요? 19세의 수렵 채집인은 그의 도파민을 자극하기 위해 어떤 종류의 유혹을 할 수 있을까요? 아마도 잘 익힌 토끼 고기를 한 그릇 더 먹는다든지, 태어날 때부터 알고 지냈던 소녀 네 명이 가죽을 부드럽게 무두질하는 것을 보는 것일 것입니다.

CREB에 의해 유도된 둔화된 쾌락반응을 종종 둔감화(desensitization)라고 부릅니다. 이것은 내성으로 이어지는데, 그것은 '동일한 효과를 얻기 위하여 더 높은 양이 요구되어지는 상태'를 말합니다. 내성은 중독의 가장 중

---

46. 1인용 및 3인용 슈팅 컴퓨터/비디오 게임 미디어 프랜차이즈 시리즈.

요한 특징이지만, 완전히 중독되었을 때 일어나는 모든 뇌의 변화 없이도 생길 수 있습니다. 약물중독자는 더 많은 양의 약물을 복용함으로써 CREB 의 효과를 극복하려고 합니다. 그리고 도박중독자는 더 큰 베팅을 하게 됩니다.

오늘날의 인터넷 포르노 이용자들은 그들이 더 많은 비디오, 가상현실 포르노, cam-2-cam, 또는 그들의 뇌가 필사적으로 찾고 있는 효과를 얻기 위해 페티시를 이용하는 것이 필요하다고 느낄지도 모릅니다. 그들은 자주 새로운 장르, 즉 대개 더 극단적이거나 심지어 충격적인 것으로 내성을 극복하려고 노력합니다. 우리가 보았듯이, 더 강력한 자극은 도파민과 흥분을 상승시킬 수 있습니다.

그러나 CREB의 효과는 이용자가 선택한 약물에만 국한되지 않습니다. 포르노 시청자의 기분을 좋게 하던 다른 것들, 말하자면, 사교, 영화 감상, 좋아하는 게임도 CREB의 쾌락을 둔화시키는 효과 때문에 흥미가 없어집니다. 둔감화는 우리를 지루하게 만들고, 만족을 감소시키며, 종종 도파민을 증가시키기 위해 무엇인가를 찾게 만듭니다. 이것이 포르노 애호가를 곧장 포르노로 다시 이끌리게 만드는 것입니다.

이렇게 자연은 잔인한 장난을 합니다. 도파민과 내인성 오피오이드를 억제하여 '과도한 탐닉자들'을 쉬게 하려는 CREB의 시도는, 만성 포르노 이용자들에게 불리하게 작용합니다. 그의 쾌락 반응을 둔하게 하는 것은 그가 더 극단적인 포르노물을 찾도록 유도합니다. 그래서 도파민 수치를 회복시킬 무엇인가를 찾기 위해 종종 이 영상에서 저 영상으로 옮겨 다니며 자극을 마구 쓸어 담도록 만듭니다. 간단히 말해 CREB는 내성이 생기게 하고, 강박적인 포르노 이용과 단계적인 확장이라는 결과를 초래하는 것입니다.

당신은 장기간의 과잉자극이 겉보기에 상반되는 두 가지 효과를 어떻게 유도할 수 있는지 이상하게 생각할 수 있습니다. 첫째, 만성적인 과잉자극은 도파민의 활성을 증가시킵니다(델타포스비를 통한 민감화). 둘째, 만성적인 과잉자극은 도파민의 활성을 감소시킵니다(CREB를 통한 둔감화[124]). 정답은 대부분 타이밍에 대한 것입니다. 하지만 그것은 또한 원하는 것과 좋아하는 것 사이의 신경학적 차이에 관한 것이기도 합니다.[90]

민감화는 포르노나 약물 이용과 연관된 신호 및 촉발 요소에 대한 반응으로, 도파민의 급증을 초래합니다. 도파민 증가는 약물을 복용하거나 포르노를 보며 자위를 하기 전에 이미 일어나는데, 그것을 이용하고자 하는 갈망으로서 경험됩니다. 그러나 동일한 만성적 자극에 노출되면, 도파민과 오피오이드가 더 적게 방출됩니다(둔감화). 이 쾌락의 감소는 약물을 복용하거나 포르노를 보며 자위하는 동안 발생합니다. 이 작용은 즐거움이 부족한 것으로 경험되어 갈망을 더욱더 증가시킵니다.

따라서 한때 우리의 동물적 조상에게 유용했던 두 가지 메커니즘은 포르노 튜브 사이트의 시대와 만능 정크 푸드의 시대에는 원치 않는 결과를 초래합니다. 민감화는 더 큰 욕구와 더 강한 갈망을 초래하는 반면, 둔감화는 모든 즐거움을 감소시키거나 덜 좋아하도록 유도합니다.[90] 이러한 불균형은 강박적인 이용을 초래하는 양날의 검으로 작용합니다. 무언가를 이용하고자 하는 압도적인 갈망(민감화)이 일상적인 활동과 문제 행동 모두에서의 낮은 성취도(둔감화)와 연결되어 있는 것입니다. 뇌 스캔 연구에서는 포르노 중독자들이 갈망하는 단계에서 더 큰 뇌 보상체계를 활성화하지만, 실제로는 포르노 비중독자들이 포르노를 좋아하지 않는 것만큼 그들도 포

르노를 좋아하지 않는다는 것을 확인시켜 주고 있습니다.[11, 58]

성적 조건화와 청소년기

만성적인 포르노 이용의 결과 중 하나는 예상할 수 없는 성적 조건화인데, 이것은 『플레이보이』를 사용했던 베이비 붐 세대에서는 일어나지 않았던 것이었습니다. 밀레니엄 세대는 성적 흥분을 스크린, 끊임없는 성적인 새로움, 관음증, 또는 기이한 행동으로 쉽게 연결할 수 있습니다. 최악의 경우, 그는 발기를 하거나 흥분을 지속하기 위해 포르노 콘텐츠와 클릭 한 번으로 전달되는 것 모두를 필요로 합니다.

> 내가 포르노를 중단하기 전에는 오르가즘에 이르는 데 큰 어려움을 겪었습니다. 나는 실제로 눈을 감고 절정에 이르도록 계속 포르노를 상상해야 했어요. 나는 자위를 위해서 많든지 적든지 내 여자 친구의 몸을 이용했습니다. 포르노 없이 오랜 시간을 보낸 뒤에야 나는 그것을 생각하지 않고 쉽게 절정에 도달할 수 있었습니다. 그것은 기적이었어요. 정말 최고의 느낌이었습니다.

젊은이들의 포르노 이용에 관한 뉴스는 의식적인 학습에 초점을 맞추는 경향이 있습니다. 그들은 우리가 10대들에게 알려 주어야 하는 것은 단지 포르노가 실제 섹스와 같지 않으며, 모든 것이 잘 될 것이라고 말하는 것뿐이라고 가정합니다.[125] 이 치료법은 포르노 시청이 가진 무의식적인 효과를 무시합니다.

어린 남자아이인 제이미는 여성들이 그들의 얼굴에 사정하는 것을 '사랑'한다는 것으로 의식적으로 배우는 동시에, 여성들의 얼굴에 사정을 하는 것이 자신을 성적으로 자극한다는 것을 무의식적으로 배우고 있을 수 있습니다. 이런 종류의 무의식적이고 조건화된 학습은 그를 흥분하도록 만드는 포르노를 발견할 때마다 어느 정도 일어납니다.[126] 물론 14세의 제이미를 흥분시킨 것은 16세에 터득한 펨돔이나 근친상간 포르노와 거의 관련이 없을 수도 있습니다.

겉으로 드러나 보이는 조건화 또는 학습은 "그래. 이것이 사람들이 성관계를 하는 방법이고, 나는 이렇게 해야만 해."라는 것으로 요약될 수 있습니다. 무의식적인 성적 조건화는 "이것이 나를 흥분시킨다." 또는 뇌의 차원에서 "이것이 내 도파민과 오피오이드를 상승시키는 것이다."라는 것으로 요약될 수 있습니다. 이것은 빨간 머리를 선호하는 것만큼 간단할 수 있습니다. 아니면 가슴보다 앙증맞은 발이나 가슴 근육이 더 매력적일 수도 있습니다.

우리의 선호가 어떻게 되든지 간에 우리의 뇌는 무엇이 우리를 흥분시키고, 그것에 민감하게 만드는지 기록하도록 진화했습니다. 하지만 일단 당신이 새로운 신호를 연결하면, 당신은 그것이 미래의 반응을 언제 촉발할지 알 길이 없습니다. 파블로프의 개가 벨 소리에 침을 흘리는 것을 배운 것처럼, 오늘날의 포르노 이용자들은 예상치 못한 자극으로 발기하는 법을 배울 수 있습니다. 뇌의 원시적 보상회로는 벨이 음식이 아니라는 것을 알지 못하거나, 새로운 포르노가 '나의' 포르노가 아니라는 것을 인식하지 못합니다. 그것의 작동원리는 그저 '성적 흥분…… 나는 그것을 원할 뿐'입니다.

2004년 초에 스웨덴의 연구자들은 99%의 젊은 남성들이 포르노를 이용했으며, 그중 절반 이상이 포르노가 그들의 성적 행동에 영향을 미치는 것을 느꼈다는 것을 보고했습니다.[127] 언급한 바와 같이, 2016년의 연구에서는 포르노를 시청한 49%의 남성들이 이전에는 그것들에 대해서 관심이 없었고, 한때 '역겹다'고 여겼음을 보고하였습니다. 흥미롭게도 참가자의 20%가 자신의 파트너와 성적 흥분을 유지하기 위해 포르노를 이용했다고 말했습니다.

비록 당신이 흥분되지 않는 포르노를 보고 있고, 그 포르노로 인해 어떤 성적 집착도 발생하지 않는다고 할지라도, 포르노는 당신이 성적인 즐거움을 얻는 방법에 있어 좋지 못한 영향을 미칠 수 있습니다. 당신은 관음증자와 같은 역할을 위해 자신을 훈련시키고 있습니까? 도파민이 최소한 몇 방울이라도 더 나오게 하려고 자극적인 무엇인가를 필요로 하고 있습니까? 절정에 이르기에 딱 맞는 장면을 찾아 헤매고 있지는 않습니까? 구부정한 자세로 자위를 하고 있습니까? 아니면 자기 전에 침대에서 스마트폰을 보고 있습니까?

이러한 각각의 신호나 촉발 요소는 실제 '섹스'가 아닌 '섹스의 약속'으로 보상회로를 깨웁니다. 그러면 신경세포들은 이들의 연결을 강화하기 위해 새로운 가지를 뻗어 나감으로써 성적 흥분과의 연관성을 견고히 하게 됩니다. 그리고 그 결과는 당신이 궁극적으로 관음증자가 되거나, 새로운 음란물을 클릭하거나, 잠을 자기 위해 포르노를 이용하며, 자위를 마치기에 완벽한 마무리 장면을 찾는 것입니다.

청소년기(대략 24세 이전의 사춘기)의 중요한 진화론적인 과제는 의식적으로든 무의식적으로든 성에 대한 모든 것을 배우는 것입니다. 이를 위해 외부의 영향을 많이 받는 청소년의 뇌는 주위 환경에 있는 성적인 신호와 연결됩니다.[128] 청소년은 몇 살 더 많은 젊은 성인보다 훨씬 빠르고 쉽게 자신의 경험과 흥분을 함께 연결합니다.[129] 10대는 특히 그들의 보상회로가 과도하게 작동하기 때문에 취약합니다.[130] 그들의 뇌는 인터넷의 새로운 자극에 반응하기 위해 도파민을 더 많이 생성하지만, 동시에 더 쉽게 지루해 합니다. 이 효과는 병적인 포르노 이용자들에게서 더욱 극명하게 나타납니다.[57] 또한 그들의 뇌는 도파민에 더 민감하고,[131] 그것을 '기억하고 반복하기' 위해 더 많은 델타포스비를 생산합니다.[113] 청소년기의 뇌가 보상에 대해 과민반응을 한다는 것은, 그들이 중독에 더 취약하다는 것을 의미합니다.[130]

흥분시키는 자극들은 성인의 뇌에서 일어나는 것과 다른 방식으로 청소년의 세계를 뒤흔들 수 있습니다. 그리고 이것은 2014년 캠브리지 연구에서 어린 포르노 이용자들의 뇌 스캔에서도 드러났습니다.[11] 이 신경화학적인 현실은 어린 뇌를 자극하여, 그들이 가장 큰 성적 흥분을 제공하는 것에 따라 성을 정의하도록 다그칩니다.

만일 이 사실이 전혀 놀랍지 않다면, 뇌가 만들어지는 자연적인 과정은 성인이 될 때까지 청소년의 선택을 점점 좁힌다는 것을 기억하십시오.[132] 그림에서처럼 사람의 뇌는 실제로 12세 이후에 수십억 개의 신경 연결이 가지치기 되고 재구성되면서 쪼그라듭니다.[133] 사용되지 않는 신경은 버려진다는 원칙이 어떤 신경 연결이 살아남을지를 결정하며, 삶에 대해 잘 훈련된 반응을 가진 신경만을 남깁니다.[132] 따라서 10대의 뇌는 놀랍도록 쉽게 인터넷 포르노에 깊이 적응할 수 있으며, 실제 섹스는 결국 일부 사람들에게 외계인의 경험처럼 느껴집니다.

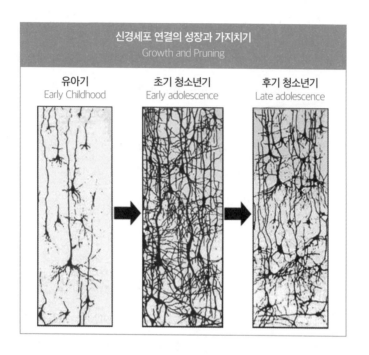

신경세포 연결의 성장과 가지치기
Growth and Pruning

| 유아기 | 초기 청소년기 | 후기 청소년기 |
| Early Childhood | Early adolescence | Late adolescence |

일단 새로운 연결이 형성되고 나면, 10대의 뇌는 이러한 연결들을 단단히 고정시킵니다. 사실 우리의 가장 강력하고 지속적인 기억들은 가장 최악의 습관과 함께 청소년기에 생겨납니다.[134] 10대들이 20대가 되면 그가 청소년기에 빠졌던 성적 조건화에 정확하게 얽매이지 않을 수도 있지만, 그것은 뇌에 깊숙이 박힌 타성과 같을 수 있어서 무시하거나 재구성하기 어렵습니다.

변태가 될 수 있습니다

인간의 조건화된 성적 반응을 조사한 연구는 제한적이지만, 성적 흥분은 조건화될 수 있으며,[56] 특히 성인기 이전에 그러할 수 있음[135]을 보여 줍니다. 예를 들면, 남성이 포르노를 보는 동시에 검은색 부츠[136]나 동전 한 단지[137]와 같이 전혀 섹시하지 않은 물건을 본다면, 나중에 그는 부츠나 동전 단지만 봐도 흥분하게 됩니다. 바로 포르노가 필요 없게 되는 것이죠.

동물에게 있어 성적인 행동과 매력은, 과일이나 땅콩의 향기, 작은 설치류에게 동물용 옷 입히기, 심지어 동성의 짝과 같이 일반적으로는 성적으로 흥분되지 않는 일련의 자극에 대해 조건화될 수 있습니다.[126] 극단적인 조건화의 예로, 연구자들은 성적으로 수용적인 암컷 쥐들에게 살이 썩을 때 나는 악취인 카다베린[47]을 뿌리고, 한 번도 교미하지 않은 어린 수컷 쥐들과 함께 우리에 넣었습니다. 보통의 경우, 쥐들은 썩어 가는 살을 피합니다. 그것은 선천적인 것이며, 학습된 행동이 아닙니다. 그 쥐들은 죽은 친구나 카다베린에 적셔진 나무 조각들을 묻어 버립니다. 그러나 암컷 쥐들에 대한 기대감으로 어린 수컷 쥐들의 도파민이 치솟자, 이들은 짝짓기를 하고 여러 차례 사정을 했습니다.

며칠 후 어린 수컷 쥐들을 정상적인 냄새가 나는 암컷 쥐와 죽은 냄새가 나는 암컷 쥐와 함께 큰 우리에 넣었습니다. 카다베린으로 조건화된 수컷들은 이들을 가리지 않고 마구 교미를 했습니다. 정상적이며 경험이 많은 대조군 수컷 쥐들은 죽음의 냄새가 나는 암컷 쥐들에게 가까이 가지 않았습니다. 조건화의 힘이 얼마나 강력합니까? 며칠 후, 총각 딱지를 뗀 조건화된 쥐들에게 카다베린을 적신 나무 조각들을 주었는데, 그 쥐들은 그것을 가지고 놀았고, 많은 쥐들이 마치 그 나무 조각에 초콜릿이나 질 분비물 같은 그것들이 일반적으로 좋아하는 무엇인가를 발라 놓은 것처럼 이빨로 그것을 갉아 댔습니다.

---

47. 단백질이 썩을 때 생기는 유독 화합물로, 특히 시체가 썩을 때 나는 악취를 말한다.

인간에게서 이러한 현상은 포르노를 보는 여성들로 하여금 포르노를 보지 않은 여성이 포르노로부터 느끼는 노골적인 혐오감을 무시하고, 오히려 그것을 행하고자 하는 욕망을 증가시키는 힘을 가지고 있습니다.[138] 이것은 어린 남성들이 한때 그들이 거부했거나 그가 원래 가지고 있던 성적 취향과 일치하지 않았던 포르노로 악화되는 것과 유사할 수 있습니다. 당연히 이런 연구들은 초기의 포르노 이용이 점점 더 극단적으로 악화되는 것과의 연관성을 나타냅니다.[139]

성적 조건화는 3편의 뇌 스캔 연구에서 나타났습니다. 연구자들은 강박적인 포르노 이용자에게서 포르노를 보는 동안 나타나는 뇌 활동을 평가했습니다. 예상대로 강박적 포르노 이용자들의 뇌 반응은 약물중독자에게서 일어나는 현상, 즉 더 높은 수준의 신호 반응 또는 과민반응을 나타냈습니다. 그러나 이 3편의 연구는 왜곡된 조건을 추가했습니다. 단지 포르노 이미지를 비추는 대신, 각 포르노 이미지 앞에 포르노 이미지가 아닌 것(예를 들어 나무, 의자 같은 것)을 포르노를 예상할 수 있는 기호로서 배치했습니다. 가령, 피험자들은 포르노가 나타나기 전에 사각형을 몇 초간 볼 수 있습니다. 이런 과정을 여러 번 진행하는 동안 피험자들은 의식적으로 그리고 무의식적으로 사각형을 포르노와 성적 흥분으로 연결합니다.[57, 58, 140] 모든 피험자들은 그들의 성적 흥분을 포르노를 예측하는 기호들에 빠르게 조건화했습니다. 그러나 대조군에 비해 강박적 포르노 이용자들의 보상체계는 신호(상징)에 더 강하게 반응했고, 조건화가 더 빠르게 일어났습니다.

이것은 과학자들이 실험실에서 민감성을 조사하는 방법입니다. 그들은 포르노 이용자의 성적 흥분과 도파민의 활성화를, 정상적으로는 흥분을 일으키지 않는 아이템들에 조건화시킵니다. 그러한 연구는 디지털 기기를 켜거나, 부모님이 집을 나서는 소리를 들으면 당신이 흥분으로 인해 안절부절못하게 되는 이유를 설명해 줍니다.

이러한 연구들 중 하나는 포르노 중독자들이 성적 이미지에 더 빨리 습관화된다는 것을 발견했습니다. 그들의 보상체계는 익숙한 포르노에 덜 반응합니다. 이러한 습관화를 막기 위해 포르노 중독자들은 지속적으로 새로운 포르노를 필요로 하고, 아마도 그 과정에서 자신을 새로운 장르에 적응시키는 것으로 보입니다.

24시간 7일 내내 볼 수 있는 실시간 재생 포르노 사이트가 있기 이전에는 청소년에게 있어서 일반적인 성적 신호들은 다른 10대 청소년이나, 가끔 잡지 속에 끼워져 있는 사진들 또는 R등급 영화였습니다. 그 결과는 당연히 예측 가능했습니다. 응시하는 것들이 흥미를 유발했습니다. 하지만 이제는 다릅니다.

나는 25세이지만 12세 때부터 초고속 인터넷을 사용했고 다운로드가 필요 없이 실시간으로 시청이 가능한 포르노를 이용하기 시작했습니다. 내 성관계 경험은 매우 제한적이었고, 섹스를 몇 번 해 보았을 때 너무 실망스러웠습니다. 발기가 되지 않았습니다. 5개월 동안 포르노를 중단하려고 하다가 드디어 성공했습니다. 나는 나의 성적 충동이 컴퓨터 화면에 매우 깊이 연결될 정도로 내가 조건화되었다는 것을 깨닫게 되었습니다. 모니터 화면 뒤에서 2D로 만들어지지 않은 여자들은 나를 흥분시키지 못합니다.

특히 과도하게 활동적인 청소년기의 뇌에서는 이러한 무의식적인 연결이 성적 취향에 있어서 예상치 못한 변화를 초래할 수 있습니다. 만일 10대의 자위 행위 대부분이 포르노로 채워진다면, 그런 연결에 있어서 제시카라는 여자아이에 관한 뇌 지도는 안중에 없어질 수 있습니다. 당신이 첫 키스를 하기 전에 수년 동안 10개의 탭들을 열어 놓은 스크린 앞에서 등을 구부린 채로 앉아서 왼손으로 자위하는 법을 배우는 좋지 않은 기술과 당신의 아버지는 들어 본 적도 없는 성행위를 찾는 방법을 통달하는 것은, 만족스런 성관계는 말할 것도 없고 연애의 1루를 더듬어 찾아나가는 것도 어렵게 만듭니다.

노먼 덧지는 2014년 논문에서 "우리는 그 어떤 역사에서와 달리 성적 취향과 낭만적 취향의 혁명, 그리고 아이들과 10대에게 행해지는 사회적 실험의 한가운데 있다. 이러한 수준의 포르노 노출은 아주 새로운 것이다. 이러한 영향과 취향이 그저 피상적인 것으로 판명될까? 아니면 10대는 발달 과정에 있기 때문에 새로운 포르노 시나리오가 그들 가운데 깊숙이 자리 잡을까?"[141]라고 기술했습니다.

다행히도 뇌가소성은 다른 방식으로도 작용합니다. 많은 남성들이 포르노를 끊고 몇 달 뒤에 그들이 결코 지울 수 없다고 생각했던 페티시가 사라졌음을 깨달았습니다. 결국 그들은 한때 자신이 X(아마도 오직 X에만 해당하는 것)에만 빠져 있었다는 것을 믿지 못합니다.

청소년의 성적 조건화는 포르노로 인한 발기부전을 가진 젊은 남성들이 정상적인 성기능을 회복하는 데 있어 나이든 남성보다 종종 수개월 이상 더 걸린다는 사실을 설명해 줄 수도 있습니다. 나이든 남성은 그들의 성적 반응을 스크린과 연결시키는 것으로 시작하지 않았으며, '실제 파트너'에 대해 잘 발달된 뇌 경로나 흥분 지도를 가지고 있을 수도 있습니다. 일반적으로 그들은 초고속 튜브 사이트를 만나기 전 수년 동안 파트너들과의 관계에서 안정적인 발기를 했었습니다. 인터넷과 함께 성장한 젊은 남성들과 달리 후자는 단순히 다시 배우고 있는 것입니다.

포르노로 유발된 성기능 장애에 관한 자세한 것

남성들이 만성적인 성기능 장애를 치료하기 위해 포르노를 중단하는 것을 기록한 연구는 단지 몇 개에 불과합니다. 하지만 19편의 추가적인 연구에서는 성적인 문제나 감소되는 성적 흥분을 포르노 이용 및 중독과 연관시키고 있습니다. 나는 미 해군 의사들과 함께 쓴 논문에서 포르노로 유발된 성기능 장애는 성적 조건화(민감화)와 보상체계의 둔감화가 복합적으로 작용해서 발생한다는 가설을 세웠습니다.[25] 설명한 것처럼, 포르노 이용자는 그의 성적 흥분을 포르노 이용과 관련된 모든 것, 즉 몰래카메라 장르, 끊임없는 검색, 새로운 '성적 파트너'의 퍼레이드, 페티시물에 대하여 조건화시킬 수 있습니다.

그러나 이 중 어느 것도 실제의 성적인 만남과 일치되지 않습니다. 실제 섹스는 몰래 훔쳐보는 것이 아니라 실제 사람과 만지고, 만져지고, 냄새 맡고, 연결하고, 상호작용을 하는 것입니다.

도파민은 참 이상합니다. 무언가가 기대 이상이거나 예상을 뒤엎으면 치솟고, 기대에 미치지 못할 때면 떨어집니다.[142] 실제 섹스의 경우 인터넷 포르노가 가진 놀라움, 다양함, 새로움의 수준을 맞추는 것은 거의 불가능합니다. 그래서 젊은 남성이 일단 포르노에 길들여지면 실제 섹스는 그의 무의식적인 기대를 충족시키지 못할 수 있습니다. 기대에 부응하지 못하면 도파민 저하와 발기 감소가 초래됩니다. 지속적인 도파민 방출은 성적 흥분과 발기에 필수적입니다. 25세이든 55세이든 나이에 관계 없이, 실제 섹스와 인터넷 포르노로 자위하는 것의 차이는 포르노로 유발된 성기능 장애의 핵심 요소입니다. 섹스를 준비하기 위해 포르노로 자위를 하는 것은 윔블던 테니스 대회에 출전하기 위해 수 년 동안 골프를 치는 것과 같습니다. 그것은 잘못된 스포츠 훈련인 것입니다.

성적 조건화가 포르노로 유발된 발기부전을 일으키는 주요한 뇌 변화이지만, 그것만으로는 남성이 경험하는 모든 증상들을 설명할 수는 없습니다. 아직도 설명하기 어려운 가장 일반적인 두 가지 증상은 아침발기(새벽에 발기하는 현상)의 소실과 공포스러운 플랫라인입니다. 아침발기의 소실은 일반적으로 포르노를 중단하기 전에 발생합니다. 비뇨기과 의사들이 아침발기의 소실을 종종 신체적 원인의 발기부전, 즉 혈관이나 신경의 문제로 인한 발기부전과 심리적 원인의 발기부전을 구별하기 위한 기준으로 삼는다는 사실을 유념해야 합니다. 포르노로 유발된 발기부전으로 아침발기가 없는 남성들이 신체적 질병으로 인한 발기부전으로 오진될 가능성이 있습니다. 반면에 포르노를 중단한 후에 일시적으로 성욕이 전혀 생기지 않는 플랫라인 상태가 될 수도 있습니다. 그것은 전형적으로 생식기가 생명력을 잃고, 성욕이 없으며, 실제 사람에게 매력을 느끼지 못하는 것으로 나타납니다.

두 가지 증상 모두 성적 흥분과 발기에 직접 관여하는 더 깊은 뇌구조에 변화를 가져옵니다. 연구에 의하면 발기는 뇌의 보상회로[80]와 남성의 성적 중추(sexual center)[82]에서 적절한 양의 도파민을 필요로 합니다. 얼마 전 이탈리아인들은 허리 아래의 신체기관 질환으로 인한 '신체적 원인의 발기부전(organic ED)'에 반대되는 개념인 '심인성 발기부전(psychogenic ED)'을 가진 남성의 뇌를 스캔했습니다. 그들의 뇌 스캔은 뇌의 보상센터, 즉 측좌핵과 시상하부의 성적 중추에 있는 회백질이 위축되어 있음을 밝혀냈습니다.[143] 이 회백질의 소실은 신경세포 가지들과 다른 신경세포들과의 연결 소실과 일치합니다. 마치 당신의 8기통 엔진이 겨우 3기통만으로 탈탈 거리면서 가고 있는 것입니다. 이것은 도파민 신호 전달과 성적 흥분이 감소된 것으로 해석됩니다.

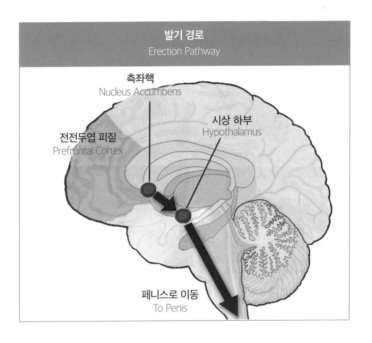

이 연구는 심인성 발기부전이 항상 수행 불안증과 같은 개인의 심리 상태에 의해서만 유발되지 않는다는 증거입니다. 심인성 발기부전은 지속적으로 도파민 신호를 감소시키는 보상회로의 변화의 결과일 수 있습니다. 이것은 왜 플랫라인과 아침발기의 소실이 종종 포르노로 유발된 성기능 장애와 동반되어 나타나는지, 왜 회복에 수개월이나 걸리는지 설명하는 데 도움을 줄 수 있습니다.

이 결과는 『미국의사협회 정신의학회지(*JAMA Psychiary*)』에 게재되었는데, 이것은 포르노 이용자를 조사한 독일의 뇌 스캔 연구 결과와 일치합니다.[10] 두 연구 모두 보상회로에서 회백질의 감소를 보여 줍니다. 독일의 연구에서는 포르노를 가장 많이 본 피험자는 회백질이 적었고, 섹시한 사진에 대해 흥분이 줄어들었음을 나타냈습니다. 두 연구 모두 오래 지속된 둔감화 후에는 뇌가 구조적으로 변한다는 것을 드러냅니다. 오래된 질문에 답하자면, 적어도 회백질에 있어서는 그 크기가 중요하다는 것입니다.

만성적인 포르노 과소비로부터 발생하는 둔감화와 또 다른 뇌의 변화는 뇌 스캔에서 종종 발견될 수 있지만, 성적 조건화는 뇌 사진에서 나타나지 않습니다. 이 효과에 대한 확인은 증상과 회복에 대한 당사자의 자발적인 보고를 통해 이루어져야 합니다. 젊은 남성들이 종종 회복에 더 많은 시간이 걸린다는 사실은 청소년기 동안 더 심한 성적 조건화가 생긴다는 것을 시사합니다.

우리가 살펴본 것처럼, 청소년기는 포유류의 뇌가 짝짓기 행동을 환경에서 제공하는 자극적인 신호에 적응하도록 준비하는 중요한 발달기입니다. 그 이후 뇌에서는 사용하지 않는 회로를 제거하기 시작합니다. 이 제거되는 회로는 아마도 사춘기의 조상들이 당연히 발전시키고 강화했을, 진정한 파트너를 추구하는 것과 관련된 바로 그 회로일 것입니다.[144] 여기에 자신의 성적인 것을 인터넷 포르노에 완전히 연결시켰던 한 젊은 남성의 이야기가 있습니다.

당신이 궁금해하는 것은 "신의 사랑으로 인해 발기부전이 호전되었을까? 아니면 내가 이유 없이 스스로를 고문하고 있는 것일까?"입니다. 나도 궁금했어요. 그 대답은 "어느 정도는" 그리고 "그렇다."입니다. 당신이 실제 섹스를 하게 된다면, 뇌가 "대체 무슨 일이야?"라고 말하는 것을 경험하게 될 것입니다. 그것은 실제적인 섹스를 성적인 수단으로 삼는 데 익숙하지 않아서 그렇습니다. 실제 접촉은 '재배선' 과정을 시작합니다. 당신은 실제 섹스에 대해 자신을 다시 민감해지게 만들 것입니다. 재부팅하고 재배선한 후의 섹스가 훨씬 더 기분 좋습니다. 말로 다 표현할 수가 없습니다. 그래서 다소 탈탈거리는 소리가 나고 몇 번의 역효과도 있을 수 있지만, 결국에는 모든 실린더에 점화를 하는 재배선 과정이 있을 것입니다. 요즘이요? 발기불능 제로입니다. 나는 그것에 대해서 생각할 필요도 없습니다.

포르노로 유발된 발기부전으로부터 성공적으로 회복된 남성들이 제안하는 것이 무엇일까요? 첫 번째 제안은 포르노나 포르노 대체물, 당신이 봤던 포르노를 상상하는 것을 없애 버리는 것입니다. 다른 말로 하자면, 인위적인 성적 자극물을 모두 제거하는 것입니다. 인위적인 것이란 모니터 이미지나 영상, 오디오, 출판물을 의미합니다. 포르노 대체물도 안 됩니다. 가령 페이스북이나 스냅챗, 데이트 앱에서 사진을 서핑하는 것, 지역광고 사이트, 속옷 광고, 유튜브 동영상, 에로틱 출판물 등입니다. 만일 그것이 실제 삶이 아니라면 단호하게 'NO'라고 말하십시오. 이런 것들의 내용 그 자체는, 당신이 스크린에 기반한 새로운 자극을 필요로 하도록 뇌를 재배선하는 행동을 실제로 모방하는지 여부만큼 중요한 문제는 아닙니다.

두 번째 제안은 당신의 성적인 각성을 실제 사람에게 재배선하는 것입니다. 이것은 모든 사람의 회복에 도움을 주지만, 성적 경험이 적거나 없는 젊은 남성에게는 특히 중요한 요소일 수 있습니다. 이것은 뇌를 재배선하기 위해 꼭 섹스를 해야 한다는 것을 의미하지는 않습니다. 사실 누군가를 천천히 알아 가는 것이 가장 좋은 길입니다. 많은 시간을 보내고, 만지고, 장시간 키스하는 것은 성적인 각성과 애정을 실제 사람에게 연결할 수 있도록 도와주고 회복에도 꼭 필요한 요소가 될 수 있습니다.

포르노 중독

과도한 포르노 이용으로 인해 발생할 수 있는 두 번째 문제는 중독입니다. 이미 설명했듯이 중독성 약물은 정상적인 생리적 메커니즘을 증가시키거나 감소시킬 뿐입니다. 이 모든 것은 한 가지 속성을 공유하는데, 바로 우리의 보상센터인 측좌핵에서 도파민을 크게 증가시킬 수 있는 능력이 있다는 것입니다. 앞에서 설명했듯이 성적 흥분은 모르핀과 맞먹는 도파민 수치를 유도합니다. 그리고 다른 자연적 보상과 달리 코카인과 필로폰에 의해 장악되는 동일한 신경세포를 활성화합니다. 인터넷 포르노 중독은 포르노 중독자에게서 발견되는 뇌의 변화가 약물 중독자에게서 보여지는 뇌의 변화와 가장 유사할 수 있다는 점에서 가장 순수한 '행위중독'으로 나타날 수 있습니다.

연구자들은 모든 중독이 저마다 갖는 차이에도 불구하고, 일련의 핵심적인 뇌 변화를 가져온다는 것을 알고 있습니다.[145] 다시 말해 이것들은 표준 중독 평가시험인 '3Cs'에 열거된 것들과 같은 인지된 징후들, 증상들, 그리고 행동들로 나타납니다.

3Cs

1. 갈망(Craving) : 특정 약물 또는 행동으로부터 무언가를 얻고자 하거나 실제로 그것을 하는 것, 또는 회복되고 싶은 갈망과 집착

2. 통제력 상실(Loss of Control) : 원하는 효과를 얻기 위해 약물을 이용하거나 특정 행동을 할 때 사용 빈도와 기간이 느는 것, 더 많은 양 또는 더 강한 자극을 이용하는 것, 약물이나 행동의 위험성을 증가시키는 것 등을 수반하는 통제력의 상실
3. 부정적인 결과(Negative Consequence) : 신체적, 사회적, 직업적, 재정적 또는 심리적 영역에서의 부정적인 결과를 초래

포르노 중독의 위험은 어느 정도일까요? 알코올이나 코카인처럼 도파민을 증가시키는 물질들이 중독을 일으킬 수 있다는 것은 상식입니다. 그러나 니코틴을 제외한 중독성 약물을 사용하는 인간이나 쥐의 약 10~15%만이 중독됩니다. 이것이 우리의 나머지가 중독으로부터 안전하다는 것을 의미할까요? 약물 남용에 관해서는 아마도 그럴 것입니다.

그러나 정크 푸드와 같은 초자극적인 버전의 자연보상[146]에 제한 없이 접근할 수 있다면, 모든 소비자가 확실히 중독되는 것은 아니더라도 그 대답은 "아니오."입니다.[147] 비록 우리가 중독에 취약하지 않더라도 매우 자극적인 음식이나 성적 흥분이 우리를 중독시킬 수 있는 이유는, 우리의 보상 회로가 마약이나 술이 아닌 음식과 섹스에 끌리도록 진화했기 때문입니다. 오늘날의 고지방[148]과 고당분[149] 식품들은 불법적인 마약들보다 더 파괴적인 행동 패턴으로 훨씬 더 많은 사람들을 끌어들였습니다. 미국 성인의 70%는 과체중이며 37.7%는 비만입니다.[150]

우리는 인터넷 포르노 이용을 둘러싼 프라이버시와 포르노 이용자들이 포르노 이용과 그들의 증상을 반드시 연관시켜 생각하지는 않는다는 사실을 고려할 때, 인터넷 포르노 이용으로 얼마나 많은 사람들이 부정적인 영

향을 받는지 정확하게 알 수 없습니다. 그러나 2014년, 미국 성인 1,000명을 대상으로 한 설문조사에서 18~30세의 남성 33%가 자신이 포르노에 중독되었다고 생각하거나 그렇지 않다고 확신하지 못한다고 답했습니다. 이와는 확실히 대조적으로 50~68세 남성의 경우 5%만이 중독되었거나 중독되었을 수도 있다고 답했습니다.[151] 연구들은 어떻습니까? 2016년의 두 연구에서는 남성 포르노 이용자에게 병적인 포르노 이용에 대해 질문했습니다. 한 그룹은 중독에 대한 평가를 받았고, 다른 그룹은 자기보고서를 요구받았습니다. 두 그룹 모두의 중독 비율은 28%였습니다.[31, 32]

자연보상의 초정상적 버전은 우리 뇌의 포만 메커니즘, 즉 "난 그만 됐어."라는 느낌을 무시하는 능력을 가지고 있습니다.[152] 그래서 약물중독에 취약하지 않은 많은 사람들을 포함해 끝없는 에로틱한 새로움이 대부분의 사람들에게 '매력적'으로 보이는 것은 놀라운 일이 아닙니다.

나는 술은 가끔 마시지만 과하지는 않아요. 포르노 말고 다른 중독은 없어요. 나는 그것이 평범한 일이고, 모두가 그렇게 한다고 생각하며 자랐어요. 그게 나한테도 좋을 거라고 생각했었죠.

—

나는 몇 년 동안 포르노 중독과 싸웠어요. 담배를 끊는 것은 단 한 번의 결정이었고 뒤도 돌아보지 않았습니다. 그러나 흡연과 달리 포르노 중독은 근본적인 생물학적 요구에 얽매여서 중독과 결합되어 모든 것을 더 어렵게 만들었습니다.

중독 신경과학 분야 밖의 일부 심리학자들과 의사들은 강박적인 도박과 통제 불능의 인터넷 이용 같은 행동을 중독 과학으로 이해하려고 하는 것은 실수라고 주장합니다. 그들은 중독이 헤로인, 알코올, 니코틴 같은 약물에 대해 논할 때만 말이 된다고 주장합니다. 이러한 견해는 종종 언론에서 활로를 찾습니다. 그러나 중독의 본질을 조사한 최근의 연구는 이러한 견해와 반대됩니다.

당신은 그것을 인식하지 못할 수도 있지만, 중독은 아마도 가장 광범위하게 연구된 정신질환일 것입니다. 정신질환 진단 및 통계 매뉴얼(DSM-5)에 나열된 대부분의 정신질환과 달리, 중독은 실험용 동물들을 통해 얼마든지 재현할 수 있습니다. 그래서 연구자들은 원인 메커니즘과 그로 인한 뇌의 변화를 분자 수준까지 연구하고 있습니다.

성적인 행동, 도박, 알코올, 니코틴, 헤로인 또는 필로폰 등 무엇을 연구하든지 간에, 수천 건의 연구에서 모든 중독이 동일하게 뇌의 근본적인 작동 방식을 변화시키고,[124] 인지할 수 있을 정도의 해부학적 그리고 화학적인 변화를 가져온다[153]는 것을 확증하고 있습니다. 중독 전문가들은 행위 중독과 약물중독이 근본적으로 하나의 질병이라는 것을 더 이상 의심하지 않는다는 것입니다.

이미 인터넷 중독을 조사한 230여 편의 뇌 연구에서 약물중독에서 보이는 것과 동일한 핵심적인 뇌 변화가 존재한다는 것이 밝혀졌습니다.[154] 만일 인터넷 이용 그 자체가 잠재적으로 중독성이 있다면 인터넷 포르노 이용 역시 같은 결과를 가져온다는 것은 명백합니다. 인터넷 포르노 이용자를 조사한 뇌 연구는 이제 이 사실을 충분히 확인시켜 주고 있습니다.

중독과 관련된 네 가지 중요한 뇌 변화는, 최근 미국 국립 알코올 남용 및 알코올 중독 연구소(National Institute on Alcohol Abuse and Alcoholism,

NIAAA) 소장 조지 쿱(George F. Koob)과 그의 공동 저자인 국립 약물 남용 연구소(National Institute on Drug Abuse, NIDA) 소장 노라 볼코우(Nora D. Volkow)에 의한 획기적인 리뷰에서 그 윤곽을 드러냈습니다.[155] 그런데 그 리뷰에서는 '섹스'를 행위중독으로까지 언급했습니다.

우리는 신경과학이 중독은 뇌 질환의 한 유형이라는 것을 계속 지지한다고 결론 내렸다. 이 분야의 신경과학 연구는 약물중독 그리고 이와 관련된 행위 중독(가령 음식, 섹스, 도박)의 예방과 치료를 위한 새로운 기회를 제공할 뿐만 아니라……

그렇다면 중독이 야기한다고 여겨지는 네 가지 근본적인 뇌 변화는 무엇일까요? 간단하지만 매우 광범위한 용어로는 1) 민감화 2) 둔감화 3) 전 전두엽 회로 기능장애(전두엽 기능 저하) 4) 스트레스 시스템 오작동입니다. 포르노 이용자와 섹스 중독자에 관한 연구는 이제 이러한 변화들에 대한 각각의 증거들을 찾았습니다. (인용문은 다음의 각각의 설명 뒤에 나열되어 있습니다.)

처음 두 가지는 원치 않는 성적 조건화와 관련된 증상과 연관성이 있기 때문에 이미 심도 있게 논의하였습니다.

1. 민감화

민감화 또는 쾌락의 무의식적인 초기억력은 그것이 활성화되었을 때 강력한 갈망을 유발합니다. 당신은 아내가 쇼핑하러 갈 때 갑자기 더 흥분됩니까? 그럴 리는 없습니다. 그러나 이것이 활성화되면 어쩌면 당신이 자동

조종장치에 놓여 있거나, 다른 누군가가 당신의 뇌를 조종하고 있는 것처럼 느낄 것입니다. 아마도 당신은 뭔가 급박하고, 심장 박동이 빨라지며, 심지어 떨림이 느껴지거나, 당신이 좋아하는 튜브 사이트에 접속하는 것만을 생각할 수도 있습니다. 이미 민감해진 중독 경로들이 "지금 당장 해!"라고 외치고 있는 것입니다. 2017년 8월을 기준으로 19편의 연구가 포르노 이용자나 성 중독자의 민감화 또는 신호에 대한 반응성을 보고하고 있습니다. [11, 14, 57, 58, 69, 140, 156-168]

포르노를 절제하는 동안 민감해진 포르노 경로들이 한동안 더 강력해진다는 사실을 아는 것은 중요합니다. 그것은 마치 당신의 보상체계가 자극해 달라고 비명을 지르는 것 같지만, 오직 중독만이 그렇게 할 것입니다. 중독과 관련된 보상신호를 처리하는 신경세포의 가지들, 즉 신경세포의 수상돌기는 '슈퍼 가시(super spiny)'[48]가 됩니다. [112] 이 작은 돌기의 과잉 성장은 더 많은 신경을 연결하고, 그 결과 더 큰 흥분을 유도합니다. 이것은 스파이널 탭[49] 콘서트에서 네 쌍의 귀를 더 키우는 것과 같습니다. 이제 신호가 당신의 보상회로를 두드리게 되면, 당신의 갈망 지수는 10점 만점에 11점까지 올라가게 될 것입니다.

민감성이 증폭되면 신호들은 정상적인 학습과 기억에 관련된 동일한 작동 과정을 사용하여 보상중추를 활성화시킵니다. [169] 그것들은 약해질 수 있을지는 몰라도 끈질기게 남아 있습니다. 의식적인 갈망이 사라진 지 오래되어도, 민감화된 포르노 경로들은 이전에 사용된 신호들이나 스트레스

---

48. 신경세포의 수상돌기가 과도하게 뻗어 나가는 것.
49. 영국의 가장 시끄러운 록 밴드.

등 어떤 것들에 의해서도 다시 활성화될 수 있습니다. 이 잠자고 있는 중독 경로들의 재활성화에 대한 우려로 인해 12단계로 구성된 익명의 알코올 중독자 모임(Alcoholics Anonymous)[50]은 중독자들에게 완전한 금주를 권면하고 있습니다. 그러나 인터넷, 음식, 에로틱한 이미지와 같은 비물질 중독의 경우는 그 정상 상태를 정의하기가 더욱 어렵습니다.

2. 둔감화

둔감화는 즐거움에 대한 무감각한 반응을 말합니다. 도파민과 오피오이드 신호 전달이 감소하고 다른 변화들이 줄어들면 중독자들은 일상의 즐거움에 덜 민감해지고, 도파민을 상승시킬 수 있는 활동이나 물질들에 대해 '배고픔'을 느끼게 됩니다. 이 둔감화는 아마도 포르노 이용자들이 가장 먼저 느낄 수 있는 중독과 관련된 뇌 변화일 것입니다. 그들은 같은 수준의 효과를 얻기 위해 점점 더 큰 자극을 필요로 합니다. 이것을 우리는 '내성'이라고 합니다.

나는 앞서 만성적인 포르노 과소비가 CREB를 유발하고, 그것이 보상회로의 도파민을 억제한다고 말했습니다. 그러나 만일 중독자가 절제를 하면 CREB는 급격히 감소하게 됩니다. 이러한 이유로 인해 CREB는 중독자에게서 몇 달 동안 지속될 수 있는 쾌락의 상실과 우울증을 설명할 수 없습니다. 인간과 동물의 연구에서 도파민이나 오피오이드 수용체의 감소와 뇌 회백질의 감소가 둔감화의 더 지속적인 원인임이 밝혀졌습니다. 뇌는 신경화학적 수치를 낮춤으로써 과도한 자극으로부터 스스로를 보호하는 대신,

---

50. 미국 알코올 중독자 자가치료협회.

수용체의 일부를 제거함으로써 당신이 만들어 내는 오피오이드와 도파민에 덜 민감하게 만드는 것입니다.

이렇게 생각해 보십시오. 만약 누군가가 계속 소리를 지르게 되면 당신은 귀를 막습니다. 도파민을 내보내는 신경세포가 계속 도파민을 뿜어 낼때, 수용체 신경세포는 도파민 수용체를 줄여 버림으로써 '귀'를 막아 버립니다. (도파민 수용체에는 다섯 종류가 있습니다.) 설상가상으로 도파민 수용체는 과소비 중단을 돕는 역할을 하기 때문에, 이것의 손실은 갈망에 저항하는 것이 더욱 어려워진다는 것을 의미합니다. 둔감화는 '손상'이 아닙니다. 신경세포는 잃어버린 도파민이나 오피오이드 수용체를 순식간에 재건할 수 있습니다. 오히려 둔감화는 아마도 후성유전학적[51] 변화에 의해 유지되고 있는 과열 상태의 반작용적인 피드백 시스템을 나타내는 것일 것입니다.

독일의 연구자 시몬 쿤(Simon Kuhn)은 "우리는 포르노를 많이 이용하는 피험자들이 동일한 양의 보상을 얻기 위하여 더 큰 자극을 필요로 한다고 가정한다. 이것은 그들의 보상체계가 점점 더 큰 자극을 필요로 한다는 가설에 완벽하게 들어맞을 것이다."[10]라고 설명했습니다.

중독의 가장 중요한 동인은 민감화에 의한 과도한 갈망을 경험함과 동시에 둔감화에 의해 일상적 활동에서 오는 쾌락의 감소를 경험하는 것 사이의 불균형 때문입니다.[170] 지금까지 6편의 연구가 포르노 이용자와 섹스 중독자의 둔감화 또는 습관화를 보고하고 있습니다.[10, 57, 166, 171-173]

---

51. 유전자 서열의 변화 없이도 유전자 발현의 패턴이나 활성이 변화하고, 이것이 다음 세대로 유전되는 현상을 연구하는 학문.

자, 이제 우리가 논의하지 않았던 중독의 남은 두 가지 측면으로 돌아가 봅시다.

3. 전전두엽 회로 기능장애

전전두엽 회로 기능장애(dysfunctional prefrontal circuitry)는 약해진 의지력과 중독으로 이끄는 신호들에 대한 과잉 반응이 서로 결합하면서 나타납니다. 앞 이마의 뒤에 놓여 있는 전전두엽피질은 과학자들이 '실행 조절부'라고 부르는 곳인데, 이곳은 문제 해결, 집중, 계획, 결과 예측, 그리고 목표지향적 행동 조절을 하는 곳입니다. 중독에 있어서 전전두엽피질이 갖는 중요한 의미는 전전두엽피질이 의지력을 지배하고 나중에 후회할 행동을 억제하는 역할을 한다는 것입니다.

전전두엽피질은 우리가 충동을 조절하는 것을 돕기 위해 두 가지 형태의 신경경로를 보상체계로 확장시키는데, 하나는 "그것을 해!" 경로이고, 하나는 "그것을 멈추고 생각해 보자." 경로입니다. 이러한 경로들은 덜 반사적인 보상체계를 위한 가속 페달 및 브레이크의 기능을 합니다. 가령, 만일 당신의 보상체계에 있는 감정중추(편도체)가 당신의 상사를 때리라고 부추긴다면, 당신의 전전두엽피질은 신속하게 그 결과를 계산하고 당신을 억제하기 위해 그 경로에 "생각해 봐."라는 메시지를 발사합니다.

중독으로 인해 점점 더 강해지는 "그것을 해!" 경로 때문에 포르노를 보고자 하는 열망이 강해지는 반면, 생리학적으로 약해진 "생각해 봐." 경로는 당신의 욕구를 억제하는 데 더 어려움을 겪게 되는 것입니다. 이것은 신경학적으로 한쪽 어깨에는 악마가 있고, 다른 쪽 어깨에는 천사가 있는 것과 동일한 이치입니다. 이 악마는 아마 킹콩을 닮았겠지요.

전전두엽 회로 기능장애의 물리적 증거는 기능적 자기공명영상 연구에서 관찰할 수 있습니다. 그리고, 전문적인 심리검사를 통해서도 실행조절 능력이 떨어짐을 확인할 수 있습니다. 포르노 이용자와 섹스 중독자에게서 전전두엽 회로가 변화되는 것과 실행조절기능이 떨어지는 것을 보고한 연구도 13편이나 있습니다. [10, 22, 69-71, 73, 140, 159, 173-177]

4. 스트레스 시스템 오작동

스트레스 시스템 오작동(Malfunctioning stress system)은 커지는 갈망, 억제되는 의지력, 무수한 금단증상으로 나타납니다. 우리의 스트레스 시스템은 우리가 삶을 위해 싸우거나 위험으로부터 도망칠 수 있도록 준비시킬 뿐만 아니라 장기간의 스트레스 요인을 견디도록 뇌와 신체를 변형시킵니다. 일부 중독 전문가들은 중독이 우리 몸을 순환하고 있는 코르티솔과 아드레날린 같은 스트레스 호르몬들에 영향을 줄 뿐 아니라 뇌의 스트레스 시스템에 다양한 변화를 가져오기 때문에, 중독을 스트레스 장애로 간주합니다.

이 변화들 중 세 가지는 중단되기가 매우 어렵습니다.[178] 첫째, 스트레스는 도파민과 코르티솔을 증가시켜 사소한 스트레스 요인도 심각한 갈망으로 변화시킵니다. 심지어 중독과 관련된 신호가 없어도 스트레스는 민감화된 중독 경로를 활성화시킵니다. 둘째, 스트레스는 충동조절과 행동의 결과를 완전히 이해하는 능력을 갖춘 전전두엽피질의 실행기능을 억제합니다.

마지막으로 중요한 것은 중독자가 그의 뇌가 필요로 하는 것을 주지 않으면, 스트레스 시스템이 과도하게 작동한다는 것입니다. 그래서 불안, 우울, 피로, 불면증, 흥분, 통증, 기분 변화 등과 같이 중독자에게서 보고되는 일반적인 많은 금단증상을 유발합니다. 그는 자신을 마치 쓰레기처럼 느끼는데, 그런 느낌이 종종 그를 중독으로 되돌아가게 만듭니다. 지금까지 3편의 논문이 포르노 이용자나 섹스 중독자에게 스트레스 시스템의 기능 장애가 있다는 것을 보여 주고 있습니다.[179-181] 흥미롭게도 한 연구는 실제로 섹스 중독자의 스트레스 유전자에 있어 후성유전학적 변화를 밝혀냈습니다.

요약하자면, 만일 이 네 가지 뇌의 신경가소성 변화들이 말을 할 수 있다면, 둔감화는 "나는 만족할 수가 없어."라는 신음입니다. 동시에 민감화는 "이봐! 나는 네가 필요한 것을 가지고 있어."라고 말하면서 당신의 옆구리를 콕콕 찌르는데, 이것이 둔감화를 야기한 바로 그것입니다. 전전두엽 회로 기능장애는 "그건 나쁜 생각이야. 하지만 나는 너를 멈출 수 없어."라고 하면서 어깨를 으쓱하고 한숨을 내쉴 것입니다. 스트레스 시스템 오작동은 "지금 나는 긴장을 풀 무언가가 필요해!"라고 비명을 지를 것입니다.

이러한 현상들은 모든 중독의 핵심입니다. 회복 중인 한 포르노 중독자는 이것을 다음과 같이 요약했습니다. "나는 나를 진정으로 만족시키지 못하는 것을 아무리 많이 해도 질리지 않을 만큼 좋아한다. 그리고 그것은 나를 결코 만족시키지 못한다." 회복은 이러한 변화를 역전시킵니다. 천천히 중독자는 정상적으로 '원하는' 방법을 배우게 되는 것입니다.

한때 반대론자들은 금단증상과 내성을 조사한 포르노 연구가 없다는 것은 '포르노 중독은 존재하지 않는다.'는 것을 의미한다고 주장했습니다. 사실, 내성도 잔혹한 금단증상도 중독의 전제조건은 아닙니다. 예를 들면, 담배와 코카인 중독자는 완전히 중독될 수 있지만, 그들의 금단 경험은 알코올 중독과 헤로인 중독에 비교해 볼 때 보통 약한 편입니다.[182] 모든 중독 평가 테스트에서 공통된 것은 '부정적인 결과에도 불구하고 계속 그것을 이용하는 것'입니다. 이것이 중독의 확실한 증거입니다.

그러나 내가 모니터링하고 있는 온라인 포럼들에서 포르노 중단자들은 불면증, 불안, 과민반응, 기분 변화, 두통, 불안정감, 집중력 저하, 피로, 우울감, 사회생활 마비, 남성들이 흔히 플랫라인이라고 말하는 갑작스런 성욕 소실(분명히 포르노 금단증상으로서 특이적인)과 같은, 약물 금단증상을 연상시키는 놀랍도록 심각한 금단증상을 보고하고 있습니다.

2017년이 되어서야 두 연구팀이 인터넷 포르노 이용자들에게 금단증상에 관해 직접 물었습니다. 두 연구 모두 '병적인 포르노 이용자들'이 겪는 금단증상을 보고했습니다.[183, 184] 또한 스완지 대학교와 밀라노 대학교는 포르노나 도박에 접속하던 인터넷 중독자들이 웹 사용을 중단했을 때, 마약을 끊는 사람들이 겪는 신체적 불쾌감을 그들도 동일하게 겪었다고 보고했습니다.[185, 186]

내성에 관한 3편의 연구가 포르노 이용자들에게 구체적으로 새로운 포르노 장르로 확장되는 것과 내성에 대해 질문했는데, 이 두 가지 모두가 존재한다는 것을 확인할 수 있었습니다.[183, 184, 187] 여러 가지 간접적인 방법들을 사용한 14편의 추가적인 연구에서는 '일반 포르노' 이용 습관이 생기거나, 극단적이고 비정상적인 장르로 확장되는 것에 일치되는 발견들을 보고했습니다.[188]

'포르노 중독'은 정신질환으로 진단되나요?

미국정신의학회(American Psychiatric Association, APA)는 지금까지 그

들의 진단 매뉴얼에 중독적이고 강박적인 포르노 이용을 포함시키는 것을 지체했습니다. 2013년에 DSM-5 매뉴얼을 마지막으로 업데이트했을 때, '인터넷 포르노 중독'을 공식적으로 고려하지 않고 대신 '과다성욕장애(hypersexual disorder)'에 대해 토론하기로 결정했습니다. DSM-5 실무협의체 의장은 수년간의 검토를 거쳐 '병적인 성적 행동'에 관한 후자의 포괄적인 용어를 포함하도록 권고했습니다. 그러나 실무협의체 의장에 따르면, 막판에 진행된 '스타 챔버'[52] 회의에서 DSM-5 정상회담 관계자가 인용이 비논리적으로 기술되었다는 이유로 일방적으로 '성욕과잉증(hypersexualtiy)'이라는 말을 거부했습니다.[189]

이 입장에 서게 되면서 DSM-5는 환자와 의사로부터 광범위하게 보고된 강박증과 중독에 일치하는 징후, 증상 그리고 행동에 있어서의 공식적인 증거와 미국중독의학회(American Society of Addiction Medicine, ASAM)의 수많은 의학 및 연구 전문가들의 권고를 무시해 버렸습니다.

2011년에 미국중독의학회가 FAQ를 통한 공공정책성명을 발표했는데,[190] 학회는 성행동 중독이 실제로 존재하며 중독이 근본적인 뇌 변화를 나타내는 주요장애라고 분명히 밝혔습니다. 미국중독의학회의 FAQ에 따르면

[질문] 중독에 대한 이 새로운 정의는 도박, 음식 그리고 성적 행동을 포함한 중독을 말합니다. 미국중독의학회는 정말로 음식과 섹스가 중독성이 있

---

52. 영국의 형사법원으로, 1641년 의회법에 의해 폐지되기까지 고문과 불공평한 심의를 하는 법원으로 악명 높았다. '불공평한 법원(위원회)'을 뜻할 때 이 표현을 쓸 정도로 불공평의 상징이 되었다.

다고 믿습니까?

[답변] 중독에 대한 새로운 미국중독의학회의 정의는 중독이 보상을 받는 행동과 어떻게 연관되는지를 설명함으로써 중독을 약물 의존성과 동일시하는 것에서 출발합니다. 이 정의는 중독이란 뇌 기능과 뇌 회로에 관한 것이며, 중독자의 뇌 구조와 기능이 비중독자의 뇌 구조와 기능과 어떻게 다른지 설명합니다. 음식과 성적 행동, 도박 행위는 이 새로운 중독의 정의에서 설명한 '병적인 보상추구'와 연관될 수 있습니다.

DSM은 당시 국립정신건강연구소(National Institute of Mental Health, NIMH)의 소장이었던 토마스 인셀(Thomas Insel)에 의해 비판받았는데, 그는 기초적인 생리학 및 의학 이론을 무시하고 증상들만으로 진단을 하는 접근법에 반대했습니다. 이러한 접근법은 현실에 반하는 변덕스럽고 정치적인 결정을 허용할 수 있기 때문입니다. 예를 들면 DSM은 한때 동성애를 정신질환으로 분류하기도 했습니다.

2013년 DSM-5가 출간되기 직전, 토마스 인셀은 정신건강 분야가 DSM에 의존하는 것을 중단할 때라고 경고했습니다. 그는 "DSM의 약점은 타당성의 부족"이라고 설명했고, "DSM 범주를 '최적의 표준'으로 사용하면 우리는 성공할 수 없다."고 말했습니다. 그리고 "그것이 국립정신건강연구소가 DSM 범주에서 벗어나 연구 방향을 조정하는 이유이다."라고 덧붙였습니다.[191] 다시 말해 국립정신건강연구소는 DSM 진단명에만 기반한 또는 그것과 전혀 무관한 연구에는 자금 지원을 중단하겠다는 것입니다.

DSM-5의 발표 이후 인터넷 중독과 인터넷 도박중독을 조사한 수백 편의 연구, 그리고 인터넷 포르노 중독을 조사한 수십 편의 연구가 쏟아져 나

왔습니다. 이러한 연구들은 계속해서 DSM-5의 지위를 약화시키고 있습니다. 덧붙여 말하면, DSM-5의 입장을 주목한 언론의 관심에도 불구하고, 병적인 성적 행동을 하는 사람들과 함께 일하는 의사들은 그러한 문제들을 계속 진단해 왔습니다. 그들은 DSM-5에 있는 또 다른 진단명인 '기타 특이적 성기능 장애(other specified sexual dysfunction)'[53]뿐 아니라 세계보건기구의 최근 진단 매뉴얼인 ICD-10의 '약물이나 생리적 조건에 의하지 않은 기타 성기능 장애(other sexual dysfunction not due to substance or known physiological condition)'라는 진단명을 사용합니다.[192]

내가 2017년 개정판을 완성한 후, 세계보건기구는 미국정신의학회의 과도한 조심성을 정정했습니다. ICD-11은 '강박적 성행동 장애(compulsive sexual behaviour disorder)'라는 진단을 포르노로 인해 고통 받는 사람들을 위한 적합한 진단으로 받아들였습니다.[1] 그러나 인터넷 포르노의 영향을 조사했던 최고의 신경과학자들은 강박적인 성행동이 도박과 같은 다른 행동 장애의 신경생리학적 유사성에 근거한 중독성 장애로 재분류되는 것이 최선이라고 믿고 있습니다.[193]

이것은 포르노 중독이 '강박'이나 '중독'이냐에 대한 토론 거리를 가져다 주었습니다. 중독 영역 밖에서 당신은 도박 중독, 비디오 게임 중독, 포르노 중독이 '중독'이 아니라 '강박'이라고 주장하는 중독 반대론자들의 목소리를 들을 수 있습니다. 이것은 사람들의 관심을 다른 데로 돌리려는 속임수입니다. 나는 이들 반대론자들에게 "무언가를 이용하려는 강박증에

---

53. 한국표준질병사인분류에서는 '기질성 장애 또는 질병에 의하지 않은 기타 성기능 장애 (other sexual dysfunction, not caused by organic disorder or disease)'로 분류되어 있다.

서 나타나는 신경학적 상관관계는 무언가에 중독되었을 때 나타나는 신경학적 상관관계와 어떤 차이점이 있습니까?"라고 물었습니다. (신경학적 상관관계란 뇌 회로, 신경화학물질, 기저질환을 일으키는 수용체와 유전자를 가리킵니다.)

사실 도박 중독과 도박 강박증은 뇌 수준에서 신체적 차이가 없기 때문에 '강박' 옹호론자들은 결코 대답하지 않습니다. 두 가지 모두 민감화를 수반합니다. 보상중추와 보상회로는 단 하나뿐입니다. 행위중독에서 보이는 핵심적인 뇌 변화들은 약물중독과 약물사용 강박증에서 동일하게 발생합니다. 이것은 어떤 진단 분류를 사용하든 중독 행동과 관련된 뇌의 변화인 것입니다. 오리처럼 '걷고', '말하고', '꽥꽥거린다면' 그것은 오리입니다. (물론 특정 중독은 각각의 독특한 특징이 있습니다. 가령 헤로인 중독은 몸 전체의 오피오이드 수용체를 급격히 감소시켜 심각한 금단증상을 일으킬 수 있습니다.) 미국중독의학회는 중독의 정의를 다음과 같이 설명합니다.

이 새로운 정의는 중독이 약물에 관한 것이 아니라 뇌에 관한 것이라는 것을 분명히 한다. 사람을 중독자로 만드는 것은 사람이 사용하는 물질이 아니다. 그것은 심지어 사용량이나 사용 빈도도 아니다. 중독은 사람이 보상 물질이나 보상 행동에 노출되었을 때 그 사람의 뇌에서 일어나는 것들에 관한 것이다. ……

언제 경계선을 넘을까?

많은 사람이 "너무 많다는 것은 얼마나 많다는 것을 뜻하는 것인가?"라는 질문을 합니다. 이 질문은 포르노의 영향이 이분법적이라고 가정합니다.[194] 즉, 당신은 아무 문제가 없을 수도, 중독자일 수도, 또는 다른 포르노 관련 문제를 가지고 있을 수도 있습니다. 그러나 경계선을 넘는 지점을 묻는다는 것은 신경가소성의 원리를 무시하는 것입니다. 뇌는 항상 환경에 반응하여 배우고, 변화하고, 적응합니다.

여러 연구들은 소량의 초정상 자극만으로도 매우 빨리 뇌가 변화되고 행동이 바뀔 수 있다는 것을 보여 줍니다. 예를 들어, 건강한 성인에게 비디오 게임에 대한 현저한 민감성을 유도하는 데는 단 5일밖에 걸리지 않았습니다.[195] 게이머들은 아직 중독되지 않았지만, 증가된 뇌 활동은 마음속에 존재하는 게임을 향한 갈망을 반영했습니다. 또 다른 실험에서는 쥐들에게 고지방, 고당분 식품을 제한 없이 먹게 했을 때 모든 쥐들이 폭식하여 비만이 되었습니다.[146] 도파민 수용체가 줄어들고 포만감이 감소하여 이 쥐들이 정크 푸드를 게걸스럽게 먹어 치우는 일은 단 며칠밖에 걸리지 않았습니다. 포만감이 떨어지자 쥐들은 폭식하기 시작했습니다.

포르노 이용자들은 어떨까요? 다시 말하지만, 독일의 한 뇌 스캔 연구(중독자 제외)는 포르노 소비가 중독과 연관된 뇌 변화 및 포르노에 반응하는 뇌 활성화 감소와 상관관계가 있다는 것을 보여 줍니다.[10] 이탈리아의 한 연구는 일주일에 한 번 이상 포르노를 본 고등학교 3학년 학생의 16%가 성욕 감소를 경험했다고 보고했습니다. 포르노를 보지 않았던 학생들은 성욕 감소 경험이 0%였습니다.[36] 중요한 점은 중독이 측정 가능한 뇌의 변화나 부정적인 영향에 꼭 필요한 것은 아니라는 것입니다.

우리가 성적인 환경을 배우고 적응하게 되면서 성적 조건화, 민감화, 그리고 다른 중독과 관련된 뇌 변화가 이와 연관된 영역에서 일어납니다. 이것들은 우리의 뇌, 인식, 우선순위, 심지어 성기능까지도 변화시킬 수 있습니다.

이러한 이유로 "이 시각 자료가 포르노로 간주되는가?" 또는 "얼마나 많은 포르노를 보아야 중독될까?"와 같은 질문들은 잘못된 것입니다. 전자는 "도박중독을 유발하는 것은 슬롯머신일까? 블랙잭일까?"라고 묻는 것과 같습니다. 후자는 음식 중독자에게 먹는 데 몇 분을 쓰는지 묻는 것과 같습니다. 사실 뇌의 보상중추는 포르노가 무엇인지 알지 못합니다. 단지 도파민과 오피오이드 급증을 통한 자극 수준만 기록할 뿐입니다. 포르노 이용자의 뇌와 선택된 자극 사이의 이 신비스러운 상호작용이 이용자가 중독에 빠질지 아닐지를 결정하는 것입니다.

원인과 결과 분리하기

중독 반대론자들은 종종 여러 가지 문제를 가진 포르노 이용자들이 우울증, 유아기 트라우마, 강박장애와 같은 선행 질환을 갖고 있었다고 이야기합니다. 과도한 포르노 이용은 그 선행 질환들의 결과이지, 원인이 아니라고 주장합니다. 물론 어떤 포르노 이용자들은 이전부터 존재하던 문제를 가지고 있고 추가적인 도움이 필요할 것입니다.

그러나 만성적인 과잉자극 없이 중독에 빠지는 사람은 없습니다. 더구나 연구는 '선행 질환이 없는 젊은이들은 중독 증상을 발전시킬 위험 없이 과도하게 무언가를 이용하는 것이 가능하다.'는 가정을 지지하지 않습니다.[196] 예를 들어, 흔치 않은 한 종단 연구는 젊은 인터넷 이용자들을 오랜 시간 추적했습니다. 잠재적인 교란 요소들을 통제한 결과, 처음에 정신건강 문제가 없던 젊은이들이 인터넷을 병적으로 많이 사용했을 때 우울증 발생이 2.5배나 더 많은 것으로 나타났습니다.[197]

서양에서는 재연될 수 없을 것 같은 흥미로운 실험이 있었는데, 이것은 중국의 연구자들이 대학 신입생의 정신건강을 측정하면서 시작되었습니다.[198] 이 학생들 중 일부는 대학에 입학하기 전 인터넷을 하며 시간을 보낸 적이 없었습니다. 12개월 후 과학자들은 그 인터넷 초보자들의 정신건강을 다시 평가했는데, 2,000명의 신입생 중 59명이 이미 인터넷 중독에 빠져 있었습니다. 이 연구자들은 다음과 같이 말했습니다.

중독 후 그들은 우울증, 불안, 적대감, 대인관계의 예민성, 정신병 등에서 심 각하게 높은 점수를 나타내었는데, 이것은 인터넷 중독 장애의 결과라는 것 을 시사한다.

인터넷 초기 중독자들의 정신건강에 대한 전과 후의 점수를 비교했을 때, 과학자들은 다음과 같은 것을 발견했습니다.

· 그들이 인터넷에 중독되기 전에는 그들의 우울증, 불안, 적대감의 점수가 정상보다 낮았다.
· 그들이 중독된 후(1년 후)에는 모든 영역에서 점수가 크게 증가했는데, 이 것은 우울증, 불안, 적대감이 인터넷 중독의 결과이지 인터넷 중독의 전조 가 아님을 시사했다.

연구자들은 또 다음과 같이 말했습니다.

우리는 인터넷 중독 장애의 확실한 병리학적 예측 인자를 발견할 수 없다.

인터넷 중독 장애는 중독자들에게 여러 가지 병리학적 문제들을 일으킬 수 있다.

간단히 말해 학생들의 인터넷 이용 습관이 그들의 정신적인 증상들을 야기한다는 것입니다. 더 최근에는 대만의 연구자들이 우울증, 자존감, 가족의 지원, 그리고 인구통계 등의 변수를 조절하고 난 후에도 청소년의 자살 충동 및 시도가 인터넷 중독과 관계가 있음을 보고했습니다.[199]

중국의 연구자들은 고위험군 인터넷 남용자들이 관심 상실, 공격적인 행동, 우울한 감정, 죄책감과 같은 우울증의 확실한 징후를 보이지만, 만성적인 우울증의 증거는 거의 보이지 않았다는 것을 확인했습니다.[200] 다시 말해 그들의 증상은 밑에 깔려 있던, 기존에 존재하던 성격이라기보다는 인터넷 남용으로 초래된 것일 수 있다는 것입니다.

또 다른 중국 연구에서는 우울증, 적대감, 사회적 불안감과 인터넷 중독을 12~13세 사이 청소년 2,293명을 대상으로 1년 간격으로 두 차례 측정을 했는데, 인터넷에 중독된 청소년들은 비중독자 그룹에 비해 우울증과 적대감이 증가했습니다. 나아가 연구 초기에는 중독자였지만 1년 뒤 중독이 사라진 청소년들은, 중독이 계속 유지된 청소년들에 비해 우울증, 적대감, 사회적 불안감이 감소했습니다.[201]

2017년의 두 연구에서는 인터넷 이용자들에게 특정 인터넷 애플리케이션의 사용을 자제하도록 했습니다. 덴마크의 페이스북 사용자들은 1주간만 그것을 끊었는데도 삶의 만족도와 기분에 있어서 의미 있는 향상을 보였고,[202] 중국의 게이머들은 3~6개월간 게임을 중단한 뒤 갈망과 우울증이 줄어들었습니다.[203] 정신과 의사인 빅토리아 던클리(Victoria Dunckley)는 상호작용 도구[54]를 중단한 젊은 환자들에게서 이와 비슷한 극적인 개선이 있음을 보고했습니다.[204] 반대로 벨기에 연구진들은 14세 남자아이의 학업 성취도를 두 시점에서 평가했는데, 그들은 인터넷 포르노 이용의 증가로 인해 6개월 뒤에는 그 소년의 학업 성취도가 저하되었다는 것을 발견했습니다.[72]

이러한 연구 결과들은 포르노를 중단한 후 기분, 동기 부여, 학업 성취도, 사회적 불안감 등에서 이점을 경험한 수많은 회복 포럼 회원들이 비공식적으로 보고한 결과들과 일치합니다. 심각한 증상들이 이렇게 눈에 띄는 개선을 보인다는 사실은, 인터넷 관련 문제들이 선행 질환이나 성격장애가 있는 사람들에게서만 생긴다는 주장을 약화시킵니다.

일부 포르노 이용자들이 잘못 진단된 것일까요?

발기부전, 사회적 불안감, 집중력 문제, 우울증과 같은 증상들은 상당히 다르지만, 이 증상들은 과학적 문헌들에 있는 공통된 발견들을 공유합니다. 이미 설명했듯이, 한 가지 뇌 변화는 둔감화입니다. 다시 말해 이 용어는 모든 즐거움에 대한 반응이 일반적으로 떨어지는 것을 말하는데, 도파민이 기준치 이하로 떨어지고 도파민의 민감도도 감소하는 것입니다. 둔감화의 증거는 보통 수준의 포르노 이용자들에게서도 나타납니다.[10]

도파민 신호 전달의 감소는 다음과 같은 증상들과 관련이 있습니다.

· 성적 행동이 감소하고,[144] 발기부전과 지연사정의 원인이 될 수 있다.

---

54. 컴퓨터, 휴대폰 등 상호작용이 가능한 여러 전자 기기들을 가리킨다.

- 위험을 감수하려는 의지가 저하되고,[205] 불안이 증가되며, 과도하게 분노하는 경향과 결합하여[206] 사회화의 의지를 약화시킬 수 있다.
- 주의력과 기억력 문제를 설명해 줄 수 있는 집중력 상실[207]이 발생한다.
- 동기부여와 건전한 기대감이 결핍되어[208] 무관심[209]과 꾸물대거나 미루는 버릇을 초래할 수 있으며 우울증을 가져온다.[210]

실제로 의사가 한 의대생에게 그의 용기 있는 허락하에 약물을 이용하여 그의 도파민을 간단히 고갈시켰을 때 어떤 일이 일어났는지 보십시오.[211]

이 경우에 있어 도파민이 계속 고갈되는 동안 다양한 주관적 경험들이 연이어 나타났다가 사라졌다. 이러한 경험들은 부정적인 증상들(동기부여 감소, 감각 둔화, 유창성 감소, 기분 저하, 피로, 집중력 부족, 불안, 초조, 수치심, 공포)과 강박 증상, 사고 장애, 그리고 불안과 우울 증상들과 유사했다. (괄호 안의 항목은 인용된 논문의 다른 곳에 열거되어 있습니다.)

중독 연구자들은 인터넷 중독자들을 포함해 많은 중독자들의 뇌에서 도파민과 도파민 민감성의 감소를 측정했습니다.[212]

반면, 도파민과 다른 신경화학물질들이 적절하게 조절되었을 때는 성적 매력, 사교성, 집중력, 성적 반응, 행복감을 느끼는 것이 훨씬 쉬워집니다. 나는 정상적인 도파민 신호로의 복귀가 왜 많은 사람들이 중독에서 벗어난 후 유사한 일련의 다양한 개선 사항을 보고하는지 설명하는 데 도움이 된다고 생각합니다. 다시 말해 예비 결과들은 4주간의 포르노 절제가 사람들로 하여금 위험을 감수하는 의지를 향상시키고, 더 외향적이고, 더 성실하

고, 더 이타적이고, 만족을 지연시키며, 덜 신경질적이게 만든다는 것을 보여 줍니다.[28]

많은 의료 서비스 제공자들이 여전히 포르노 이용이 우울증, 뇌에 안개가 낀 것 같은 상태, 낮은 동기부여 및 불안과 같은 증상을 일으킬 수 없다고 생각하는 것은 불행한 일입니다. 그들은 인터넷 포르노 이용자에게 인터넷 이용 습관에 대해서는 묻지 않고 그들이 원발성 장애[55]를 가진 것으로 무심코 오진을 하는 실수를 범합니다. 그러나 포르노 이용자들은 그들이 포르노를 중단하면서 그들의 증상들이 해결되는 것을 보고 놀라곤 합니다.

나는 인터넷 포르노가 남자에게 무슨 짓을 하는지에 대해 이 사회가 안다고 생각하지 않습니다. 그들이 포르노와 연관시키는 것은 발기부전밖에 없어요. 포르노는 남자를 겁먹은 소년으로 만들어 버려요. 나는 사회적으로 뭔가 어색했고, 우울했고, 동기부여도 없었고, 집중도 안 됐어요. 자신감도 없었고, 근육의 힘도 떨어지고, 목소리는 약해져 갔어요. 나는 내 삶을 전혀 통제할 수가 없었어요. 남자들은 모든 종류의 약을 처방받기 위해 의사에게 가겠지만, 실제로 그것은 포르노에 대한 것이고 포르노가 뇌와 신체에 미치는 영향에 관한 것이에요. 나는 포르노를 끊었고, 몇 년 전보다 훨씬 기분이 좋아졌어요.

—

포르노를 중단하는 것은 나에게 필요한 항우울제였어요. 9개월 전 나는 25세

---

55. 다른 질환과 연관이 없는 그 자체가 특징인 질환. 여기서는 우울, 불안 등의 질환이 포르노와 관련 없이 발생한 것이라는 의미이다.

의 대학 중퇴자였고, 내가 싫어하는 일을 하면서 우울해했었어요. 포르노를 중단한 후 몇 달 만에 내게 초능력이 생겼어요. 나는 여자를 만난 지 2분 만에 키스를 하고, 여자의 집에 초대를 받는 등 처음으로 많은 경험을 했어요. 나는 더 이상 우울증에 빠지지 않을 것 같아요. 여전히 내리막길이 있기는 하지만, 예전처럼 매사에 활력이 없고 자살 생각이 들던 이전과는 비할 바가 아니에요. 나의 비밀이요? 지난달에는 인터넷을 한 시간 정도 했어요. 나는 모든 것을 스스로 책임져야 하지만 9월에는 다시 한번 대학생활을 시작하려고 해요.

초고속 포르노시대 이전에 교육을 받은 전문가들은 종종 성적 취향은 성적 지향만큼 선천적이라고 교육받았습니다. 포르노로 인한 성적 취향을 되돌리기 위해 포르노를 중단하는 실험을 하도록 환자들에게 장려하는 대신, 그들은 더 과감한 치료를 제안할 수도 있습니다.

2012년에 나는 전문적인 심리치료사이자 성 과학자로부터 도움을 받으려고 했어요. 나는 20년 동안이나 강박적으로 포르노를 보는 문제가 있었다고 치료사에게 말할 용기를 냈죠. 하지만 나는 몰이해의 벽에 부딪혔어요. 이 심리치료사는 이것이 성욕이 강해서이고(과다성욕장애), 항문 성교나 거친 포르노 장면 같은 불가역적인 성도착증이라며 나에게 확신시키려고 했거든. 그 치료사는 포르노 중독이란 것은 존재하지 않는다고 말하면서 나의 성욕을 줄이기 위해 강력한 항안드로겐 제제[56]를 처방하려고 했어요. 나는 동의하지 않았죠. 왜냐하면 여성형 유방 같은 부작용을 알고 있었기 때문이에요.

---

56. 대표적인 남성 호르몬인 안드로겐을 억제하는 약물.

분명히 의료 서비스 제공자들은 단순히 포르노를 중단하면 치료되는 발기부전과 지연사정을 가진 일부 젊은 남성들을 치료하고 있습니다. 나는 이 효과에 대한 두 개의 게시물을 하루 만에 읽었습니다. 첫 번째 젊은이의 삼촌은 정신과 의사였는데, 그는 이 젊은이에게 포르노로 유발된 발기부전은 있을 수 없다고 말했습니다. 그 젊은이는 어쨌든 실험을 했고 회복했습니다. 다른 한 명은 32세 남성이었는데 비아그라는 물론 주사요법이 더 이상 효과가 없을 때, 그의 담당 의사는 결국 음경 보형물을 권유했습니다. 그는 이 제안을 거부했고, 포르노가 발기부전을 어떻게 초래하는지 발견하고, 실험을 한 후 회복되었습니다. 또 다른 남성도 비슷한 상황에 직면했습니다.

의료계는 시대에 뒤떨어져 있습니다. 나는 발기부전에 대해 유명하다는 비뇨기과 의사(그를 만나기 위해 수 시간 동안 여행을 해야 했어요.)를 포함해 여러 의사들에게 수천 달러를 썼습니다. 검사하는 데도 수천 달러를 소비했고, 약값에도 수천 달러를 썼어요. "포르노로 발기를 한다는 것은 당신의 생각 속에서······ 비아그라를 복용한다는 뜻이에요." 단 한 번도 의료 전문가가 나에게 "이봐요, 포르노를 너무 많이 보면 성기능 장애를 일으킬 수 있어요."라고 말한 적이 없습니다. 그 대신에 그들은 발기부전과 관련이 있는 것으로 입증되지 않았고, 일반적으로 나에게 적용되지도 않는 엉뚱한 설명을 계속 해 댔어요. (예를 들어, 불안감, 스트레스는······ 비록 당신이 그 두 가지 모두 해당되지 않은 것처럼 보일지라도 ; 다이어트는······ 비록 당신의 체중이 정상이고 균형 잡힌 식사를 하고 있다 하더라도 ; 테스토스테론이 낮은 것은······ 비록 극단적인 경우를 제외하고는 낮은 테스토스테론이 발기부전과 연관은 없지만, 당신의 테스토스테론은 진

짜로 낮지는 않아요 등)

'섹스의 긍정적 측면'에 집착하는 '성 과학자'로부터 정말 끔찍한 조언을 들었어요. 그들은 포르노 이용으로 발생하는 잠재적인 부정적 결과를 인정하지도 않고, 포르노로 유발된 발기부전의 개념을 적극적으로 조롱하기까지 해요.[213] 그래서 포르노와 발기부전 사이의 연결성을 나 스스로 만들지 않은 것이 어리석은 것처럼 느껴져요. 하지만 전문적인 조언도 구했는데 포르노는 긍정적으로 언급될 때를 제외하면 전혀 거론되지 않았습니다. "모두가 그렇게 해요. 사실 그게 정상이죠. 그게 건강한 거죠." 나는 외과적으로 해결할 수 있는 가능성을 알아봤어요. 음경혈관재건술은 약 $25,000-30,000 정도의 비용이 들고, 그 결과도 그다지 고무적이지는 않았어요. 이 수술을 약속한 그 다음날, 나는 이 정보를 우연히 발견했어요. 오, 맙소사! …… 이 얼마나 놀라운 계시와 안도감인지.

그리고 이건 효과가 있어요. 나는 비록 100%는 아니지만 극적으로 향상되었고 상황이 계속 나아지고 있습니다. 내가 해야 할 일은 포르노를 이용해서 자위하는 것을 관두는 것뿐이었어요. 믿을 수가 없어요. 솔직히 전문의들을 포함한 전문가들에게 해결책을 구했는데 내가 어렵게 번 돈을 고맙게 받고는 어이없는 조언을 해 준 것을 생각하면 화가 좀 납니다.

얼마나 많은 남성들이 구시대적인 정보와 그들이 원치 않는 치료를 받고 있을까요? 그들의 뇌는 정상적인 성적 반응을 회복하기 위해 우선 휴식이 필요한 게 아닐까요? 포르노로 인해 생긴 문제들로부터의 회복은 만성적인 과잉자극을 포기할 때 생기는 자연스런 결과일 수 있습니다.

핵심은 행동과 뇌 기능 사이의 연관성에 대해 우리가 알고 있는 바를 감안할 때, 인터넷의 잠재적인 남용을 먼저 해결하지 않고 젊은이들에게 향정신성 약물을 처방하는 것은 무모하다는 것입니다. 또한 인터넷 포르노 이용을 다루지 않고 성기능 개선을 위한 약물을 그들에게 처방하는 것 역시 무모하기는 마찬가지입니다.

포르노,
그리고
당신의 **뇌**

3

통제력을 회복합시다

Regaining control

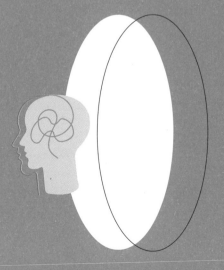

3

●

통제력을 회복합시다

_과잉의 길은 지혜의 궁전으로 이어진다.[57]
The road of excess leads to the palace of wisdom.
윌리엄 블레이크_

사람들이 회복으로부터 많은 이점을 보고하고 있지만, 가장 큰 선물은 당신의 삶에 대한 통제력의 회복입니다. 포르노 중독에서 회복된 사람들은 다음과 같이 이야기합니다.

몇몇 사람들이 말하는 것에도 불구하고, 비록 처음 몇 달 동안은 정말 그렇게 느껴지겠지만, 포르노를 중단하는 것이 당신을 자신감과 능력의 신이 되게 하지는 않을 것입니다. 포르노를 중단하는 것은 당신의 삶을 더 잘 통제할 수 있

---

57. 이 글의 뒤에는 '충분함을 넘어서는 상태가 무엇인지 알기 전까지는 무엇이 정말 충분한 것인지 결코 알지 못하기 때문이다'라는 말이 있다. 즉, '적정선을 넘어 지나치게 무엇인가를 해 봐야 지혜를 얻게 된다. 왜냐하면 지나쳤다 싶을 때까지 그것을 해 보지 않으면 적정선이 어디인지를 알 수 없기 때문이다.'라는 뜻이다.

게 해 줄 것입니다. 그것은 청소년기에서 성인기로 넘어가는 것과 어느 정도 비슷합니다. 충동적으로 행동하기보다는 가장 원초적인 본능 중 하나로 자제력과 주의력을 배우게 될 것입니다. 이것은 모든 삶의 영역으로 흘러 들어갈 것이고, 삶의 결정들이 전적으로 자신에게 달려 있도록 해 줄 것입니다.

내가 500일 전에 이것을 시작했을 때, 나는 집중하는 데 어려움을 겪었습니다. 한 번에 일주일 이상 목표를 달성할 수가 없었습니다. 쉬는 날이 있을 때마다 그 시간으로 더 많은 일을 할 수 있다는 것을 알면서도 게으르게 시간을 낭비했습니다. 지금은 일주일에 약 50-60시간 동안 시간 가는 줄 모르게 일할 수 있습니다. 지금은 규칙적으로, 그리고 꾸준하게 운동을 할 수 있습니다. 나는 때때로 파트너를 욕망의 대상으로 생각했지만, 마침내 이제는 또 다른 한 인간으로 대할 수 있기 때문에 지금까지와는 다른 관계를 맺고 있습니다. 이제 나는 욕망이 그다지 중요하지 않다는 것을 직접 경험해서 알고 있습니다. 지금 나는 그저 내가 할 수 있기를 바라기보다는 계속해서 나를 발전시키고 있습니다.

통제력을 회복하기 위한 첫 번째 단계는, 당신의 뇌에 몇 개월 동안 인위적인 성적 자극으로부터 휴식을 주는 것입니다. 즉, 당신의 관심을 실제 생활로 옮기는 것입니다. 이것은 만성적인 포르노의 과소비나 다른 문제들이 당신이 가진 증상들의 원인이 되는지 확인할 수 있도록 도움을 줄 수 있습니다.

이상적인 경우, 이런 제한 시간이 길어지면 당신은 다음과 같이 될 수 있습니다.

- 뇌의 보상회로의 민감도를 회복시켜 일상적 즐거움을 다시 누릴 수 있게 해 줍니다.
- 포르노를 이용하도록 유도하는 '그게 있어야 돼!'라는 뇌 경로의 강도를 줄여 줍니다.
- 전전두엽피질을 강화시켜 의지력을 회복시켜 줍니다.
- 심한 갈망을 유발하지 않도록 스트레스의 영향을 줄여 줍니다.

그 다음으로, 일관성을 유지해야 합니다. '나는 지금 당장 포르노를 보고 싶어.'라는 경로가 발생빈도가 점점 줄어들어 사라지기까지는 수개월 또는 심지어 수년이 걸릴 수도 있기 때문입니다. 어떤 이들은 이 과정을 '재부팅'이라고 부릅니다. 이것은 포르노가 없는 삶에서 당신이 원래 어떤 사람인지 재발견하는 길입니다. 이 생각은 인위적인 성적 자극을 피함으로써 당신의 뇌를 폐쇄했다가 다시 가동시켜 공장의 초기 설정으로 되돌리는 것입니다.

이 비유가 완벽하지는 않습니다. 즉, 컴퓨터의 하드 드라이버를 지울 때처럼 '복원 시점'으로 되돌아가거나 모든 데이터를 지울 수는 없습니다. 하지만 많은 사람들은 포르노나 포르노 판타지, 포르노 대체물로부터 뇌에 충분한 휴식을 제공하는 것을 통해 포르노와 관련된 문제들을 되돌릴 수 있습니다. 그리고 이 비유는 종종 이러한 과정에 있어 유용합니다. 결국 포르노 중독의 문제 행동과 증상들은 본질적으로 물질적인 것에 있습니다. 그것들은 뇌의 구조에 새겨져 있습니다. 우리는 행동을 바꿈으로써 그 구조를 바꾸는 것입니다. 즉, 시간이 지남에 따라 새로운 삶의 방식이 뇌 기능의 변화에 반영되는 것입니다.

재부팅하는 사람들은 시행착오를 통해 포르노를 이용하는 대신 페이스북, 데이팅 앱, 에로틱한 사진 사이트들을 서핑하는 것이 알코올 중독자가 라이트 맥주로 술을 바꾼 것과 같다는 것을 발견했습니다. 바로 역효과가 나타나는 것입니다. 간단히 말해 인위적인 성적 자극에는 당신의 뇌가 포르노를 이용했던 것과 같은 방식으로 이용할 수 있는 어떠한 것이든 모두 포함됩니다. 화상 채팅, 성적인 만남, 섹스팅,[58] 에로소설 읽기, 친구 찾기 앱, 포르노 시나리오 공상하기 등 당신은 그것이 무엇인지 알 것입니다.

지금의 목표는 스크린 없이 실제 사람과 교류하며 즐거움을 찾고, 삶과 사랑에 대한 욕구를 일깨우는 것입니다. 처음에는 당신의 뇌가 실제 사람을 특별히 자극적인 것으로 인식하지 못할 수도 있습니다. 하지만 당신이 뇌에서 일어나는 포르노 경로의 활성화를 지속적으로 거부하게 되면, 그것의 우선순위는 점차 변할 것입니다.

사실 나는 포르노 사이트를 이용하지 않고 6개월이나 버텼어요. 그 다음에 하나를 봤을 때 그것이 얼마나 시시하고 진부한지 놀랐어요. 그 이후로 나는 그것을 보는 데 관심이 없어졌어요. 포르노는 페라리 사진을 보는 것이 마치 그차를 운전하는 것처럼 생각하는 것과 같은, 그런 섹스를 하는 것입니다.

——

어제 컨퍼런스에서 돌아왔을 때 나는 육체적으로, 또 정신적으로 지쳐 있었어요. 하지만 이번에는 내가 이전에 결코 기대할 수도 없었던, 내면에 저장된 에너지를 발견했죠. 그 섹스는 믿을 수 없었고 열정적이었어요. 정말 믿을 수가 없

---

58. 성적인 문자나 사진을 주고받거나, 야한 동영상 등을 제작, 유통하는 행위.

어요. 다시 스무 살이 된 기분이었어요. 이런 때에 섹스를 하는 것이 '너무 피곤' 한 일이 된 지 5년이나 지난 지금, 나는 아내와의 케미가 느슨해진 것이 문제가 아니라 나의 성적 에너지를 포르노를 보며 자위하는 데 항상 허비해 버렸음을 알고 있습니다.

처음에는 재부팅 과정이 쉽지 않습니다. 당신의 뇌는 갈망으로 당신을 부를 때 해결 방법이 나오지 않으면 매우 날카로워질 수 있습니다. 그러나 포르노로부터의 자유는 정상적인 민감도로 돌아오게 하고, 어떠한 중독 경로든 그것을 약화시키는 데 있습니다. 그래야만 자신의 우선순위를 자유롭게 정할 수 있습니다.

한 남성은 이 과정을 이렇게 묘사했습니다.

뇌에서 쾌락의 원천을 제거하는 것은 테이블의 다리를 빼앗는 것과 같습니다. 모든 것이 흔들리고 불안정해집니다. 뇌는 두 가지 선택을 할 수 있는데, 하나는 당신이 테이블 다리를 다시 제자리에 갖다 놓도록 '부추길 수 있는' 모든 방법을 동원해 지옥처럼 당신을 괴롭히는 것입니다. 두 번째는 테이블 다리가 정말로 없어졌다는 것을 받아들이고 테이블 다리 없이 균형을 재조정하는 길을 찾는 것입니다. 물론 뇌는 첫 번째 방법을 먼저 시도합니다. 그리고 잠시 후 여전히 첫 번째 방법을 진행하는 동시에 두 번째 방법을 작동시킵니다. 결국 첫 번째 방법을 포기하고 두 번째 방법을 성공함으로써 뇌가 다시 균형을 잡게 만듭니다.

이 장에서는 재부팅자들이 자주 공유하는 일반적인 팁부터 시작하겠습니다. 그런 다음 가장 일반적인 재부팅 문제와 함정에 대해 살펴볼 것입니다. 마지막으로는 자주 나오는 몇 가지 질문을 풀어 보겠습니다.

각 사람의 뇌, 이력, 상황들은 모두 다르다는 것을 명심하시기 바랍니다. 누구에게나 통할 수 있는 마법의 총알은 없습니다. 당신의 뇌를 재훈련하는 데 도움이 될 수 있는 팁을 고르고 선택하십시오. "내가 제대로 하고 있는 거야?"라는 의문에 사로잡히지 마시기 바랍니다. 목표와 현재 상황에 따라 재부팅을 하는 기간이나 변수를 결정하는 것은 바로 당신입니다. 포르노로 유발된 발기부전이 없는 많은 재부팅자들은 100일이나 3개월 정도로 목표를 정하고, 더 짧은 중간목표로 그 기간을 나누게 됩니다. 포르노로 유발된 발기부전을 가진 사람들은 때때로 더 긴 시간이 필요하기도 합니다.

재부팅은 당신의 실험실입니다. 만일 계획이 당신이 원하는 결과를 내지 못하면 다시 조정하십시오. 어떤 특정한 접근법이 효과가 있는지 아는 데 몇 개월이 걸릴 수도 있다는 것을 기억하시기 바랍니다. 그래서 당신이 포르노를 갈망하는 것에서 멀어졌다면, 최소한 몇 달 동안은 선택한 코스를 유지하기 바랍니다.

당신이 이렇게 하는 법을 배우다니 놀라워요. 이제 나는 "아는 것이 힘이다."라는 말을 완전히 이해했다고 생각해요. 일단 당신이 어떤 것이 어떻게 작용하고, 그것이 당신에게 어떤 영향을 미치는지 알게 되면, 당신이 원하는 한 그 변화를 가져오는 의지력을 모으는 것은 훨씬 더 쉽게 됩니다.

[지혜로운 자에게 하는 말]

재부팅은 포르노로 인해 문제를 겪는 사람이 미래에는 인터넷 포르노를 안전하게 이용할 수 있다는 것을 보장하지 않습니다. 많은 남성들이 이것을 힘들게 배웁니다. 그들은 발기부전이 회복된 것이 포르노나 포르노 대체물을 이용할 수 있다는 것을 의미한다고 추측하지만, 결국 다시 심각한 증상들을 겪게 됩니다.

권장 사항

다음은 회복 포럼에서 볼 수 있는 가장 친숙한 몇 가지 사항들입니다.

[접근 관리]

1. 모든 포르노물 제거하기

당신의 디지털 장치들에서 모든 포르노를 삭제하십시오. 이 일은 가슴이 미어지는 일일 수 있지만, 이 행동은 당신의 뇌에 변화를 향한 당신의 의지가 철통같다는 신호를 보내는 것입니다. 백업 파일들과 휴지통을 삭제하는 것을 잊지 마십시오. 그리고 포르노 사이트 즐겨찾기와 브라우저 기록도 삭제하십시오. 한 남성은 절대 내줄 수 없는 '가보 포르노'가 있다고 말했습니다. 그는 그 포르노를 한 디스크에 담아 포장하고, 코카콜라의 독점적인 제조 공식을 담고 있는 것처럼 덕트 테이프로 꽁꽁 감아서 찾기 어려운 장소에 보관했었습니다. 그는 회복되자마자 그것을 버렸습니다.

2. 주위의 가구 옮기기

포르노 이용과 관련된 환경적인 신호들은 민감한 경로들을 활성화할 수 있기 때문에 강력한 촉발 요소가 될 수 있습니다. 마약 중독자들은 이전에 마약을 했던 것과 관련된 친구들이나 이웃들, 활동들을 피하도록 지시받습니다.

당신은 당신 스스로를 피하거나 움직일 수는 없지만, 몇 가지 변화를 줄 수는 있습니다. 그런 다음 새롭게 구성한 환경에서 포르노를 이용하지 않도록 주의해야 합니다. 가령, 포르노 이용과 관련되지 않은 덜 사적인 장소에서 온라인 기기를 사용해 보십시오. '자위를 하던 의자'를 없애 버리거나 단순히 가구들을 이리저리 옮겨 보십시오.

아파트 가구를 재배치하는 것은 내가 과거의 환경에서 했던 것과 같은 연관성을 거의 느끼지 못하게 했기 때문에 큰 효과가 있었습니다. 어떻게 모든 것을 단 몇 피트 움직이고, 가구를 단 몇 도만 돌리는 것만으로도 애착을 둘러싼 에너지가 바뀔 수 있는지, 참 이상해요.

다른 아이디어도 있습니다.

나는 데스크탑 컴퓨터를 치웠어요. 그것은 내가 수년 동안 자위를 해 오던 것인데, 원치 않는 정보를 걸러내는 필터링을 하는 것에는 신뢰성이 가장 낮았어요. 나는 데스크탑을 포르노를 보거나 시간을 소비하는 것 외에는 사용하지 않았거든요. 노트북 컴퓨터로도 내가 원하는 것은 다 할 수 있어요.

나는 내 책상을 스탠딩 데스크형으로 바꾸었는데, 이것이 나의 형편없는 인터넷 검색 습관에 기적을 일으켰어요. 나는 의자에 앉는 것이 불편했기 때문에 내가 원하는 것을 하는 대신, 내가 해야 할 일을 하는 것으로 컴퓨터 사용 방법을 바꾸었어요.

3. 포르노 차단기와 광고 차단기 사용하기

포르노 차단기는 실패 방지 기능이 없습니다. 그것은 과속방지턱과 같아서 당신이 정말로 하고 싶지 않은 일을 곧 하게 될 것이란 것을 깨달을 시간을 줍니다. 회복의 초기에, 즉 당신의 통제력이 회복되기 전에는 차단기가 꽤 도움이 될 수 있습니다. 결국 당신은 그것들이 필요 없게 될 것입니다. 다음의 사이트에서 무료 포르노 차단기를 이용할 수 있습니다.

· Qustodio - http : // www.qustodio.com

· K-9 - http : // www.k9webprotection.com

· Esafely.com - http : // www.esafely.com/home.php

· OpenDNS - http : // www.dnsfilter.com/

나는 OpenDNS나 다른 종류의 웹 필터링 서비스를 적극 추천합니다. 특히 새로운 설정이 적용되기 전 3분 정도 지연되는 경우에는 더욱 그렇습니다. 그래야 당신이 흔들리더라도 3분 정도면 '정말 이러고 싶지 않아.'라는 것을 깨닫고 그런 설정을 해제할 수 있는 충분한 시간을 갖게 되거든요. 성적이거나, 데이트 또는 블로그 카테고리들을 모두 차단해 버리세요. 텀블러(Tumblr)[59]는 당신이 풀어 놓을 여유가 없는 교활한 것입니다.

---

59. 사용자들이 문자, 그림, 영상, 링크 등을 자신의 텀블로그에 게재할 수 있게 도와주는 마이크로 블로그 플랫폼이자 웹사이트이다. 성매매 관련 게시물, 몰래카메라 영상 등 불법 음란물을 허용하는 문제로 인해 한때 우리나라의 방송통신심의위원회로부터 시정 조치를 요구받은 바 있다.

만일 당신이 비디오 게이머라면 포르노 차단기를 사용하는 것이 위험할 수 있습니다. 당신의 뇌는 장애물을 피하는 방법을 찾는 것으로부터 약간의 도파민 상승을 얻는 데 익숙해져 있습니다. 그래서 아무 생각 없이 포르노 차단기를 또 다른 게임상의 임무처럼 취급할 수도 있습니다. 이런 경우 포르노 차단기를 삭제하고 다음의 소멸 훈련 또는 다른 방법을 시도해 보십시오.

어떤 경우에라도 광고 차단기를 사용하는 것을 꼭 고려해 보십시오. 그렇게 하면 휴가 계획을 세우거나 비타민을 주문할 때 광고 사이드 바에서 흔들리는 성적인 이미지를 볼 필요가 없습니다. 많은 사람들이 광고 차단기가 유혹을 물리치는 데 매우 도움이 된다고 합니다. '애드블록플러스(AdblockPlus)'는 무료입니다.

4. 날짜 계산기 사용하기

다양한 포럼에서 무료 날짜 계산기를 제공합니다. 당신의 게시물 아래에 있는 막대그래프가 당신의 목표에 대한 진행 상황을 보여 주고, 그것은 자동으로 업데이트됩니다. 어떤 사람들은 자신의 진행 상황을 시각적으로 추적하는 것이 큰 도움이 된다고 생각합니다.

날짜 계산기에 대한 평가는 엇갈립니다. 그 위험성은 누군가 다시 포르노에 빠져들 경우, 자신의 하루하루를 게임 포인트처럼 생각하고 '누적된 일수를 많이 잃지 않을 것이기 때문에'라는 핑계로 포르노를 보는 것을 합리화할 수 있다는 것입니다. 그러한 폭식은 회복 프로그램을 시작하기 전에 포르노를 이용했던 각각의 경우보다 진행 상황을 더 악화시키기 때문에, 날짜 계산기를 사용하고자 한다면 좀 더 장기적인 관점으로 이용하기 바랍니다. 포르노를 보지 않은 날들의 전체적인 숫자에 만족하십시오.

궁극적으로 중요한 것은 날짜의 수가 아니라 뇌의 균형입니다. 뇌는 정해진 일정에 따라 모두 균형을 되찾는 것이 아니며, 뇌가 재부팅할 시간이 필요한 것은 분명하지만 누적된 날들이 전부는 아닙니다. 또한 뇌의 균형은 운동, 사회활동, 자연과 함께하는 시간, 자제력 향상, 더 나은 자기관리, 명상 등으로부터 도움을 얻습니다.

장기적인 날짜 계산기 목표를 설정하는 또 다른 팁은 자신을 위한 작은 단위의 목표를 설정하는 것입니다. 그렇게 하면 더 먼 목표를 향해 천천히 진행하면서도 성취감을 반복적으로 얻을 수 있습니다.

5. 소멸 훈련하기(모든 사람을 위한 것은 아님)

파블로프의 개를 기억하십니까? 잘 모르시겠지만, 파블로프는 개에게 종소리가 날 때 침을 흘리는 것만 가르치지 않았습니다. 그 이후에 파블로프는 종을 울린 뒤 반복적으로 고기를 뺌으로써 종소리에 침을 흘리는 것을 멈추도록 가르쳤습니다.

이 과정을 '신호 소멸(cue extinction)'이라고 합니다. 당신은 자극과 습관적인 반응 사이의 연관성이나 경로를 약화시킬 수 있습니다. 일부 포르노 이용자들은 자기 통제를 강화하기 위해 이와 같은 원리를 사용할 수 있습니다.

(16세) PC에 앉아 있을 때마다 나는 포르노 사이트를 열곤 했습니다. 사이트가 열리면 나는 의지력을 시험하기 위해 그것을 끄곤 했어요. 처음 2주가 가장

힘들었는데, 내가 어떻게 그렇게 할 수 있었는지 아직도 잘 모르겠어요. 30일이 지나자 내가 포르노를 잊고 있었다는 것을 알았습니다. 오늘까지 나는 90일 동안 포르노를 중단했어요. 나는 그것에 대해 거의 생각하지 않았습니다. 새로운 사람이 된 기분이에요. 이 3개월 동안 5번 정도 자위를 했지만 포르노를 본 적은 없습니다. 이렇게 포르노로부터 벗어나는 것은 모든 10대들이 해야 할 일입니다.

만일 노출 및 반응 예방 요법(Exposure Response Prevention Therapy)으로 알려진 이 소멸 훈련이 포르노 사이트를 살짝 엿봄으로써 오히려 포르노를 다시 보게 할 위험이 있다면, 의지력을 강화하는 간접적인 접근을 먼저 시도해 보십시오. 운동 또는 유익한 스트레스 요인, 명상이 좋은 방법이 될 수 있습니다. 이 두 가지에 대해서는 다음에 설명되어 있습니다.

지지하기

1. 포럼 참여와 책임 파트너를 구하기

다른 사람들이 포르노 중단을 실험하는 온라인 커뮤니티에 참여하는 것은 당신에게 영감을 줄 수 있고, 당신이 하소연할 수 있는 공간을 제공하며, 다른 사람을 지지하는 것으로부터 오는 좋은 감정들을 느끼게 해 줄 수 있습니다. 그리고 진행 속도를 향상시키기 위한 새로운 팁을 줍니다.

혼자 싸우지 마세요. 결국 당신이 성공하도록 밀어붙이는 사람은 당신 자신이지만, 온라인 커뮤니티는 당신이 완전히 밑바닥에 있을 때 약간의 추가적인 동기부여를 할 수 있습니다.

　NoFap.com과 RebootNation.org와 같은 사이트들은 쉽게 책임 파트너를 찾도록 도와줍니다. 이것은 당신과 당신의 동료가 익명을 유지하면서 서로를 더 깊이 지원할 수 있는 방법입니다. 일대일 지원은 몇몇 사람들에게 확실히 도움이 됩니다.

　책임 파트너와 포럼 참여는 모두 온라인 활동이라는 단점이 있습니다. 병적인 인터넷 포르노 이용은 인터넷을 기반으로 하기 때문에 당신은 인터넷에서 더 많은 시간이 아닌, 더 적은 시간을 소비하도록 노력해야 합니다. 대부분의 사람들이 회복의 첫 단계 동안 포럼이 도움이 되었다는 것에는 동의했지만, 결국 그것은 실제 생활을 피하는 방법이 되어 버릴 수도 있습니다. 그런 이유로 격려가 필요할 때만 포럼을 살펴보는 사람도 있습니다.

　중독은 회복과 마찬가지로 사회적 맥락이 있습니다. 당신이 지원과 안정을 온라인에서 찾든 오프라인에서 찾든, 그것은 당신이 지원과 인정을 찾는다는 사실보다는 중요하지 않습니다.

　2. 치료, 지원 그룹, 건강관리

　오늘날 온라인상에서의 강력한 성적 새로움이 어떻게 파트너와의 성적인 반응을 변화시키는지, 그리고 행위중독이 다른 중독들처럼 실재적이라는 것을 이해하는 좋은 치료사는 큰 도움이 될 수 있습니다. 일부는 사람들이 포르노를 중단할 수 있도록 지원 그룹을 활성화하기도 합니다. 또한 온라인 또는 오프라인에서 자율적으로 실행되는, 12단계로 이루어진 그룹도 있습니다.

만일 당신이 어린 시절의 트라우마, 성적 학대, 가정 문제 등 자연스런 정서적 애착을 어렵게 만드는 추가적인 문제들과 씨름 중이라면, 좋은 상담사는 괜찮은 투자가 될 수 있습니다.

다시 말해 당신이 강박장애를 가지고 있다고 생각되면, 포르노를 중단하려고 할 때 금단증상에 대한 불안을 해소하기 위해 약간의 약물치료가 필요할 수도 있습니다. 의사를 만나 보십시오. 강박장애를 앓고 있는 어떤 사람은 이렇게 말합니다.

항우울제가 큰 도움이 됐어요. 그 약들은 내 등을 걷어차면서 나의 상황을 긍정적으로 바라보도록 강요하죠. 그리고 그 모든 것에 너무 상처받지 않도록 해 줍니다.

3. 일기 작성하기

당신의 진행 상황을 기록해 두십시오. 재부팅은 선형 과정이 아닙니다. 좋은 날도 있고, 나쁜 날도 있습니다. 나쁜 날에는 당신의 뇌가 당신이 아무런 진전도 없고 앞으로도 그럴 것이라고 설득하려고 할 것입니다. 일기장에서 이전 항목을 읽는 것은 상황을 장기적 관점으로 바라보게 만들어 줍니다.

포르노를 보고자 하는 갈망이 심할 때는 일기장을 보면서 지금까지 얼마나 먼 길을 왔는지 보곤 했어요. 다른 사람이 일기를 보지 못하게 하려면 비밀번호를 입력해 두세요.

일기는 당신이 다른 사람과 공유하는 것이 불편할 수 있는 내용을 마음에서 지워 줍니다. 또는 이러한 내용을 온라인에서 익명으로 공유할 수도 있습니다. 다양한 포럼들은 당신이 무료로 글을 쓰도록 허용합니다. NoFap.com, RebootNation.org, YourBrainRebalanced.com 등이 있습니다. 당신과 동료들은 일기의 내용에 근거해 서로에게 지지와 조언을 제공할 수 있습니다.

스트레스 관리, 자기통제 및 자기관리 향상

1. 운동, 유익한 스트레스 요인들

재부팅하는 사람들이 실험해 보는 모든 기술 중에서 운동이 가장 보편적으로 유익한 것으로 보입니다. 운동은 충동을 아주 탁월하게 없애 주고, 자신감과 체력을 향상시키며, 심지어 40세 이하에서 발기 기능을 향상시켜 줍니다.[214]

운동은 견고한 기분 조절 장치입니다. 과학자들은 급격한 운동은 도파민 농도를 높이고, 규칙적인 운동은 도파민 및 관련 조정기능의 지속적인 증가로 이어지기 때문에 중독을 완화하는 데 도움이 될 수 있다고 봅니다.[215] 이것은 뇌가 재부팅되기 전에 중독자의 회복을 방해하는, 만성적으로 낮은 도파민 신호를 상쇄하는 데 도움이 됩니다.[216] 다음은 두 사람의 의견입니다.

팔굽혀펴기의 중요성은 아무리 강조해도 지나치지 않습니다. 팔굽혀펴기는 항상 손쉽게 할 수 있고 20개 정도 하는 데 30초 정도면 충분합니다. 이것은 당신의 심장을 뛰게 할 것이고, 충동으로부터 즉각적으로 주의를 돌리게 할 것입니다. 만일 충동이 계속 남아 있다면 몇 초의 간격을 두고 팔이 떨어질 것 같은 느낌이 들 때까지 여러 세트를 계속하세요.

—

역기를 드는 것이 도움이 됩니다. 다른 사람의 시선을 의식하게 된다면 역기나 아령 대신 기계를 사용하십시오. 만약 당신이 운동 기계 사용법을 모른다면 체육관 직원이 도와드릴 거예요.

운동은 '유익한 스트레스 요인'으로 알려져 있습니다. 즉, 당신의 시스템에 약간의 스트레스를 주는 것은 안녕감이 조금 강화된 것으로 반응하게 합니다. 일부 재부팅자들은 이런 유익한 스트레스 요인이 쾌락에 대한 뇌의 민감성을 재설정한다고 보고합니다. 운동, 간헐적 단식, 매일 냉수로 샤워하는 것 등에 관해 생리학적 지식을 얻고 싶으면 gettingstronger.org를 방문해 보십시오.

냉수 샤워는 한때 빅토리아 시대의 이론가들이 남성성과 관련하여 중시하던 것이라고 비웃음을 받았습니다. 하지만, 잃어버린 의지력과 정서적인 균형을 빠르게 회복하고자 하는 사람들로부터는 극찬을 받고 있습니다. 냉수 샤워는 우울증 치료법으로도 제안되기도 했습니다.[217]

나는 지금 최대한 차가운 물로 샤워하기를 81일째 계속하고 있습니다. 탈출하고 싶은 욕망이 강하지만, 나는 견뎌 내고 세상의 왕인 것처럼 걸어 나옵니다.

당신에게 효과가 있는 것을 찾는 것이 중요합니다. 냉수 샤워를 하면 기분이 좋아지고 컴퓨터 앞에 주저앉아 시간을 낭비하려는 유혹이 줄어든다면, 이것은 당신에게 유용한 방법입니다. 특히 금단증상으로 힘들어할 때 더 유용할 것입니다. 뭐든지 무리하는 것은 좋지 않지만, 당신은 이미 무엇이 유용한지 알고 있습니다.

2. 밖으로 나가기

연구자들은 자연 속에서 시간을 보내는 것이 뇌에 좋다는 것을 발견했습니다. 이것은 창의력, 통찰력, 그리고 문제해결 능력을 향상시켜 줍니다.[218] 재부팅자들도 이것을 알아차렸습니다.

> 내 경험으로는 기술로부터 벗어나 자연환경 속에 있는 것에는 뇌의 신경회로를 재배선하는 것을 강화하는 매우 강력한 무언가가 있습니다.

> 만약 당신이 도시에 산다면 공원으로 걸어 나가십시오. 쉐필드 대학교의 연구진들에 따르면 평온한 생활환경은 인간의 뇌 기능에 긍정적인 영향을 미칩니다.[219]

> 자연광으로 나아가서 신선한 공기를 마시세요. 우리는 24시간 7일 내내 빛나는 직사각형[60]을 바라보거나 재활용된 공기를 마시려고 한 것이 아니었습니다.

3. 서로 어울리기

---

60. 컴퓨터 모니터 또는 휴대전화의 화면을 의미한다.

인간은 부족, 그리고 쌍을 이루는 영장류로 진화했습니다. 우리의 뇌는 오랫동안 스스로 감정을 쉽게 조절할 수 없습니다. 고립되었을 때 불안하거나 우울함을 느끼는 것, 또는 중독 때문에 스스로 약을 먹는 것은 드문 일이 아닙니다.

같은 이유로 관계란 것은 이 지구라는 행성이 제공하는 최고의 건강보험입니다. 관계는 스트레스가 있을 때 면역체계를 약화시키는 호르몬인 코르티솔을 줄여 줍니다. 심리학자이자 신경과학자인 제임스 코안(James A. Coan)은 『뉴욕 타임즈(New York Times)』에서 "만일 우리 자신을 통제하는데 도움을 줄 누군가가 있다면, 우리에게 있어 소모되는 것은 매우 줄어들 것이다."라고 했습니다.[220]

회복 중인 포르노 이용자들이 그들의 습관적인 '긴장의 해소'로부터 주의를 돌릴 때, 뇌의 보상회로는 또 다른 쾌락의 원천을 찾습니다. 결국 이것은 친밀한 상호작용, 실제 파트너, 자연에서의 시간, 운동, 성취감, 창의성 등을 찾기 위해 진화해 온 자연보상입니다. 이 모든 것이 갈망을 완화시킵니다.

만일 당신이 반사회적이라고 느낀다면, 사람들과 어울리는 일을 간소하게 시작해 보십시오.

외출에 익숙해질 수 있는 곳과 전혀 위협적이지 않은 사람들이 있는 곳이 많이 있습니다. 도서관이나 서점에서 시간을 보내며 책을 읽고, 커피숍이나 공원 벤치에 잡지를 가져갈 수 있습니다. 아니면 밖에서 오랫동안 걸어 보세요. 이러한 것들이 나를 머릿속에서 나오게 하고 사회의 일원처럼 느끼게 해 줄 것입니다.

나는 좀 어색할 때마다 하하 웃어 버립니다. 그리고 그것은 효과가 있습니다.

나는 네트워킹 행사, 클럽 등에서 만난 사람들과 관계를 쌓아 가고 있어요. 나는 일주일에 한 번씩 상담 자원봉사를 하고 있는데, 전혀 모르는 사람을 위해 매일 한 번씩 '무작위로 친절 베풀기'를 하려고 노력하죠. 이것은 균형을 잡는 데 분명히 도움이 됩니다.

또 다른 쉬운 방법은 토스트 마스터나 댄스 수업 같은 정해진 일정이 있는 모임에 참여하는 것입니다. 당신이 무엇을 선택하든, 당신을 지나간 사람들과 눈을 맞추는 연습을 해 보십시오. 나이든 사람부터 시작해 보십시오. 그리고 매번 점수를 향상시킬 수 있는지 확인해 보십시오. 당신의 자연적인 카리스마가 자동으로 발동할 때까지 미소 짓고, 고개를 끄덕거리고, 말로 인사해 보십시오.

4. 명상, 이완 기법

매일 명상을 하는 것은 금단증상의 스트레스와 씨름하는 사람들의 고통을 완화시켜 줄 수 있습니다. 연구에서는 논리 기능을 담당하는 전전두엽 피질이 지배력을 유지하는 데 명상이 도움을 준다는 것을 보여 줍니다.[221]
명상에 대한 포럼 회원들의 생각은 다음과 같습니다.

중독을 끊을 생각을 하지 말아야 한다고 들었어요. 대신에 명상하는 법을 배워야 합니다. 명상을 많이 할수록 정신이 강해지고 중독은 약해지거든요. 포르노에 대한 생각이 급격히 줄어들었어요.

명상을 꾸준히 할 때는 내가 포르노를 중단해야 한다는 것을 알고 있는, 내 뇌의 일부분인 전전두엽피질이 더 많은 영향을 받는 것 같아요. 그리고 내가 규칙적으로 명상을 하지 않을 때는, 지루함과 스트레스를 해결하고자 포르노를 이용하는 것을 합리화하려는 마음으로 흔들립니다. 포르노를 극복하기 위한 싸움은 말 그대로 뇌의 합리적이고 계획적인 기능과 감정적이며 반응적인 부분 사이의 싸움인 것 같습니다.

5. 창조적인 추구, 취미, 삶의 목적

처음 몇 주간은 주로 생각을 다른 데로 돌리는 싸움입니다. 재부팅하는 사람은 새로운 것을 탐구하고 학습함으로써 시간을 다른 것으로 채우는 것이 중요하다고 설명하고 있습니다.

당신은 지금까지 살아왔던 바로 그 라이프 스타일대로 똑같이 살 거라고 기대할 수 없습니다. 즉, 일어나서 약간의 일을 하고, 웹서핑을 하고, 좀 더 일을 하고, NSFW[61] 서핑을 하고, 또 약간의 일을 하고, 웹서핑을 하는 것 말입니다. 그렇게 하면 어떤 변화도 기대할 수 없습니다. 그 패턴은 의식적인 노력 없이는 마술처럼 사라지지 않을 것입니다.

당신의 뇌가 당신에게 고마워할 것입니다. 그리고 새로운 것을 배우는 것과 마찬가지로, 창의력은 중요한 것을 성취하려는 기대감 때문에 주의를

---

61. Not safe for work의 약자로, 욕설, 포르노, 누드 등 위험한 자료를 게시하는 성적인 웹사이트 중의 하나이다.

분산시키는 동시에 본질적으로 보람 있는 일이 됩니다.

나는 음악을 좋아해요. 포르노를 중단하는 것은 음악을 창작하는 능력뿐 아니라 듣는 즐거움에도 도움이 되었죠. 아마도 포르노를 중단한 후 몇 달 동안 20여 곡의 노래를 내 머릿속에서 작곡했을 거예요. 또 농담과 대화 내용에 있어서 훨씬 더 창의적이게 되었어요. 갑자기 모든 대화가 마치 음악을 연주하는 것처럼 느껴져요. 나는 대학에서 '즉흥 공연 클럽'에 가입하려고 해요. 이것을 어디에서 할 수 있는지 알아보고 있어요. 무대 공연은 더 이상 전혀 벅차 보이지 않아요. 반대로 흥분돼요.

—

나는 작가이자 음악가입니다. 하지만 지난 몇 년 동안 포르노에 빠져들면서 내 예술은 길을 잃었습니다. 종이에 글자를 쓰거나 악보의 오선에 음표를 붙이기 어려웠기 때문에, 나는 작가들이 겪는 슬럼프에 빠졌다고 생각했었죠. 그러나 이 여정을 시작한 이후로 나는 세 곡을 작곡하고 있고, 네 번째 곡도 작업을 시작했습니다.

많은 사람들이 새로운 취미든, 오래된 취미든 재부팅을 하면서 취미활동을 다시 시작한다고 보고합니다. 여기 두 남성의 이야기가 있습니다.

나는 요리와 제빵을 시작했어요. 이것은 포르노에 집중하지 않게 만들고 재미도 있어요. 그리고 끝냈을 때 보상도 받아요.

—

요가는 나를 집 밖으로 나오게 해 주었고, 내가 기분 전환을 할 수 있도록 도움을 주었어요. 거기에는 예쁜 여자들도 많아요. 매우 아름다운 여자들이죠. 음…… 여자들…….

너무 빈번하고 강렬한 비디오 게임, 정크 푸드, 도박, 페이스북이나 인스 타그램, 텀블러, 트위터, 틴더에 부정적인 글을 올리는 것, 의미 없는 TV 시청 등 '공허하게' 도파민 수치를 높이는 활동을 제한하십시오. 좋은 대 화 나누기, 작업 공간 정리하기, 안아 주기, 목표 설정하기, 누군가를 방 문하기, 물건 만들기, 정원 가꾸기 등 단기적으로는 보람이 없더라도 꾸 준하고 지속 가능하게 만족을 제공하는 활동을 선택하십시오. 간단히 말해 이런 것들은 당신에게 연대감을 주거나 장기적인 목표를 향해 움 직이게 만듭니다.

인터넷 포르노와 같이 강력하게 집중력을 분산시키는 것은 지루함, 좌 절감, 스트레스 또는 외로움에 대한 자가치료의 한 형태가 될 수 있습니다. 그러나 만일 당신이 이 책을 읽고 있다면, 아마도 당신은 집중력을 분산시 키는 초정상적인 자극을 만성적으로 이용하는 것이 삶의 목표와 안녕에 피 해를 줄 수 있는, 영혼을 팔아먹는 거래라는 것을 깨닫게 될 것입니다.

기분이 좋을수록 자가치료의 필요성은 줄어듭니다. 건강을 유지하고 건 강하게 먹는 법을 배우는 것이 시작입니다. 수천 년 동안 인간은 오늘날의 약물 없이 뇌의 균형을 유지해야 하는 도전과 씨름해야 했습니다. 많은 사 람들이 통찰력 있고 영감을 줄 수 있는 해결책을 남겼는데, 이 해결책은 현 재 인터넷을 통해 모두에게 제공되고 있습니다. 시간을 낭비할 필요가 없습니다. 파헤치십시오. 크게 생각하십시오. 시간을 가지고 삶의 철학을 발전시켜 보십시오. 그리고 당장 행동으로 옮겨 보십시오.

태도, 교육, 그리고 영감

1. 자신에게 부드럽게 대하기

비교적 쉽게 재부팅하는 사람들은 유머 감각을 유지하고, 인간다움을 받아들이고, 섹스를 사랑하지만 자신의 섹슈얼리티를 존중하며, 점차 새로운 방향으로 나아갑니다. 그들은 스스로를 괴롭히거나 파멸로 위협하지 않습니다.

섹스는 근본적인 욕구입니다. 규칙적으로 포르노를 이용하려는 강력한 자극을 포기하는 것은 당신의 뇌에 큰 변화를 가져옵니다. 전환 과정을 쉽게 진행하고, 실수한 경우 자신을 용서하며(그러나 포르노 폭식은 피하면서) 계속 진행하십시오. 스노우보드나 서핑보드를 생각해 보십시오. 유연성을 가져 보십시오. 이런 점에서 수용과 명상치료는 병적인 포르노 이용을 치료할 가능성이 있음을 보여 줍니다.[222]

2. 뇌에서 일어나는 일 알아보기

재부팅자들이 과학에 대해 많이 알든 적게 알든 간에, 그들은 일반적으로 자신이 현재 위치에 도달한 방법과 진로를 변경하는 방법을 배우는 것을 가치 있게 여깁니다.

뇌에 어떤 일이 일어나고 있고, 무엇이 그것을 야기하는지 아는 것만으로도 안도감을 느껴요. 마음이 얼마나 교활하게 당신을 속일 수 있는지…… 미친 거죠. 이 새로운 지식으로 나는 무슨 일이 일어나고 있는지 인식할 수 있고, 너무 늦기 전에 행동을 취할 수 있다고 느껴요.

내가 만든 www.yourbrainonporn.com은 포르노와 뇌 관련 과학을 위한 정보센터입니다. 그 자료들은 일반인들이 이해하기 쉬운 글들과 비디오에서부터, 행위중독과 포르노가 성적 반응을 어떻게 변화시키는지에 대한 방대한 의학 초록과 연구들에 이르기까지 다양합니다.

3. 영감 유지하기

재부팅은 강력한 도전이 될 수 있습니다. 그리고 그것은 정기적으로, 심지어 날마다 퍼 올릴 수 있는 영감의 우물을 찾도록 도와줍니다. 아마 당신은 많은 격려가 있는 온라인 포럼을 자주 이용할 것입니다. 당신은 마음을 진정시키고 고양시킬 수 있는, 좋아하는 철학자나 종교 서적을 가지고 있을 수도 있습니다.

내가 좋아했던 책은 『이루고 싶은 목표를 달성하라』라는 책이었습니다. 그 책은 목표를 이루기 위해 어떤 단계를 밟아야 하는지 결정하고, 기분이 어떻든 간에 그것을 실천하라는 내용이었습니다. 나는 더 나은 사회생활을 하기로 결심했고, 그래서 좋아하지 않았던 대학 동아리에도 가입했습니다. 마음이 내키지 않을 때도 내 전공을 위해 몇몇 학회에 가입했습니다. 그럴 기분이 아니어도 학급의 다른 사람들과 대화를 하기 시작했습니다. 기분이 내키지 않았을 때 내가 알고 있던 파티에도 갔습니다. 마음이 별로 그렇게 하고 싶지 않아도 사람들이 저를 초대하면 술집과 클럽에도 갔습니다. 나는 데이트할 때 극도로 긴장했지만, 여자들에게 데이트를 요구했습니다. 힘들었지만 결국에는 좋은 친구들이 생겼습니다.

또한 www.yourbrainonporn.com에는 다양한 포럼에서 선별된, 영감을 주는 회복에 관한 자기보고서가 수천 개나 있습니다. 이 사이트의 'Rebooting' 아래의 'Rebooting Accounts'를 클릭해 보십시오.

재부팅 도전

1. 금단증상

우리 문화는 오늘날의 포르노가 육체적 중독성이 있다는 것을 더디게 인정하기 때문에, 금단증상의 심각성은 갑자기 포르노를 중단한 사람들의 발목을 잡을 수 있습니다.

금단증상은 정말 짜증 나고 최악입니다. 우리는 그것들에 대해서 충분한 이야기를 하지 않아요. 그게 우리가 실패하는 이유입니다. 금단증상은 뇌의 보상중추가 우리에게 구걸하고, 위협하고, 벌주고, 애원하고, 왜 우리가 포르노를 이용해야 하는지 합리화하게 만듭니다. 금단증상은 고통스러워요. 이것은 육체적, 정신적 그리고 정서적인 고통입니다. 그 증상들은 중단할 때 생기는 신경과민, 떨림, 땀, 이상한 곳의 이상한 고통, 뇌 속에 안개가 낀 느낌 같은 것입니다. 그리고 금단증상은 뇌로 하여금 그런 불쾌감이 약간의 무해한 해결책으로 사라질 수 있다고 생각하게 합니다. 금단증상을 통과할 때, 나는 부비동염이 생겼다고 느꼈고 치아가 실제로 아팠습니다. 나는 부비동염이 없었고 치아도 괜찮았어요. 하지만, 포르노로부터의 해방을 통해 나를 기분 좋게 만들려고 나의 뇌는 어느 정도 나쁜 느낌을 만들어야 했던 겁니다.

모든 중독에서 그것을 그만두는 것은 매우 실제적인 신경화학적 사건을 유발할 수 있습니다. 전형적으로 여기에는 과장된 스트레스 반응과 그 자극이 없으면 세상이 잿빛처럼 절망적이고 무의미하다는 강력한 감각이 포함됩니다. 대개 첫 2주가 가장 힘듭니다.

당신이 도전하기로 결정했을 때 진실을 말해 드리겠습니다. 당신은 그것을 할 수 없을 거예요. 아니면, 적어도 매일 그렇게 생각하게 될 것이고, 더 이상 참을 수 없을 정도로 그것이 사실이라고 느껴질 것입니다. 당신은 금단증상의 감정 기복을 경험할 것입니다. 당신은 한 번도 가 본 적 없는 높은 산을 오르려고 나서는 남자와 같습니다. 처음에는 불가능해 보이지만 매일 조금씩 더 걷다 보면 근육, 즉 의지력이 커질 것입니다. 그러니 미래를 걱정하지 말고 항상 날마다 해야 할 일에만 충실하세요. 이것이 며칠이면 끝날 전쟁이라고 생각하지 마세요. 그렇지 않으면, 감당하기에 벅찰 겁니다. 당신이 하는 일은 단지 한 번 'NO'라고 말하는 것임을 깨닫기 바랍니다. 충동이 일어나면 'NO'라고 말하고 베개에 대고 소리를 지르고, 속으로 비명을 지르세요. 그리고 그 생각들을 던져 버리고, 관심을 다른 데로 돌리세요. 포르노 없이 얼마나 더 잘해 왔는지, 그리고 되돌아가서 새로 시작하는 것이 얼마나 많은 것을 잃게 하는지 깨달아야 합니다. 어쩌면 당신은 여기까지 오지 못할 수도 있습니다. 바로 그겁니다. 딱 정해진 며칠간 지속되는 의지력이 아니라, 미묘한 생활방식의 변화, 즉 갑작스런 욕망이 일어나서 당신을 사로잡으려 할 때마다 조용히 'NO'라고 말하는 것입니다.

감정 기복은 종종 뭔가가 변화하고 있다는 첫 번째 신호입니다.

나의 뇌는 지금 시소와 같아요. 나의 하루는 몇 시간 안에 멋진 하루에서 자살하고픈 날까지 변하곤 해요. 견디기 힘들지만 뭔가가 스스로를 바로잡으려는 것 같아 안심이 돼요.

점차 안색이 돌아오고 열정이 높아지면서 안정감이 지배하게 됩니다. 심리학자인 더그 리슬(Doug Lisle)은 그의 테드 강연 "쾌락의 함정"에서 과식하는 사람들이 금식이나 주스만으로 음식을 향한 갈망을 되돌리는 방법의 예를 보여 줍니다. 과도한 자극을 제거함으로써 민감성을 증가시키는 것과 동일한 원리가 인터넷 포르노를 보면서 자위하는 것을 포함한 모든 자연보상에도 적용됩니다.

일부 포르노 이용자들은 금단증상을 거의 보고하지 않습니다. 그러나 또 다른 사람들은 심각한 금단증상을 보고합니다. 여기 오랫동안 포르노를 이용한 26세인 사람의 보고서가 있습니다.

첫 주에는 상상할 수 없는 최악의 불면증을 겪었어요. 처음 6일 동안은 잠들었던 기억이 전혀 없어요. 네이비씰[62] 훈련의 지옥 주간이 더 쉬워 보였어요. 그

---

62. 미합중국 특수작전사령부 산하의 해군 특수임무부대의 명칭. 특히 지옥 주간(Hell Week)이라 불리는, 일주일 동안 잠을 재우지 않는 강도 높은 훈련을 시행한다.

후 몇 주 동안은 상황이 조금씩만 바뀌었어요. 하지만, 3개월 정도 지나자 상황은 정말 눈에 띄게 변하기 시작했어요. 실제로 뭔가 할 수 있는 에너지가 생기기 시작했죠.

어떤 사람들은 금단현상이 그렇게 고통스러울 것이라고 의심할 이유가 없었습니다.

포르노에 있어 큰 문제가 없었기 때문에, 나는 그 이점이 미미할 거라고 생각했어요. 하지만 당신에게 중독이 없다고 생각된다면 포르노를 중단하고 무슨 일이 일어나는지 보세요. 내 경우에는 금단증상이 꽤 심했어요. 그 증상들은 적어도 한 달 동안 지속되었습니다. 24시간 안에 나는 극도의 빛나고 승리에 도취된 의기양양함을 경험했다가, 뒤이어 죽을 것 같은 절망적인 어두움을 경험했어요. 분명히 뭔가가 신경화학적으로 나에게 깊은 영향을 미치고 있었습니다. 한 달쯤 되었을 무렵, 나는 나에 대해 상당히 긍정적으로 느끼기 시작했고, 상황이 제자리를 찾기 시작했습니다. 사람들은 나를 더 좋게 생각하는 것 같았고, 나의 바디랭귀지도 향상되었어요. 나는 직장에서 농담을 하기 시작했고, 삶의 밝은 면을 보기 시작했습니다.

일반적인 금단증상으로는 짜증, 불안, 심지어 공황 상태, 알 수 없는 눈물, 안절부절못함, 무기력, 두통, 뇌 속에 안개가 낀 것 같은 느낌, 우울증, 감정 기복, 고립 욕구, 근육 경직, 불면증, 포르노를 보고 싶은 심각한 갈망이 있습니다.

우울증, 이상한 불안감, 무가치감 같은 감정적인 것들이 무겁게 다가옵니다. 나는 이런 모든 것들과 한꺼번에 싸웠어요. 그것은 마치 진짜 나쁜 날×10배와 같았어요! 물론 흥분도요. 당신은 판타지들을 통제하는 법을 배우기 시작한 겁니다. 그렇게 하지 않으면 불편함을 느낄 테니까요.

일반적이지는 않아도 드물지 않은 증상으로는 잦은 소변, 떨림, 메스꺼움, 호흡곤란을 야기하는 가슴의 긴장, 절망감, 안면홍조, 불 앞에서도 추위를 느낌, 과식 또는 식욕 부진, 익숙하지 않은 몽정, 화장실 사용 시에 정액 누출, 고환의 충만감, 압박감 또는 통증(찬물이 도움이 됩니다.) 등이 있습니다.

감정 기복이 마치 임신한 13세 소녀 같아요. 깔끔하게 생긴 나무를 보고는 울어 버릴 것 같았죠. 사람을 만나는 것에 대해 강렬하고 끝없는 욕망이 있지만…… 아직은 그렇게 하는 것에 두려움이 있어요. 끊임없이 식욕이 생기는데…… 24시간 만에 케이크 하나를 다 먹었어요. "나는 욱 하는 성질이 있어! 멍청아!" 내가 이런 기분일 때는 사람들에게 나쁘게 대해요. 이것이 가장 최악의 증상이죠.

금단증상에 있어 또 다른 실망스러운 점은 회복이 선형적이지 않고 기복이 있다는 것입니다. 일부 사람들만 처음 2~3주 동안 급성 금단증상을 경험합니다. 다른 사람들은 여전히 산발적인 금단증상을 수개월 동안 앓고 있는데, 이는 비공식적으로 '급성 금단 후 증후군(Post-Acute Withdrawal Syndrome)' 또는 PAWS라고 불립니다.

이런 변화와 관련된 정신질환으로 고생하는 분들에게 도움을 주고 싶어요. 1년 반이 훨씬 지나도록 나는 어떤 것에서도 기쁨을 찾을 수가 없었어요. 지금은 예전처럼 음악이 느껴지기 시작했습니다. 나는 이제 이것과 관련된 사회적 불안감과 싸우는 대신 낯선 사람과의 대화를 즐길 수 있어요.

간단히 말해, 지난 2년 동안 지옥 같은 시간을 보낸 만큼 나는 정말 발전하고 있어요. 이것은 매우 명백한 PAWS 또는 급성 금단 후 증후군입니다. 의심의 여지가 없어요. 좋아졌다가 나빠졌다가 하는 특징, 회복이 느린 특징, 그리고 증상 그 자체 말이에요.

좋은 날들이 점점 더 많아지지만, 뇌가 완전히 정상으로 돌아오기 전까지는 오랫동안 나쁜 날들이 계속됩니다. 다른 사람의 회복 시간과 비교하면서 당신의 경과를 측정하는 것은 현명하지 못합니다. 어떤 사람은 뇌의 균형을 회복하는 데 더 오랜 시간이 걸립니다.

2. 플랫라인

한 젊은이는 플랫라인, 즉 성욕 소실을 '대단히 힘들고 신비로운 시작이지만 결코 말하지 않는 것'이라고 묘사합니다. 이것은 포르노로 유발된 발기부전을 가진 남성들의 전형적인 금단증상이지만, 포르노를 중단한 시점에 발기부전이 없었던 남성에게서도 일어날 수 있습니다. 앞서 이 일시적인 효과에 대해서 언급했지만, 설명할 것이 더 있습니다. 다음은 플랫라인에 대한 일반적인 설명입니다.

며칠 동안 내 머릿속에서 갈망으로 인한 짜증이 있은 후, 나는 몇 주 동안 플랫라인으로 접어들었습니다. 기본적으로 나는 여자, 섹스, 모든 것에 대해 완전히 무관심하다고 느꼈죠. 포르노 괴물의 속삭임이 마음 한구석에서 나를 계속 괴롭혔지만, 대부분은 신경 쓰지 않았어요. 그리고 내 페니스는 전혀 생기 없이 쪼그라들었습니다. 그것은 마치 누군가가 섹스 욕구를 제공하는 기계에서 플러그를 뽑은 것 같았습니다. 성욕이 전혀 없었습니다.

당연히 남성들은 이 시점에서 회복에서 빠져나와 포르노로 되돌아가기를 원하는데, 이것은 포르노를 이용하지 않으면 영구적으로 기능을 잃어버릴까 봐 두렵기 때문입니다. 그러나 10년 전, 26세의 한 용감한 오스트레일리아 남성은 포르노 중단을 계속 이어 갔고, 7주쯤 후에 그의 지속적인 발기부전, 즉 플랫라인이 끝나고 성욕과 발기가 포효하며 돌아왔다는 것을 발견했습니다.[223] 그 이후 많은 남성들이 플랫라인에 용감하게 맞서 회복하게 되었습니다.

아직 아무도 플랫라인의 원인을 모르지만, 여기 한 남성의 이론이 있습니다.

우리는 아주 어릴 때부터 자위를 시작했고, 몸과 마음이 녹초가 될 때까지 미친 듯이 계속했습니다. 당신이 녹초가 되었을 때, 당신의 뇌와 몸은 그것이 다시 자극에 반응할 수 있도록 회복하기 위해 우리가 플랫라인이라 부르는 '수면 상태'로 들어갑니다. 우리가 그것을 다시 쉬게 놔두었다면 정상으로 돌아오기까지 단 며칠의 플랫라인이 있었을 겁니다. 플랫라인이 있음에도 불구하고, 우리는 바닥을 칠 때까지 포르노를 계속 보곤 합니다. 그래서 이제는 회복하는데 단지 며칠이 아닌, 심지어 수개월 아니 더 걸리는 경우도 있습니다. 하지만 이것은 지나갑니다.

    모든 사람의 플랫라인은 심각성과 기간 면에서 차이가 있습니다. 어떤 남성들의 성욕과 발기는 점진적이거나, 단번에 돌아오거나, 또는 거의 동시에 돌아옵니다. 어떤 남성들에게는 성욕이 발기 전에 돌아오거나 그 반대로 발기 후에 돌아옵니다. 그 원인이 무엇이든 간에 플랫라인은 확실히 뭔가 이상합니다. 초고속 인터넷을 이용한 포르노가 등장하기 이전에는 포르노를 중단하는 것이 성욕의 심각하고 일시적인 하락과 관련이 없었습니다. 2장에서 말했듯이, 다른 종류의 중독자들은 이용을 중단해도 일시적으로 성기능을 잃지 않기 때문에, 나는 뇌의 성욕중추가 연관되어 있다고 생각합니다.

    만일 당신이 성적인 행위를 함에 있어 포르노와 관련된 문제를 가지고 있다면, 파트너에게 말을 해야 할까요? 많은 남성들은 플랫라인과 그 원인을 파트너에게 알리는 것이 매우 도움이 된다고 보고합니다. 여기, 동갑내기 남자친구가 정상으로 돌아오는 데 130일이나 걸렸던 23세 여성의 이야기가 있습니다.

    여자 친구에게 말하세요. 그것은 당신의 부담을 덜어 주고, 그녀에게 상처를 주지 않도록 도와줍니다. 포르노로 유발된 발기부전은 나쁘게 생각할 것이 아니에요. 요즘 포르노가 정말 흔하고 거의 모든 남자들이 포르노를 보거나 한때 본 적이 있어요. 모든 여자들이 그걸 알고 있어요. 이건 누구에게나 일어날 수 있는 일이에요. 뇌를 엉망으로 만들기 위해 포르노를 과하게 볼 필요는 없잖아요. 내 남자 친구는 모든 것을 다 설명하려고 노력했어요. 나는 그에게 정말 고맙게 생각하고 있어요. 무슨 일인지 알게 되니 기분이 훨씬 좋아졌어요.

그리고 그런 일에 당신의 파트너를 참여시키면, 두 사람 사이는 더욱 가까워져요. 왜냐하면 그것은 함께 헤쳐 나가는 일이 되기 때문이죠.

포르노를 그만둔 모든 남성들이 회복 과정에서 일시적인 플랫라인을 경험하는 것은 아닙니다. 하지만 발기부전으로 고통 받는 환자들 중 초고속 인터넷 포르노로 시작한 남성들이 점점 더 많은 비율을 차지하면서 플랫라인을 겪는 비율도 증가하는 것으로 보입니다. 한 남성은 다음과 같이 이야기합니다.

어떤 남자들의 플랫라인은 오래가고, 어떤 남자는 그렇지 않아요. 어떤 남자는 전혀 생기지 않는 경우도 있어요. 이 문제는 너무 새로운 문제라 가늠하기 어려워요. 수년 안에 우리는 몇 가지 트렌드를 보기 시작할 것이고, 포르노를 막 중단한 사람들에게 더 나은 조언을 할 수 있기를 바라고 있어요. 불행하게도 우리는 이 일에 있어 선구자입니다.

3. 불면증

피로가 포르노 이용을 유발할 수 있으므로 푹 쉬는 것이 중요합니다. 그러나 많은 재부팅자들이 수면보조제로서 '포르노 의식'에 수년간 의존해 왔습니다. 처음에는 포르노가 없으면 잠을 잘 수 없습니다. 불면증은 일반적인 중독 금단증상입니다. 당신에게 맞는 것을 찾아보십시오.

내가 잠을 잘 수 있는 유일한 방법은 포르노를 이용한 자위라고 생각했지만, 나는 10일도 안 되어 이미 잘 자고 있어요. 머리를 베개에 대자마자 곯아떨어지는 것이 정말 놀라워요.

그렇다고 포르노 이용을 술로 대신하지는 마십시오. 잠드는 데는 도움이 되겠지만, 술은 당신을 너무 일찍 깨울 수도 있어서 숙면을 방해합니다. 그리고 잠재적으로 중독성이 있는 다른 것으로 대체하는 것 또한 좋은 생각이 아닙니다. 여기에 다른 사람들에게 도움이 되었던 몇 가지 방법을 제안합니다.

첫 주에는 수면의 질에 있어 꽤 힘들었어요. 내가 그것에서 벗어나기 위해 했던 한 가지는 침대에서 노트북 이용과 독서를 하지 않는 것이었어요. 나는 노트북을 식탁 위에 두고는 피곤할 때만 침대에 누웠어요.

—

반드시 독서등을 구비하십시오. 방에 책을 비추는 등이 하나만 있다면, 당신은 매우 졸릴 것입니다.

—

나는 밤늦게 달리기 시작했습니다. 돌아와서 샤워를 하고 잠자리에 들면 즉시 잠들어 버렸어요.

—

나는 집중하기 좋은 음악을 틀어 놓아요. 이렇게 하면 거의 매번 잠들 수 있죠.

—

잠을 잘 수 없을 때는 독서가 효과적입니다. 이건 포르노로 자위를 하는 것의 '대체 활동'이죠. 또한, 하룻밤 잠을 못 잔다고 세상이 끝나는 것은 아니라고 스스로에게 말하면서 일을 열심히 했어요. 정말 도움이 됩니다.

내가 사용한 방식은 규칙적으로 운동하기, 최대한 햇빛(자연적인 멜라토닌) 많이 쬐기, '수면과 섹스만을 위해 침대를 사용하는 원칙' 지키기였어요. 나 같은 독신의 경우는 '수면을 위해서만 침대를 사용할 것'으로 바꾸면 됩니다.

만일 불안감이 심해지면 나는 한밤중에라도 케겔 운동(골반저근운동)을 합니다. 이것은 에너지를 재분배하거나 다른 방법으로 갈망이나 금단증상이 나아지게 만듭니다. 근육들은 케겔 운동을 하는 동안 잠시 집중되다가 다시 잠을 자는 경향이 있습니다.

일찍 일어나세요. 이른 아침은 운동하기에 가장 좋은 시간이기도 합니다. 당신은 저녁에 잠자리에 들 시간이 되면 피곤해질 거예요.

나에게 효과가 있는 것은 규칙적으로 일어나고, 규칙적으로 잠자리에 드는 것입니다. 그리고 자기 직전에 격렬한 육체적인 활동을 피하는 것입니다.

등을 대고 누워서 당신이 감사하는 모든 것을 나열해 보세요. 처음 이것을 시작했을 때는 감사 제목들이 길었어요. 그러나 지금은 내 친구들과 내 개에 대한 감사거리를 겨우 떠올리고는 깊이 잠들어 버려요.

어떤 남성들은 건강보조제, 카모마일 같은 허브차, 다른 가정치료법으로도 도움을 받았습니다.

4. 촉발 요소

한 남성은 촉발 요소를 '포르노에 대해 생각하게 만드는 외부요인'이라고 묘사했습니다. 일반적인 촉발 요소는 다음과 같습니다. 에로틱한 내용의 TV와 영화, 포르노 회상 장면, 아침발기, 기분 전환용 약물 사용과 음주, 포르노 사이트나 배우를 연상시키는 단어 및 선정적인 광고들입니다. 한 남성은 이렇게 말했습니다.

재발 그 자체보다 더 나쁘다고 느끼는 유일한 것은, 당신이 너무 취했거나 자신을 통제할 수 없었기 때문에 재발했다는 사실입니다.

그러나 지루함, 걱정, 스트레스, 우울증, 외로움, 거부감, 피로감, 좌절감, 분노, 실패, 자책감, 성취에 대한 보상욕구, 과신, 질투, 숙취 등 마음의 상태 또한 촉발 요소가 될 수 있습니다.

미루는 버릇 또한 빈번한 재발을 촉발합니다. 그 결과는 '지연을 위한 자위(procrasturbation)'[63]로 불립니다. 성취하고 싶은 일의 목록뿐만 아니라 뭔가 생산적인 일을 할 동기가 없을 때, 그때를 위한 위험부담이 없는 활동들의 목록도 만들어 두십시오.

분명히 촉발 요소는 각 사람의 뇌마다 다릅니다. 덜 일반적인 것으로는 더운 물로 샤워하는 것, 너무 과한 설탕이나 탄수화물, 과량의 카페인, 러

---

63. 미루는 것을 뜻하는 procrastination과 자위를 뜻하는 masturbation이 합쳐진 말로, 어떤 일이나 상황을 연기하거나 피하려는 방법으로 자위를 하는 것을 말한다.

시아 신부 광고들, Stumbleupon,[64] YouTube, Imgur[65]와 Reddit 등과 같은 사이트들, 페이스북에서 오래된 연애 관심사들을 스토킹하는 것, 시간당 15분의 휴식도 없이 컴퓨터 앞에 앉아 있는 것, 비디오 게임, 방광이 오줌으로 가득 찬 상태, 자기도취, 성기를 손으로 만지작거리거나 의복이 성기를 자극하도록 옷 위를 만지는 것, 자위, 스마트폰, 배고픔 등입니다.

이러한 촉발 요소들은 문제이기도 하고 해결 방법이기도 합니다. 처음 재부팅하는 동안에는 당신을 미칠 것 같게 만들지만, 한편으로는 경계 태세가 언제 강화되어야 하는지 알려 줍니다. 일부 재부팅하는 사람들은 한두 달 동안 인터넷을 아예 사용하지 않는 극단적인 조치를 취하기도 합니다.

나쁜 소식은 이 촉발 경로가 완전히 재부팅된 후에도 오랫동안 유지되기도 한다는 것입니다. 물론 촉발 경로는 약해집니다. 예를 들어, 20년 동안 술을 마시지 않은 알코올 중독자는 맥주 광고에 의해 더 이상 자극받지 않을 수 있습니다. 하지만 만약 그가 맥주를 마셨다면 그의 예민해진 경로들이 통제력을 잃게 만들 수도 있습니다. 과거에 포르노를 보던 사람에게도 비슷한 일이 일어납니다. 그들은 이전에는 위험했던 신호들에 대해서 면역이 되었지만, 포르노를 다시 보면 폭식할 수 있습니다.

당신은 오랫동안 촉발 요소를 염두에 둘 필요가 있습니다. 그래서 그것이 무엇인지 파악하고 주의를 기울여야 합니다. 또한 그것들을 직면했을 때, 어떻게 반응할지 미리 준비해 두어야 합니다.

---

64. 사용자 개인 취향에 맞는 웹 페이지, 사진, 비디오를 찾아 사용자에게 제시해 주는 콘텐츠 검색 및 공유 사이트.
65. 래딧 이용자였던 앨런 샤프가 설립한 무료 이미지 호스팅 사이트.

이 남성들은 이런 촉발 요소를 어떻게 자신들에게 유리하게 사용했는지 설명하고 있습니다.

어느 날 부모님이 외출하기로 했을 때, 나는 인터넷을 하고 있었어요. 부모님과 같이 가기 싫어서 내 일을 계속하고 있었던 거죠. 부모님이 문을 닫았을 때, 내 머릿속에서 뭔가가 클릭하기 시작했어요. 갑자기 포르노에 대한 큰 욕구가 내 마음에 솟아올랐습니다. 나는 문이 닫히는 바람에 흥분했어요. '부모님이 집을 떠나는 것'이 나에게 촉발 요소가 된다는 것을 그때 처음 알았죠. 당연한 건데…… 나는 그것을 알아차리지 못했던 거죠. 지금은 부모님이 집을 비울 때마다 산책을 나가거나, 친구에게 전화를 하거나, 일단 컴퓨터 사용을 중단하고 다른 유용한 일을 해요.

나의 가장 큰 문제는 항상 스마트폰과 함께 침대에 누워 있었다는 거예요. 분명히 그건 접근하기 쉬운 촉발 요소였습니다. 나는 또한 거의 밤마다 포르노를 보곤 했습니다. 지금은 밤 11시가 되면 모든 전자 제품을 꺼 버리고 노트북을 옷장에 넣는 알람을 맞추고 그것을 침대에서 멀리 둡니다. 그리고 세수, 양치질 등을 하러 갑니다. 그런 후에 피곤할 때까지 글을 쓰거나 독서를 합니다. 이렇게 하는 것은 모든 촉발 요소와 유혹을 없애는 데 도움이 됩니다. 내 마음이 방황하는 대신에 책을 읽는 것이죠.

당신이 충동을 느낄 때, 스스로에게 물어보십시오.

· 내가 느끼는 감정은 어떤 것인가?

· 충동을 느끼는 시간은 언제인가?

· 주위에 다른 누군가가 있는가?

· 나는 방금 무엇을 했는가?

· 내가 있는 곳은 어디인가?

· 내 욕구를 충족하는 대신 무엇을 할 수 있을까?

달리기를 하러 가거나, 건강한 간식을 준비거나, 다른 언어로 된 새로운 단어를 배우거나, 당신이 쓰려고 했던 소설을 쓰거나, 친구에게 전화를 할 수 있습니까? 성취감이나 연대감을 느끼게 해 주고, 자기관리를 도울 수 있는 반응을 선택해 보십시오.

당신의 촉발 요소를 확인하고 그 상황을 대체할 만한 보상을 결정했다면, 다음의 계획을 기록해 보십시오.

"나는 _____〔촉발 요인〕이 발생하면, _____〔새로 정한 행동〕을 할 거야. 왜냐하면 그것은 나에게 _____〔보상〕을 가져다주거든."

보상은 더 많은 에너지, 자랑스러워할 수 있는 것, 더 증진된 건강, 행복감, 사업에 대한 만족감, 자신감 상승, 기분 개선, 기억력 향상, 우울증 감소, 사회화에 대한 욕구, 발기 향상 등이 될 수 있습니다.

만일 당신이 지속적으로 '직면하고 대체하게 되면' 결국은 새로운 행동들이 저절로 이루어집니다. 만약 어떤 이유로 새로운 반응 방식에 따라 행동할 수 없다면, 올림픽 선수들이 하는 것처럼 해 보십시오. 그리고 새로운 방식으로 행동하는 자신을 매우 구체적으로 시각화해 보십시오.

5. 감정

포르노를 중단한 사람들은 종종 더 많은 감정을 느낀다고 말합니다. 이것이 왜 문제일까요? 처음에는 익숙하지 않은 낯선 감정에 압도될 수 있기 때문인데, 특히 반갑지 않은 감정이라면 더욱 그렇습니다.

설명할 수 없는 행복에서 지독한 슬픔까지, 지금 나는 전에 없던 감정들을 경험하고 있어요. 포르노를 보며 자위하는 것은 이런 극단적인 것들에 제대로 반응하지 못하도록 나를 멍하게 만들었고, 흐리멍덩하고 불만족스런 현실에 안주하게 했습니다.

―

당신은 몇 년 동안 느껴 보지 못한, 아마도 한 번도 느껴 보지 못한 감정을 접하게 될 겁니다. 이전에는 당신에게 전혀 중요하지 않았던 여자들이 갑자기 삶의 중심이 되어 버릴 거예요. 시험에 떨어졌다고요? 당신은 그것을 아무렇지 않게 생각할 수 없을 거예요. 성적에 대해 걱정하고, 2주 후에 있을 기말시험을 걱정합니다. 그리고 이건 좋은 거예요. 이런, 그건 대단한 거라고요! 이것은 당신이 배워야 할 고통이고, 당신을 성장하게 만들 겁니다. 그러나 아플 거예요. 당신이 슬픔을 느끼게 되는 그때, 혼란스럽고 우울할 수도 있을 겁니다. 하지만 그 함정에 빠지지 마세요. 이런 감정은 지나가고, 기억은 희미해질 것이며, 당신은 더 강해질 겁니다. 기억하세요. 당신은 수년간의 정서적 성장과 성숙이 필요합니다. 쉽지 않을 수도 있고 불편할 수도 있지만, 그럴 만한 가치가 있습니다.

이 남성이 지적했듯이 최저점을 직면하지 않고서는 최고점에 갈 수 없습니다.

포르노는 본질적으로 다른 중독성 물질이나 행동과 매우 유사합니다. 이것은 당신의 고통을 무디게 해 주지만, 여기에 문제가 있습니다. 모든 감정과 느낌이 무감각해지지 않은 채, 어떤 감정과 느낌만 선택적으로 무감각하게 할 수는 없다는 것입니다. 그래서 포르노, 약물 등이 연약함, 외로움, 슬픔, 실망과 두려움과 같은 부정적인 감정을 무디게 해 주지만, 동시에 행복, 희망, 기쁨, 사랑과 같은 긍정적인 감정들도 무디게 만듭니다.

6. 체이서

'체이서(chaser)'[66]란 용어는 오르가즘 이후 때때로 뒤따라오는 강렬한 갈망을 묘사하기 위해 사용됩니다. 금단증상과 비슷하게 체이서도 재부팅 자들을 단숨에 탈선시킬 수 있습니다.

체이서 효과는 직관에 반하지만 현실적입니다. 여자 친구가 해외에 나가 있는 동안 포르노를 보며 자위하고 싶은 충동이 거의 없었지만, 우리가 다시 섹스를 시작하자마자 포르노를 보고픈 충동이 더 강해졌어요.

—

나는 가끔 오르가즘을 느끼는 날에는 더 성적으로 흥분돼요. 그럴 때 나는 다른 여자들에게도 성적인 매력을 더 강하게 느껴요.

어떤 남성들은 몽정을 한 후에 '체이서 효과'를 알아차리기도 하지만, 어

---

66. 대개 독한 술을 마신 직후 또는 그 사이에 마시는 탄산수나 가벼운 음료를 의미한다. 여기서는 앞의 행위에 뒤를 잇는 행위를 의미한다.

떤 사람은 그렇지 않습니다. 어떤 경우이든 오르가즘 후에 오는 이런 강렬하고, 예상치 못한 갈망은 경계를 게을리하는 재부팅자들을 폭식으로 돌진하도록 만들 수 있습니다.

재부팅한 후에 나는 다시 섹스를 했어요. 우리는 침대로 향했고, 옷을 찢기 시작했는데 내 물건이 정말 단단하게 발기를 했어요. (우후!) 그리고 우리는 두 시간 반 동안이나 섹스를 했는데, 이건 나의 대기록이에요. 하지만 나는 끔찍한 '체이서 효과'를 경험했어요. 다음 날 아침, 나는 성적으로 너무 흥분돼서 그녀가 샤워를 하는 동안 자위를 했어요. 나는 그날 이후 정말 우울했어요. 사실 나는 꽤 여러 번 자위를 했어요.

—

포르노를 중단한 지 3개월 후에 여자 친구와 헤어졌어요. 하루 이틀이 지난 지금, 나는 자위를 하고 포르노를 다시 보고 싶은 강한 충동을 느끼고 있어요. 모순된 것처럼 보이지만 이 일은 일어나고 말았어요. 나는 자위도 더 많이 하고, 어제는 홈메이드 포르노도 봤습니다.

—

나는 포르노를 탐닉하고 난 후, 다시 정상으로 돌아오기 위해 자신을 더 몰아붙일 필요가 있다는 것을 알았어요. 오르가즘은 당신을 성적으로 더 흥분하게 만들거든요. 첫 3일이 어려워요.

체이서는 아마도 어떤 절정 후에 올 수 있는 자연스러운 신경화학적 변화의 증폭된 버전일 것입니다. 다행히 체이서는 때론 긴 플랫라인 후에 성욕을 다시 회복시키도록 도와줄 수도 있습니다.

68일째 아침, 10대 때도 경험하지 못했던 아주 이상한 일이 일어났어요. 몽정이었죠. 91일째인 지금 이 일을 되돌아보면 새로 태어나는 것과 같은, 나에게 전환점이 된 것 같은 느낌이 듭니다. 그 이후로 나는 재부팅의 이점을 제대로 보기 시작했어요. 나는 더 활기가 넘치고 발기부전도 해결되었어요.

사람들은 때때로 체이서 효과가 시간이 지나면서 완화된다고 말합니다. 사실 극단적인 체이서들이 사라진다는 것은 재부팅이 진행되고 있다는 신호일 수 있습니다.

지난 일요일 밤, 처음으로 완전히 발기한 채 최소한의 자극을 이용해서 판타지 없이 오르가즘을 놀라울 정도로 참아 가면서 자위를 한 이래로, 나는 좀 더 활기가 넘치고 성적으로 흥분되는 것을 느낍니다. 머리도 맑아졌고, 체이서도 전혀 없습니다. 내가 상승세에 있다고 해도 무방합니다.

체이서가 특별히 유용하다는 것을 발견한 사람도 있습니다.

우리가 어젯밤에 달콤한 사랑을 나누었기 때문에 아내는 발끝으로 복도를 따라 내려가 오늘 아침에 내가 무엇을 보고 있는지 확인하려 했습니다. 그녀는 체이서 효과에 대해 알고 있었거든요. 그래서 나는 여느 전사처럼 행동했습니다. 나는 아내에게 체이서 효과가 무엇인지 정확하게 보여 줬어요. 나는 이제는 그녀만 쫓는다는 것을 보여 주기 위해 침실로 그녀를 쫓아 들어갔어요. 회사에 늦었지만…… 그만한 가치가 있어요!

7. 불안한 꿈, 회상

사람들은 종종 포르노를 중단하면 꿈이 더 잘 생각난다고 말합니다. 이 것은 즐거울 수도 있고, 그렇지 않을 수도 있습니다.

나는 내 꿈이 돌아왔다는 것을 알아챘습니다. 내가 지난 10년 동안 미친 듯이 자위를 할 땐, 솔직히 단 하나의 꿈도 꾸지 않았습니다. 또는 거의 꿈을 꾸지 않았든지.

생생한 꿈들은 머릿속의 갈고리를 제거하는 것과 같은, 정신적인 집을 청소하는 과정에서 일어나는 통상적인 일로 보입니다. 종종 사람들은 뇌가 익숙한 뇌 고리들을 활성화시킬 때 재발하는 꿈을 꾸지만, 결국 그러한 꿈 들은 사라집니다.

나는 가장 빌어먹을 꿈을 꾸었어요. 아무에게도 말하기 꺼려지는 그런 종류의 꿈을 말이죠. 내 마음에서 금단증상을 겪고 있는 건 알았지만, 빨리 끝나기를 바랐었죠. 이제 나는 정말 푹 잘 수 있어요.

포르노 플래시백(porn flashback)[67] 역시 흔하며, 고통스러울 수 있습니다.

낯선 사람이든, 친구든 그들을 알아볼 수 없을 때가 너무 많았어요. 나는 여자

---

67. 현실에서 특정한 신호를 접했을 때 그것과 연관된 과거의 상황, 감정, 감각 등의 기억이 강 하게 되살아나는 것.

든 남자든 그들이 벌거벗은 모습이 번득이는 것을 봐요. 나는 보통 사람들이 자신이 좋아하는 사람에 대해 상상한다는 것을 이해해요. 예를 들어, 선생님의 벌거벗은 모습을 생각하느라 수업에 집중하지 못하는 10대 소년처럼 말이에요. 그래서 속상한 것은 내가 정신적으로 사람들의 옷을 벗기고 있다는 사실이 아니라 이런 현상이 너무 자주 발생하고, 원래 있던 촉발 요소뿐만 아니라 내가 원치 않은 촉발 요소에 대한 반응으로 마구 발생한다는 사실이에요. 나에게 그 사람이 매력적으로 보이지 않거나, 그들이 매력적으로 보이길 원하지 않을 때도 말이에요. 노인이나 어린아이들처럼 말이죠. 나는 정신이 망가진 것 같아요. 내가 만일 길에서 누군가를 단순히 지나칠 때는 대처할 수 있어요. 재빨리 뒤로 물러서서 잊어버릴 수 있어요. 하지만 내가 실제로 대화를 하고 있는 사람이라면 거의 공황발작으로 갈 수도 있어요. 나는 대화를 즉시 관두고 마음을 가라앉힐 수 있는 조용한 장소를 찾아요.

플래시백을 치료하는 가장 좋은 방법은 그것을 꿈처럼 여기는 것입니다. 다시 말해, 재부팅이 되지 않고 있다는 생각보다 정신적인 집 청소라고 생각하십시오. 그저 그것을 인정하고 의미를 부여하지 말고 지나가게 두십시오. 당신의 감각에 귀를 기울이고, 주위에서 일어나고 있는 일로 관심을 돌리십시오. 긴장을 풀고 깊게 숨을 내쉬십시오.

NOTE

강박장애가 있는 사람들은 이런 플래시백을 무시하는 것에 어려움을 겪을 수 있습니다. 그들은 아무것도 아닌 것에 의미를 부여합니다. 이런 경우 전문적인 도움이 받는 것이 좋습니다.

---

8. 수치심 사이클

오늘날의 많은 인터넷 이용자들은 온라인 성애물과 함께 자랐고, 그것을 이용하는 것에 매우 무감각합니다. 그들이 수치심을 느낀다면 그것은 포르노 내용이나 이용에 관한 것이 아니라, 그 이용을 통제할 수 없는 자신에 관한 것입니다. 그들의 수치심은 통제력을 되찾으면서 사라집니다.

그러나 당신의 포르노 이용이 부모, 배우자, 종교적 수치심, 위협 또는 처벌과 연관되어 있거나 자위에 대한 경직된 생각과 얽혀 있는 경우, 포르노 이용과 자아상을 재구성하는 데 도움이 필요할 수 있습니다.

도파민은 금지된 것을 포함해 뭔가 새로운 것을 하거나 위험을 감수하는 것을 기대할 때 급격히 증가하는데, 특히 10대에게서 더욱 그렇습니다. 이러한 신경화학적인 자극은 우리의 조상이 10대일 때 새로운 영역을 개척하고 근친교배를 피하는 위험을 감수하도록 종용했습니다. 이것은 "금지된 과일 맛이 가장 달다."는 것과 같습니다. 다시 말해 불안이 실제로 각성을 증가시킨다는 것을 연구에서 보여 주고 있습니다.[98]

추가되는 모든 도파민들은 "맞아!"라고 소리치면서 뇌의 원초적인 보상 회로가 비난받을 행동들을 과대평가하기 쉽게 만듭니다. 그것은 수치심을 과도한 각성으로 등록하는데, 이는 수치심이 닥쳤을 때 일시적으로 위안을 주는 망각을 제공한다는 것을 의미합니다. 이것이 일부 포르노 이용자들이 '수치심-폭식-수치심'의 사이클에 어떻게 빠지게 되는지를 설명해 줍니다.

중독의 뇌 화학에 관한 한 모든 이야기가 알려져 있다고 주장하는 것은 무모한 일입니다. 그러나 이 뇌가소성에 대한 생물학적 프레임과 컴퓨터로 비유된 재부팅 개념은, 시각적인 성적 자극 자체에 대한 전통적인 불안이나 포르노가 무해하다고 주장하는 자유주의적 안일함보다 문제의 사실성에 훨씬 더 가깝습니다.

흥미롭게도 종교인들을 포함하여 우리가 모니터링하는 포럼 회원들은, 종종 생물학적 측면에서 포르노 문제를 재구성한 후에 재부팅 과정에서 빠른 진전을 보였습니다.

나는 더 이상 나의 중독을 악마의 영향이나 악하고 죄악 된 마음의 자연스러운 표현으로 보지 않고, 성적인 친밀감에 대한 매우 인간적이고 자연스런 욕망으로 봅니다. 비록 그것이 잘못 배치되었지만 말입니다. 그것은 신경화학물질에 의해 강화된 나쁜 습관이었지, 신비스럽거나 영적인 것이 아니었습니다. 나는 이미 나에게 행동을 조절할 수 있는 힘이 있다는 것을 깨달았습니다. 그리고 그렇게 했습니다. 내가 살고 싶은 삶이 포르노와 양립할 수 없다는 것을 깨달았기에 그런 결정을 내린 겁니다. 물론 '단순하게'라는 뜻이 '쉽게'라는 것을 의미하지는 않습니다.

이 분야에서의 성공은 나에게 다른 도전들과 싸울 수 있는 자신감을 주었습니다. 그래서 포르노를 중단한 연속 90일 동안 20파운드 이상의 체중을 감량했고, 스윙댄스도 시작했고, 밴드에도 가입했으며, 여자도 만났습니다. 여기서 나는 '수퍼 파워'에 대해 말하는 게 아닙니다. 이 모든 잠재력이 이미 내 속에 있었는데, 포르노 습관 때문에 갇혀 있었던 겁니다. 나는 거울에 비친 나 자신을 보며 후회하지는 않습니다. 이것이 보통 사람들이 느끼는 감정인 것 같습니다. 죄책감과 수치심을 느끼며 낭비한 시간이 너무 싫습니다. 하지만, 나는 이제 당당한 양심을 기대합니다. 나는 내 삶을 사랑합니다.

핵심은 건설적인 행동과 자기 자비에 많은 에너지를 쏟는 것입니다. 그리고 고통스러우면서도 자극적인 내적 싸움에서 벗어나는 것입니다.

9. 간헐적인 이용

빈번한 포르노 이용이 가진 위험성은 많은 이용자에게 익숙합니다. 그러나 간헐적인 포르노 이용(예:2시간 동안 포르노를 본 후 몇 주간 금욕, 그리고 이를 반복하기)이 포르노를 이용하려는 강박을 증가시킬 수 있다는 사실은 잘 알려져 있지 않습니다. 그 이유는 생물학적인 것인데, 중독성 약물[224]과 정크 푸드[225] 이용을 포함해 간헐적 이용을 조사한 중독 연구가 많이 있습니다. 2~4주간의 금욕은 다른 이용자들에게 일어나지 않는 뇌 신경가소성의 변화를 초래합니다.[112] 이런 변화들은 갈망을 증가시키고, 스트레스 반응을 높이며,[226] 심각한 금단증상을 일으킬 수 있습니다.[227]

그러므로 포르노 절제의 중간에 포르노를 폭식하는 것은 경험의 강도가 높아져 있기 때문에 당신에게 더 큰 타격을 줄 수 있습니다.[228] 간단히 말해 간헐적으로 포르노를 폭식하는 것은 포르노를 지속적으로 이용하는 것과 동일하며, 어떤 경우에는 더 심해질 수 있다는 것입니다.

포르노를 중단하려고 노력하는 사람은 누구나 이런 현상을 이해하고, 왜 일관적인 포르노 중단(가끔 한 번씩 실수할 때도 있지만)이 간헐적인 폭식보다 더 포르노를 끊기 쉽게 만드는지 인식해야 합니다. 또한 이러한 현상은 포르노를 덜 이용하는 사람들, 가령 포르노를 간헐적으로 이용할 가능성이 있는 종교인들이 포르노 중독 및 강박증 테스트에서 예상보다 높은 점수를 보일 수 있는 이유를 설명해 줍니다.[229]

일반적인 함정들

1. 에징

'에징(edging)'이란 절정에 이르러도 사정하지 않고 오르가즘의 언저리에서 반복적으로 자위하는 것을 말합니다. 종종 포르노를 계속 보면서 말입니다. 이러한 행위는 사정을 피하는 것이 문제이지, 포르노 이용이 문제가 아니라고 스스로를 납득시키려는 사람들이 모인 포럼에서 드문 일이 아닙니다.

재부팅자들은 이런 에징이 왜 현명하지 못한지 설명하고 있습니다.

> 오르가즘을 달성하고 끝내는 대신, 당신은 몇 시간 동안 신경화학물질을 자극하는 목욕을 하도록 뇌를 훈련시키고 있는 것입니다. 이것은 단연코 당신이 할 수 있는 최악의 일입니다. 나는 우리 대부분이 포르노에 중독된 것이 아니라 '에징'에 중독되어 있다고 생각합니다.

남성들의 경우 에징은 전립선에 스트레스를 줍니다. 또한 에징은 일반적으로 지속적인 시각적 자극, 빠르게 진행되는 새로운 장면, 이 장면에서 저 장면으로 옮겨 다니는 것, 그리고 자신의 손 또는 섹스 토이와 관련이 있기 때문에 실제 사람과의 섹스를 준비할 수 없게 합니다.

도파민은 오르가즘 직전에 최고조에 달합니다. 그래서 에징은 도파민을 몇 시간 동안 최대한 자연스럽게 높은 상태로 유지시켜 줍니다. 뇌는 성적 흥분과 시청자가 보는 것, 그것이 페티시든 스크린이든 무엇이든지 간에 그 둘의 연관성을 강화시키려는 강한 신호를 받습니다. 또한 만성적으로 상승된 도파민은 쾌락을 느끼는 민감성을 감소시키는 것과 같은 중독과 관련된 뇌 변화를 일으킬 위험이 있습니다.

인터넷 이전 시대에는 남성들이 대개 자위로 절정에 이르는 것이 몇 분 안에 끝나곤 했습니다. 오르가즘은 한동안 도파민을 억제하는 신경화학적 변화를 유발합니다. 그것은 일반적으로 성적 좌절감에 대한 약간의 안도감을 줍니다. 그러나 브레이크를 밟지 않고 도파민이라는 가속페달을 밟으면, 만족감 없이 끊임없는 갈망만 생기게 됩니다.

내가 포르노의 죽음의 길을 가게 된 때는 '오르가즘을 위해 자위하는 것'에서 '오르가즘으로 이어지는 감각을 위해 자위하는 것'으로 습관을 바꿨을 때였습니다.

처음에는 당신을 만족시키는 포르노 없이는 단 한 번도 절정에 이를 수 없다는 것을 기억하십시오. 마치 절정에 이르는 데 충분한 포르노 자극 없이는 자위를 할 수 없는 것처럼 말입니다. 이것은 당신의 뇌가 정상적으로 보상을 느끼지 못하기 때문입니다. 자신에게 절정에 이르도록 강요할 필요가 없습니다. 인내심을 가지십시오.

2. 판타지

정신적 이미지를 조사한 연구에 따르면 경험을 상상하거나 이미지화하면 실제로 그것을 경험할 때와 동일한 많은 신경회로가 활성화됩니다.[230] 대부분의 사람들은 파트너와 섹스를 하는 기간을 포함해 재부팅 초기에 판타지를 피하는 것이 매우 도움이 된다고 말합니다. 왜냐하면 그것은 갈망을 감소시키기 때문입니다. 그러나 만일 어떤 사람이 성경험이 거의 없다면, 뇌를 스크린이 아닌 실제 사람에게 다시 연결하는 데 도움이 되도록 잠재적인 파트너를 향한 현실적인 판타지를 가지는 것이 도움이 됩니다. 결국 인간은 먼 옛날부터 성적 판타지에 빠져 있었습니다. 그러나 실제 사람을 당신이 좋아하는 포르노 시나리오에 배치하는 것만은 피하십시오.

판타지가 처음에는 아무것도 아닐 수 있지만 포르노 장면의 변형된 버전으로 변할 수 있기 때문에 다소 위험한 것으로 여겨집니다. 당신의 뇌가 쾌락과 창의성에 다소 무감각하다는 사실은 그 섹시한 여자가 벌거벗은 모습이 어떨지 상상도 못 할 거란 뜻이죠. 아니면, 사랑하고 돌보는 섹스는 어떻습니까? 해결책은요? 우리를 몇 시간 동안 '에징'하게 만든 포르노 장면을 떠올려 봅시다. 위험이 도사리고 있어요. 누군가에 대한 자연적인 판타지를 가지고 있는 건강한 사람은 곤경에 처하지 않겠지만, 자신의 과거 포르노에 근거한 공상을 계속하는 포르노 중독자는 상황을 악화시킬 뿐입니다. 내 생각에는 당신이 일단 회복되기 시작하면, 극단적이거나 비현실적이지 않게 스스로 공상한다면 그것을 허용해야 한다는 것입니다. 판타지를 강화시킬 필요는 없지만, 그냥 그렇게 하도록 놔두세요.

—

만일 판타지가 포르노와 조금이라도 유사하다면, 재부팅 동안에 그것은 고려되어서는 안 됩니다. 그 두 가지 이유는요.

1. 포르노 판타지는 재발로 이어질 수 있습니다.
2. 그 판타지들은 우리가 재부팅하여 되돌려 놓으려는 망가진 신경회로를 강

화할 수 있습니다. 당신의 뇌는 컴퓨터 화면이나 마음속에서 나오는 이미지들을 구분하지 않기 때문에, 뇌를 통해 포르노 이미지를 상상하는 것은 포르노를 보는 것과 별반 다르지 않습니다.

그렇다고 해서 모든 판타지가 나쁘고 비생산적이라고는 생각하지 않습니다. 나는 재부팅하는 동안 내 인생에서 거의 처음으로 친밀감을 포함하지만 섹스가 아닌 다른 유형의 판타지 — 미소를 주고받고, 손을 잡고, 등이나 발을 마사지해 주는 것 — 를 자발적으로 가지기 시작했습니다. 진부하게 들릴지 모르겠지만, 이런 판타지는 사실 매우 생생하고 즐겁습니다. 하지만 그런 상상을 하는 동안에는 절대로 '에징'과 자위를 하지 않습니다. 만일 내가 그렇게 했다면 그런 판타지들은 아마도 성적인 것이 되었을 겁니다.

3. 포르노 대체물 이용하기

이것은 재부팅을 탈선시키기 쉬운 또 다른 방법입니다. 당신이 포르노를 중단할 생각이라면, 포르노 대신에 비키니를 입은 모델 사진을 보거나 그것에 대해 말하는 것을 합리화하기 쉽습니다. 어쨌든 그것은 포르노가 아니니까요. 사실 뇌의 원시적인 부분은 포르노가 무엇인지 모릅니다. 그것은 단순히 뭔가가 당신에게 자극을 주는지 아닌지 알 뿐입니다. (당신의 뇌는 좋은 회사에 다니고 있습니다. 1964년 미국 대법원의 포터 스튜어트 대법관은 "포르노를 정의할 수는 없지만 포르노를 보면 그것이 포르노인지 아닌지 알 수 있다."라고 주장한 것으로 유명합니다.)

비키니 사진이 포르노에 해당하는지 여부는 중요하지 않습니다. 정말 중요한 문제는 보상회로의 도파민이 급증한다는 것입니다. 여기서 질문할 것은 "어떤 유형의 뇌 훈련이 내가 겪고 있는 문제를 일으켰는가? 나는 그것을 반복하고 있는가?"입니다.

Imgur 사이트를 검색하는 것이 민감화된 중독 경로를 자극하고, 포르노 문제를 강화하기 때문에 그렇게 행동하는 것일까요? 물론입니다. 당신의 뇌가 자극에 굶주려 있기 때문에 이차원적인 성적 새로움을 추구하기 위해 클릭과 서핑을 하는 것입니다. 이것은 당신의 회복을 더디게 할 수 있습니다. 반면에 하드코어 이미지에 맞닥뜨린 다음 즉시 페이지를 닫으면 실제로 의지력이 강화됩니다. 기억하십시오! 목표는 뇌를 재설정해서 실제 관계에서 흥분하게 하는 것입니다.

인터넷 포르노 중독은 벌거벗은 것이나 에로틱한 것에 중독되는 것이 아니라 스크린 속의 '새로움'에 중독되는 것입니다. 한 남성은 그가 배운 것을 다음과 같이 요약했습니다.

왜 짧은 반바지를 입고 춤추는 여자들의 유튜브 영상을 찾아보는 겁니까? 섹스팅, 웹캠, 폰섹스, 끊임없이 공상하기, 에로틱한 이야기, 데이트 앱 검색(연락할 생각도 없으면서), 이미지 검색창에 포르노 배우 이름 입력하기, 소셜 미디어 체크하기 등의 요점이 무엇입니까? 이 모든 활동들이 당신이 약화시키려고 하는 동일한 중독 경로를 강화시켜 버립니다. 이것들은 성적인 생각, 가슴, 엉덩이, 성관계, 오르가즘 경험하기, 섹시한 여자 등으로 당신의 정신을 사로잡습니다. 이것들은 재부팅을 더욱 힘들게 할 뿐더러 더 고통스럽게 만듭니다. 섹스를 하려고 노력하거나(잠재적인 파트너에게 접근하고, 데이트를 하고, 치근덕거리고, 친구와 연락하고, 외출하고) 아니면 섹스와 전혀 관련이 없는 일을 하십시오. 일하고, 공부하고, 운동하고, 친구들과 어울려 노십시오.

4. 성급하게 성관계 강화하기(발기부전)

전통적으로 남성과 여성 모두 성관계에 열을 올리는 것이 파트너의 성적인 부진을 해결하는 방법이라고 생각했습니다. 그러나 포르노와 관련된 성기능 장애를 가진 사람들은 성행위 요구 없이, 자연스럽게 성욕이 다시 깨어나도록 놔두면 더 빨리 치유된다는 것을 종종 발견합니다. 한 남성은 그의 여자 친구의 지지를 다음과 같이 묘사했습니다.

> 그녀는 정말 대단했어요. 내가 좀 더 발기를 강하게 유지하려고 가끔 포르노 판타지를 이용한다고 했더니, 그녀는 포르노를 이용하기보다는 부드럽게 하는 것이 차라리 낫다고 말했어요. 나는 그것이 실제로 더 쉽다는 것을 알았고, 몇 주 전에 그 대화를 나눈 이후로는 포르노에 대해 생각조차 해 본 적이 없습니다. 또한 그녀는 내가 발기부전 약 같은 것을 먹는 것도 거부했죠. 왜냐하면 그녀는 내가 이 문제를 자연스럽게 해결하기 원했기 때문입니다. 나의 조언은 이렇습니다.
>
> 1. 당신의 파트너와 이야기하세요. 이것이 단연코 가장 큰 도움이 됩니다.
> 2. 서두르지 말고 천천히 당신이 편한 속도로 하세요.
> 3. 보충제는 전혀 효과가 없었습니다.
> 4. 폭식할 계획이 없더라도 포르노를 보는 함정에 빠지지 마세요.

내 여자 친구는 포르노를 많이 본 후로 자신이 레즈비언이 아닌데도 여자끼리 하는 성행위만이 그녀를 흥분시킬 수 있다는 것을 알게 된 지 얼마 되지 않아 발기부전과 비슷한 단계를 거쳤습니다. 그래서 그녀는 포르노를 끊었고 내가 무슨 일을 겪고 있는지 완전히 이해했죠. 물론, 우리는 약간의 최저점을 가지고 있었어요. 그녀는 불안한 감정을 조금 가지고 있었어요. 나는 부적절하고 쓸모 없다고 느끼는 끔찍한 저녁을 보냈지만, 결국 우리는 모든 것을 이야기했고 더 강해졌습니다. 그런 다음 지난 주말에 나는 실제로 섹스를 할 수 있을 만큼 충분히 강하게 유지할 수 있었습니다. 이건 나에게 큰 진전이고 새로운 성적 모험의 시작이었어요. 그리고 환상적이고요.

만일 오르가즘이 눈에 띄는 신경화학적 영향(체이서 효과)을 일으키거나 폭식에 빠지게 하는 경우, 잠시 동안은 그것을 끝내려고 자신을 밀어붙이지 마십시오. 쾌락의 민감도가 자연스럽게 돌아오는 동안 성적 활동을 부드럽게 조금씩 유지하십시오. 즉, 모든 수행 압박에서 벗어나십시오. 성욕을 소진시켜 버리는 것보다는 더 나은 것을 바라며 떠나는 것이 좋습니다. 필요하다면 파트너에게 당신을 성급하게 흥분시키기 위해 포르노 배우처럼 연기하지 말아 달라고 부탁하십시오. 당신이 씩씩한 모습으로 돌아오면 잃어버린 시간들을 만회할 수 있을 것입니다.

불과 몇 주 전에 나는 삽입 섹스를 하는 동안 절정에 도달할 수 없다는 사실에 거의 체념한 상태였어요. 지난밤에는 파트너랑 두 번 했는데, 두 번 다 절정에 도달했어요! 일단 우리가 키스하고 서로를 만지기 시작하면 그녀에게 삽입하고 싶은 충동을 억누를 수가 없었어요. 너무 자연스러웠죠. 내 페니스의 감수성이 확실히 회복됐어요. 그리고 앞으로는 더 많은 일이 있을 것 같은 느낌이에요.

5. 페티시가 영구적이라고 가정하는 것

'나는 나의 페티시를 어쩔 수 없어. 그건 바로 나 자신이야.'라는 믿음은 인터넷 포르노를 중단하는 데 심각한 걸림돌이 될 수 있습니다. 왜냐하면 성적인 만족의 유일한 희망을 포기하는 것처럼 느낄 수 있기 때문입니다. 사실 페티시를 제거해 봐야만 당신이 포르노로 유발된 피상적인 페티시를 다루고 있는지, 아니면 성적 정체성의 핵심에서 비롯된 페티시를 다루고 있는지 알 수 있습니다.

포르노를 중단한 뒤 몇 개월 동안 페티시가 사라진다면, 페티시는 성적 정체성에 필수적이지 않다는 것이 분명합니다. 그러는 동안 기분이 좋아지려는 갈망은 진정한 행복에 대해 당신을 속일 수 있습니다.

한 젊은이는 다음과 같이 말했습니다.

> 2011년 여름, 나는 새로운 페티시를 이용했어요. 오, 세상에! 나는 뇌에서 도파민을 느낄 수 있었어요. 나는 내 몸이 떨릴 정도의 이 새로운 유형의 포르노를 볼 때면 너무 행복하고 흥분되었어요. 하지만 그 이후로 나는 덜 행복해졌고, 결코 정상으로 돌아갈 수 없었어요.

과거의 스릴과 현재의 불만족이 뒤섞여 혼란스러워하는 일부 포르노 이용자는 점점 더 극단적인 장르를 통해 확장됩니다. 또 다른 사람들은 새로운 것들에 강하게 자극되고, 이전의 것들은 덜 자극적이라는 것을 발견하면서 자신의 성적 취향이 바뀐 것은 아닌지 궁금해합니다. 또 일부는 그 상황을 파악하고자 다른 종류의 포르노를 보며 맹렬하게 자위하는 것을 통해 그 확실성을 필사적으로 찾으려고 합니다. 이러한 강박적인 확인은 아무것도 명확히 해 주지 못하며, 오히려 중독이나 강박장애와 같은 행동으로 그들을 깊이 몰아넣을 수 있습니다. 아직도 여전히 일부 사람들은 전혀 만족을 느끼지 못한 채 그들의 페티시를 행동으로 옮기려고 노력합니다.

만약 당신이 구덩이 속에 있다면, 땅을 파는 것을 멈추십시오. 최우선적 원인인 과도한 포르노 이용을 배제하십시오. 나머지 다른 포르노로 테스트하지 마십시오. 포르노와 포르노 판타지를 몇 개월 동안 중단하십시오. 정상적인 만족감을 회복시키는 잠재력은 실제로 균형 잡힌 뇌 속에 있습니다. 그럼에도 불구하고, 금단증상의 불편함이나 플랫라인은 당신이 만족감을 얻기 위해 더 극단적인 포르노 시나리오를 필요로 한다고 당신을 설득할 수 있기 때문에 주의해야 합니다. 중독 행동은 그것을 만족시키기보다는 더 많은 활동을 하도록 부채질하는 경향이 있습니다.[231]

포르노는 내가 극단적인 이미지를 상상할 때만 흥분할 수 있도록 만들어 버렸어요. 나는 여성 매춘부들에게 극단적인 행위를 많이 했었지만, 불만족스러웠어요. 심지어 트랜스젠더 매춘부들과 관계를 해도 흥분되지 않았죠. 나는 극단적인 포르노를 생각하면서 억지로 흥분해야 했어요. 게다가 집에서 비디오를 바꿔 보는 것처럼, 몇 분마다 다른 성행위로 바꾸면서 했어요. 포르노를 보는 동안 나는 벌거벗은 여자(내가 그 어떤 것보다도 더 사랑했고, 지금은 다시 사랑하고 있는 것) 가까이에 있는 것만으로는 흥분할 수 없었어요. 지금은 내가 어떤 여자와 친밀해지는 것은 실제적인 교감이며, 특별하면서도 멋진 느낌이에요. 강요된 판타지가 아니에요.

오늘날 인터넷 포르노 이용자들은 인간의 성이 생각보다 훨씬 더 쉽게 영향을 받는다는 것을 보여 줍니다. 포르노 시청자들은 초정상적인 흥분을 유도하고, 그것을 몇 시간 동안 유지하기 위해 극단적으로 자극적인 콘텐츠를 이용합니다. 포르노를 과소비하는 것은 둔감화로 이어지기 때문에 뇌는 새롭고, 충격적이며, 금지되고 뒤틀린 내용을 통해서 더 많은 도파민을 얻게 됩니다. 그것은 이전의 포르노 취향이 더 이상 효과가 없어진 때일 수 있습니다.

이러한 깊은 연관성들이 어느 정도 영구적으로 이어질 수 있는 뇌의 조기 발달 기간이 있다는 것은 분명합니다. 물론, 사춘기에는 모든 에로틱한 기억들이 힘을 얻고 성적 흥분으로 강화됩니다. 뇌가소성이 강한 10대 청소년기에 과도하게 포르노를 이용하는 것은 성적 취향을 놀랍도록 빠르게 변형시킬 수 있습니다. 연구에 따르면, 포르노를 이용하는 연령대가 어릴수록 수간이나 아동 포르노를 더 많이 보게 된다고 합니다.[139, 232] 2012년 NoFap에서 대부분 젊은 사람을 대상으로 비공식 설문조사를 시행한 결과, 63%가 "내 취향은 점점 '극단적' 또는 '비정상적'으로 변했다."는 데 동의했습니다.[233] 절반은 우려했지만, 나머지는 그렇지 않았습니다. 그럼에도 불구하고 포르노 페티시는 포르노를 그만두면 종종 소멸됩니다.

6. 나쁜 충동

나쁜 충동에 대처하기 위한 이상적인 시기는 그것이 나타나기 전입니다.

처음 포르노를 중단할 때 미리 계획을 세우십시오.

가능한 한 집에 적게 머무르세요. 당신이 처음 며칠 동안 계획할 것이 생각나지 않는다면, 책을 읽기 위해 도서관이나 서점 또는 공원으로 나가세요. 집이나 당신이 대개 자위를 하는 장소에 머물지 않는 것은 금단증상의 고통이 있는 처음 며칠을 극복하는 데 큰 도움이 될 것입니다.

지금 당신이 포르노를 피하고 있는 이유의 목록을 만들고, 충동이 생기면 그것을 참고하십시오. 더 좋은 것은 충동을 느끼기 시작했을 때 읽을 수 있는 노트를 자신에게 써 보는 것입니다.

에징을 좀 시작해 봐! 이제 뒤돌아볼 필요가 없어. 조금만 더, 조금만 더……. 그래, 넌 해냈어. 오르가즘은 그리 강렬하지 않을 거야. 넌 무엇보다도 안도감을 느낄 거야. "이제 나는 내 일로 돌아갈 수 있어."라고 말하겠지. "나쁘지 않았어. 나는 부끄러움을 느끼지 않아. 그렇게 극단적으로 자신을 부정하는 것은 정말 의미가 없어."
한 시간쯤 후에 너는 에너지가 떨어지고, 머리에 안개가 끼는 것 같은 느낌이 들기 시작할 거야. 이것은 불안으로 발전할 거야. 그 불안은 자위를 했기 때문이 아냐. 에너지가 떨어지는 것에 대한 자연스러운 반응이지. 너에게 나쁜 일은 아무것도 일어나지 않았어. 아무도 너에게 야단치지 않았어. 넌 어떠한 나쁜 생각도 안 했어. 한 시간 전만 해도 다 괜찮았어. 너는 지금 약간의 불쾌감을 느끼는 거야. 너는 집중이 잘 되지 않을 거야. 너는 어떤 일도 하지 않아도 되길 바라고 있어. 너는 그저 가만히 앉아서 TV를 보고 싶을 뿐이야.

하루가 끝날 때쯤이면, 너는 그날 해야 할 일을 끝내지 못할 거야. 미루는 버릇에 대한 너의 방어기제가 작동할 텐데, 너의 정신 상태는 이제 완전히 외부요인에 의해 좌우될 거야. 너는 다음날 얼마나 많은 일을 해낼 수 있을까? 너는 어떤 장애물을 만나게 될까? 우울증이 찾아올 거야. 너의 마음은 상황을 더 악화시킬까 봐 아무것도 관여하고 싶지 않을 거야. 사람들도 만나고 싶지 않겠지. 너의 뇌는 종료모드에 있어. 너는 다시는 포기하지 않기로 결정할 거야.

다음으로는 충동이 일어날 때 포르노 이용 대신 무엇을 할지 목록을 만드십시오. 어떤 사람은 '빨간 X자' 기법을 사용합니다.

약 4주 전쯤부터 포르노를 공상하는 것을 완전히 그만뒀습니다. 플래시백이 내 마음에 떠오를 때마다 나는 그 위에 커다란 '빨간색 X자'를 상상하고 시끄러운 앰뷸런스 사이렌을 상상했습니다. 만일 그 포르노가 고집을 부리면 머릿속으로 그것을 폭발시키는 걸 상상하죠. 중요한 것은 그것을 즉시 하는 것입니다. 그 기술은 시간이 지날수록 자동적으로 됩니다.

만일 무엇을 해야 할지 모르겠으면, 아무것도 하지 말고 기다리십시오. 다음과 같이 혼자 생각해 보십시오.

'여기 갈망이 있다. 그것은 느닷없이 나타났고, 그것은 나에게 행사할 수 있는 실제적인 힘이 없다. 나는 내가 생각하는 내가 아니다. 나는 그것들을 불러들이지 않았다. 나는 그것들을 원하지 않는다. 그리고 나는 그것들을 따르지 않아도 된다.'

일반적으로 그 생각들은 흔적도 없이 사라질 것입니다. 모든 충동이 사라집니다. 대개 15분 안에 말입니다.

당신이 충동보다 더 대단하다는 것과 그것이 항상 그냥 지나간다는 사실을 알게 되면, 당신은 포르노에서 벗어날 수 있을 거예요. 이전의 시도들에서 나는 항상 하나의 나쁜 충동에 굴복하곤 했어요. 마침내 나는 그것과 싸웠고, 내게 오는 어떤 나쁜 충동도 이겨 낼 수 있다는 걸 깨달았어요. 자신이 가장 약하다고 느끼는 바로 그 순간, 즉 충동이 당신을 이길 것 같은 그 순간이 당신이 강해져야 할 순간입니다. 그 충동의 반대편에 바로 당신의 돌파구가 있어요.

다음은 일부 사람들에게 유용한 또 다른 팁입니다.

당신의 뇌는 포르노 이용을 간절히 원하기 때문에 그것을 합리화하려고 할 것입니다. 여기서 핵심은 자신의 뇌와 다투지 않는 것입니다. 단순히 당신이 그 생각을 하고 있다는 것을 인정해 버리거나 'No'라고 대답해 버리세요.

—

나는 그냥 내 거시기를 싱크대 위에 올려놓고 손으로 찬물을 끼얹었어요. 그것은 확실히 갈망을 없애 주죠. 물론 성욕을 못 풀고, 사정을 하지 못해서 느끼는 고환의 불쾌감이나 통증을 줄이는 데도 도움이 돼요.

—

나는 성적인 에너지를 위쪽으로, 가슴과 상체로 끌어올리는 데 집중해서 바지에 가해지는 압력을 완화하려고 노력합니다. 그것은 나를 정말 강하게 느끼게 하죠. 그것은 자위를 할 필요를 덜어 주며, 나에게 '행동할 준비가 되어 있다'는 느낌을 줍니다. 필요하다면 집을 허물 수도 있을 것 같고, 한 여성을 침대에 던지고는 합의하에 장난스런 방식으로 그녀를 내 마음대로 할 수도 있을 것 같아요. 나는 이게 좋아요.

—

"마지막으로 한 번만 할 거야." 또는 "오늘이 마지막이야."와 같은 핑계를 대고 있나요? "오늘은 그냥 안 할 거야."로 바꿔 보세요.

—

포르노가 존재하지 않는 것처럼 살기 바랍니다. 완전히 잊어버리세요. 충동과 싸우면서 당신의 날들을 허비하지 마세요. '너무 힘들게 노력'하지 마세요. 당신의 인생에서 다시는 포르노를 보지 않을 거라는 생각에 동의하기만 하면 됩니다.

충동이 떠올라서 도저히 조절할 수 없을 것 같은 느낌이 들면, 컴퓨터 같은 기계를 끄고 행동하기 전에 곰곰이 생각해 보십시오. 비록 나중에 행동을 취하더라도 당신은 의식적으로 그렇게 할 것이고, 그것은 행동을 바꾸는 첫 번째 단계가 될 것입니다.

절대 포기하지 마세요. 한두 달 동안 하루 간격으로 재설정해도 상관없습니다. 그것이 당신이 할 수 있는 최선이라면, 당신은 지금보다 절반의 빈도로 포르노를 이용하고 있는 것입니다. 내가 본 가장 감동적인 이야기는 3년 동안 시도한 끝에 15일 연속 기록을 세운 한 남자의 이야기였습니다. 당신이 계속 돌아오는 한, 자신의 이익을 위해 그것이 중요하다는 것을 알기 때문에 당신은 실패할 수 없습니다. 당신의 뇌 신경회로를 재설정하고 자유로워지는 것은 시간문제일 뿐입니다.

일반적인 질문들

1. 얼마나 오래 재부팅해야 합니까?

www.yourbrainonporn.com으로 연결되는 많은 웹사이트에서는 60일이나 90일, 또는 8주 등을 제시합니다. 사실 YBOP에서는 당신의 포르노와 관련된 문제의 심각성, 뇌의 반응 방식, 목표에 따라 필요한 시간이 달라지기 때문에 정해진 기간을 제안하지는 않습니다. 재부팅 소요 기간은 다양합니다. 왜냐하면 뇌들이 서로 다르고, 어떤 남성들은 좀처럼 낫지 않는 포르노로 유발된 발기 장애를 갖고 있기 때문입니다.

성기능 장애, 사회적 불안, 격렬한 흥분, 주의력 결핍장애, 우울증, 또는 그 밖의 무엇이든지 간에 재부팅이란 당신이 어떤 사람이고, 무엇이 포르노와 관련된 것인지 발견하는 것으로 생각하길 바랍니다. 당신이 포르노에 의해 얼마나 영향을 받았는지 확실히 이해하고 나면, 당신은 당신의 배를 잘 조종할 수 있을 것입니다.

2. 재부팅 기간 동안 섹스를 해도 됩니까?

당신이 판단하여 결정할 수 있습니다. 어떤 사람들은 모든 성적인 자극을 일시적으로 중단하는 것이 뇌에 필요한 휴식을 가져다주고 회복을 촉진한다는 것을 발견합니다. 반면에 매일의 애정 어린 스킨십은 섹스를 하든 안 하든 항상 유익합니다. 섹스를 한 후 체이서 효과가 균형을 깨뜨리는 느낌이 들면, 한동안 오르가즘이라는 목표 없이 부드러운 연애를 시도할 수도 있습니다. 이렇게 하는 것은 뇌가 강렬한 성적 자극으로부터 쉴 수 있도록 하면서 친밀함을 느끼게 하는 이점이 있습니다. 하지만, 재부팅 시간이 오래 걸리는 경우에는 때때로 파트너와의 섹스가 성욕을 정상적으로 되돌리는 데 도움이 됩니다.

다시 말하지만 만일 당신이 포르노로 유발된 발기부전을 경험하고 있다고 생각되면, 당신의 발기가 파트너로 인해 저절로 일어나고 있다고 느낄 때까지 어떠한 성행위도 강요하지 않는 것이 좋습니다. 그러면 당신은 더 나은 결과를 얻을 수 있을 것입니다.

3. 재부팅하는 동안 자위를 하면 안 됩니까?

꼭 그럴 필요는 없습니다. 먼저 포르노, 포르노 판타지, 포르노 대체물을 멀리해 보십시오. 어떤 사람들에게는 이렇게 하는 것만으로도 균형을 되찾기에 충분합니다. 또 어떤 사람들은 자위가 포르노 회로를 활성화시키는 강력한 계기가 될 수 있기 때문에 잠시 쉬는 것이 더 나을 거라고 생각합니다.

나는 자위만 하고 포르노로 결코 돌아가지 않겠다고 스스로에게 말했어요. 그러자 자위가 지루해지기까지는 그리 오래 걸리지 않았어요. 처음에는 실제 성생활의 기억들을 상상하곤 했지만 나의 뇌는 포르노 장면과 비현실적인 판타지에서 오는 기억들로 빠르게 이동했죠. 거기서부터 에로 소설, 아마추어 이미지로 연결되고, 그리고는 곧장 하드코어로 돌아가 버렸어요.

반면, 포르노로 유발된 발기부전이 있을 때 재부팅자들 중 대다수는 자위나 오르가즘을 일시적으로 과감하게 줄일 필요가 있다는 것을 발견합니다. 당신이 병을 앓고 있을 때 당신은 일반적으로 단지 원인을 제거하는 것이상의 것을 해야 할 필요가 있습니다. 특히 포르노 이용의 경우에 있어서는 말입니다. 가령, 당신의 다리에 무게를 더 가한다고 해서 대개 다리가 부러지지는 않습니다. 그러나 한 번 부러져서 깁스를 해야 한다면, 목발을 사용하고 한동안 걷지 말아야 합니다. 포르노로 유발된 발기부전에 있어서도 마찬가지입니다. 깁스를 할 필요는 없지만 강력한 성적인 자극에서 벗어나 뇌가 치유될 수 있는 시간을 주어야만 합니다.

그러나 긴 시간이 반드시 더 나은 것은 아니며, 어떤 사람들은 오랫동안 포르노를 금한 후에 가끔 포르노를 보지 않고 자위를 하는 것이 도움이 된다고 생각하기도 합니다.

NOTE

발기가 아직 자발적으로 되지 않는다면, 판타지나 다른 보조물들을 사용하여 자위하도록 당신 스스로에게 강요할 필요는 없습니다.

---

4. 정상으로 돌아온 때를 어떻게 알 수 있습니까?

분명히 사람마다 목표가 다르기 때문에 이 질문에 대한 간단한 정답은 없습니다. 일반적인 목표는 다음과 같습니다. 건강한 발기가 돌아오고, 파트너와 성관계 중 오르가즘이 잘 느껴지고, 성욕이 정상화되고, 포르노로 인한 페티시 취향이 감소하고, 갈망을 잘 관리하게 되는 것 등입니다. 재부팅이 끝난 후에도 지속적인 개선을 오랫동안 경험하는 사람도 있습니다. 다음은 몇몇 고무적인 신호들입니다.

· 훨씬 더 매력적으로 보이는, 잠재적인 섹스 파트너들에게 작업을 걸고 싶어

진다.

- 아침발기가 자주 생긴다.
- 강력한 체이서 효과 없이도 오르가즘을 느낄 수 있다.
- 파트너와의 섹스가 환상적이다. (참고 : 초기에 약간의 조루나 지연사정이 있을 수 있으나 자꾸 하다 보면 완벽해집니다.)
- 성욕이 변한다.

내 성욕은 6개월 동안 때때로 사라졌어요. 하지만 성욕이 돌아왔을 때, 그것은 더 건전한 성욕이었지요. 포르노를 보고픈 욕구나 여성을 성적으로 바라보는 것이 사라졌어요.

5. 포르노를 이용하는 이유가 내가 그저 강한 성욕을 가졌기 때문이 아니라는 것을 어떻게 알 수 있습니까?

포르노와 포르노 판타지를 중단한 후 몇 주 뒤 당신의 성욕이 어떤지 보십시오. 놀랍게도 대부분의 재부팅자들이 포르노를 중단하는 것보다 자위를 중단하는 것이 더 쉽다는 것을 목격합니다. 많은 남성들이 자위가 포르노 없이는 그다지 흥미롭지 않으며, 강한 성욕 때문이 아니라 욕구 해소를 위해 계속 포르노를 검색했다는 사실을 발견하고는 놀랍니다. 만일 당신이 인터넷 포르노 없이는 자위를 할 수 없거나, 포르노를 볼 때 발기가 부분적으로만 된다면, 그것은 당신이 성적으로 흥분된 상태가 아니거나 '방출'이 필요하지 않다는 것을 뜻합니다. 당신의 뇌는 일시적으로 신경화학물질이 증가된 상태를 완화하려는 해결책을 찾고 있는 것입니다.

뇌의 변화와 병적인 학습의 증거인 포르노 이용에의 갈망과 소위 '강한 성욕' 사이의 혼동은 일부 대중 언론에서 활발하게 토론되고 있습니다. 그러나 과학자들은 갈망과 자연적인 강한 성욕이 서로 다르다는 것을 보여주고 있습니다. 연구에 따르면, 병적인 성적 행동의 역치를 충족하는 사람들과 순수하게 강한 성욕을 가진 사람들 사이에는 거의 중복되는 소견을 보이지 않습니다.[234-236]

전자는 '집착(preoccupation)'으로 진단되는 기능장애로, 신호에 대한 과잉반응(민감화)과 억제 조절력의 부족(전두엽 기능 저하)을 포함합니다. 포르노 이용자의 경우 이런 증상들은 종종 실제 파트너와의 섹스 욕구의 결핍을 동반합니다. 반면에 강한 성욕은 파트너와의 성적인 활동을 포함한 성행위를 향한 단순한 열정입니다.

포르노,
그리고
당신의 **뇌**

결론적 성찰

_'경험하기 전까지는' 절대 아무것도 실제가 되지 않는다.
Nothing ever becomes real 'til it is experienced.
존 키츠_

만일 포르노 이용이 당신에게 부정적인 영향을 미칠 수 있다고 생각되면, 온갖 수단을 동원해 단순한 실험을 해 보십시오. 잠시 포르노를 중단하고 스스로 깨닫게 된 것을 확인하십시오. 전문가들이 합의에 이를 때까지 기다릴 필요가 없습니다. 포르노 중단은 실험을 거치지 않은 의료 절차에 들어가거나 위험할 수도 있는 의약품을 섭취하는 것과는 다르기 때문입니다. 권위 있는 연구가 가능할 뿐 아니라 필수적인 상황인 것입니다. 만일 당신이 이를 시도한 다음 불편함을 경험한다면, 포르노 중독이 신화인지 사실인지 몹시 궁금해질 것입니다. 인터넷에서는 포르노 중독이 신화일 뿐이라고 말하는 그럴싸한 사람들을 만날 수 있습니다. 당신의 의사도 당신의 염려를 무시할지 모릅니다. 포르노를 중단하는 것이 불안 혹은 성욕 감소와 같은 부정적인 결과를 가져왔다면, 회의론이 더 믿음직스럽게 보일 것입니다. 도움이 될지 모르겠지만, 전술한 증상과 포르노를 보고자 하는 열망, 포르노 이용의 합리화를 찾는 것은, 당신이 정서를 관리하기 위해 인터넷의 유비쿼터스[68] 자극을 어떻게 사용하게 되었는지에 대해 말해 줄 수 있습니다. 만일 포르노가 당신에게 문제인지 아닌지 확실하지 않다면, 그냥 포르노를 중단하고 당신에게 일어나는 변화에 주의를 기울여 보십시오.

인터넷 포르노 중단은 당신의 식단에서 정제 설탕 혹은 트랜스지방을 제거하는 것과 같습니다. 이것은 최근까지 어느 누구도 갖고 있지 않았으며, 그것 없이도 잘 지내 왔던 오락의 한 형태를 단순히 없애는 것입니다. 포르노 중단은 과거의 많은 사람이 살았던 것처럼 살게 되는, 일종의 역사적 재연입니다. 한 포르노 이용자는 다음과 같이 말합니다.

여기 도식이 있습니다.

1. 흥미롭지만 장기적으로 나쁜 행동이 돈 때문에 도입된다.

2. 사람들이 중독된다.

3. 정확하고 과학적으로 뒷받침된 연구가 시작되기까지 수십 년이 걸린다.

4. 중독된 사람들이 교육을 받기 시작한다.

5. 그들이 행동을 제거하기 시작한다.

문제는 이 전체 사이클이 아주 위험하다는 것입니다. 담배는 20세기 초에 폭넓게 도입되었고, 통제되는 데 수십 년이 걸렸습니다. 우리는 이제 특정 유형의 음식이 건강에 해롭다는 것을 압니다. 음식에 있어서 아직 우리는 2-3단계에 있습니다. 생각해 보세요. 포르노에 있어서 우리는 어느 단계에 있는 걸까요?

---

68. 언제 어디서나 통신이 가능한 컴퓨터가 존재하는 환경.

이 유용한 과학적 연구는 몇 년밖에 되지 않았습니다.

미 해군 팀[238]을 포함한 미국 비뇨기과 의사 연합의 연례회의[237]에서 비뇨기과 의사들은 포르노와 성기능 장애에 대한 우려를 공표했습니다. 그러한 노력에도 불구하고, 초고속 인터넷 포르노의 위험성에 대한 합의는 잠시 휴지기에 있을 수 있습니다. 이것은 영국의 의학박사 아난드 파텔(Anand Patel)과 같은 수백 명의 성 건강 전문가들이 "포르노를 중단하는 것은 어렵지만, 정상적인 성적 즐거움과 발기 기능의 회복은 전적으로 약물 없이도 가능하다."[239]라고 경고함에도 불구하고 여전히 그렇습니다. 안타깝게도, 포르노가 전적으로 '성관계에 긍정적'이라고 주장하는 성 과학자들이 속도를 내는 데는 더 긴 시간이 필요할 것입니다.

포르노로 유발된 성기능 장애에서 회복한 젊은 정신과 의사[201]는 인터넷 포르노 중독 현상이 10년 혹은 15년이 되었고, 연구보다 앞서 있다고 지적했습니다. 그는 다음과 같이 썼습니다.

의학 연구는 달팽이 속도로 진행된다. 운이 좋으면 우리는 20년 혹은 30년 안에······ 남성 인구의 절반이 성불능이 되었을 때에야 이를 다룰 것이다. 제약회사는 포르노를 중단한 누군가로 인해 그 어떤 약도 팔 수 없을 테니까 말이다.

어쩌면 우리는 그렇게 염세주의적이 될 필요가 없을지도 모릅니다. 평범한 포르노 이용과 병적인 포르노 이용을 성기능 장애, 실제 파트너와의 낮은 성욕, 포르노와 관련된 신호에 대한 초민감성, 성적인 만족감 및 인간관계의 만족감의 감소와 연관시킨 수십 개의 연구들은 차치하더라도, 이미 약 30편의 뇌 연구들과 12편의 중독 신경과학자들의 리뷰가 있습니다.[25, 59, 240-249] 이것들은 내가 몇 년 동안 추적해 온 자기보고서들과 완벽하게 일치합니다.

인터넷 포르노의 영향에 대해 배울 것이 많이 있습니다. 그러나 연구가 계속 사실을 밝히는 동안, 당신은 자신의 경험을 믿으십시오. 이전의 한 포르노 이용자는 다음과 같이 썼습니다.

> 일단 당신 스스로 포르노의 진실을 경험하면, 종교적인 데서 나온 것이든, 자유주의자 혹은 포르노 제작자에게서 나온 것이든, 당신은 더 이상 포르노 선전에 속을 수 없습니다. 그들 모두는 계획을 가지고 있습니다. 하지만, 당신은 지식을 가지고 있고, 가장 좋은 것에 기반을 둔 자신만의 의견을 만들 수 있습니다.

잘못된 정보에 근거한 과학 이해하기

만일 포르노에 영향을 받은 사람들과 의료진의 경고가 증가하는데도 인터넷 포르노의 영향에 대해 일치된 의견이 왜 없는지 궁금하다면, 담배 전쟁의 역사가 이를 이해하는 데 도움이 될 수 있습니다. 몇 년 전에는 영화에 나오는 유명 배우를 비롯해 대부분의 사람들이 담배를 피웠습니다. 사람들은 담배를 빨아들이거나 담배 연기를 내뿜는 것을 좋아했습니다. 그것은 신경을 안정시켰고, 유행을 일으켰으며, 세련되게 보였습니다. 이처럼 멋진 행동이 어떻게 정말로 해로울 수 있단 말입니까? 니코틴이 정말로 중독성이 있습니까? 타르 성분이 시체의 폐에서 나왔을 때, 이를 믿고 싶어 하지 않았던 흡연자들은 아스팔트를 탓했습니다.

인과관계 연구들은 두 개의 무작위 피험자 그룹을 만들었습니다. 그러나 한 그룹에게는 수년 동안 담배를 피우라고 하고, 다른 그룹에게는 담배를 삼가라고 요청해야 했기 때문에 연구를 수행할 수 없었습니다. 그것은 확실히 비윤리적인 일입니다. 반면 흡연이 건강 문제를 야기하고 금연이 대단히 어렵다는 다른 종류의 증거들, 즉 상관관계 연구들과 의사와 환자들의 일화에 근거한 보고 등이 쌓였습니다. 흡연 습관이 다른 유사한 그룹의 피험자들을 비교하는 전향적인 연구는 수십 년이 걸렸습니다.

이 기간 동안 담배회사로부터 지원을 받은 연구들은 담배의 유해성 혹은 중독의 증거를 찾지 못했습니다. 예상대로, 해악의 새로운 증거가 등장할 때마다 업계는 당국이 갈등하고 있고, 금연하기에는 너무 이르다는 인상을 주기 위해 '그러한 생각이 틀렸다는 것을 드러내는 연구들'로 꽁무니를 뺐습니다. 담배산업연구위원회의 수장은 이렇게 말했습니다. "만일 담배 연기가 암의 확실한 원인이라면, 우리는 모두 오래전부터 암에 걸려 있었을 것이다. 원인은 그보다 훨씬 더 복잡하다." 그는 또한 통계적 연관성이 '인과관계'를 증명하지 못한다고 일축했습니다.

그러나 궁극적으로 현실은 부인될 수 없었습니다. 흡연은 사람들의 생명을 점점 더 많이 앗아갔습니다. 동시에 중독 연구는 보다 정교해졌고, 어떻게 니코틴이 중독을 야기하는지에 관한 생리학을 밝혔습니다. 결국 담배산업의 마법주문은 깨졌습니다. 오늘날 사람들은 여전히 담배를 피우지만, 적어도 그 위험성에 대해서 알고 있습니다. 흡연의 무해성에 대한 거짓 그림을 그리려는 노력은 중지되었습니다.

그러는 사이에 많은 불필요한 피해가 발생했습니다. 조작된 불확실성이 담배산업의 이익을 보호하는 동안, 몇 년 사이에 일반적인 지식이 되었어야만 하는 아주 중요한 건강 정보가 알려지는 데 수십 년이나 걸렸습니다.

흡연과 질병 사이의 연관성을 의심하게 하는 거대한 담배산업의 캠페인은, 무지의 문화적 생산 연구[69]인 애그노톨로지라는 과학에서 고전적인 사례 연구가 되었습니다. 애그노톨로지는 과학 분야에서 대중에게 잘못된 정보와 의심을 의도적으로 뿌리는 것을 조사합니다. 『포르노 아웃(Porned Out)』의 저자인 브라이언 맥도겔(Brian McDougal)은 이렇게 말합니다.

> 담배가 얼마나 해로운지 알지 못한 채 전 세대가 줄담배를 피우는 것을 상상하기란 힘들다. 그러나 오늘날 비슷한 일이 온라인 포르노에서 일어나고 있다.

인터넷 포르노가 새로운 종류의 흡연일까요? 인터넷에 접속하는 거의 모든 젊은 남성이 포르노를 보고 있고, 포르노를 보는 여성의 비율 역시 증가하고 있습니다. 어떤 것이 표준이 될 때마다 그것은 해가 없어야만 한다거나 '정상'이어야만 한다는, 검증되지 않은 가정이 있었습니다. 말하자면, 그것은 비정상적인 생리학적 결과를 낳을 수 없다는 것입니다. 그러나 흡연은 그렇지 않은 것으로 판명되었습니다.

흡연과 마찬가지로 포르노 이용을 조사하는 인과관계 연구 역시 이루어질 수 없었습니다. 아이들을 두 그룹으로 나누어 한 그룹은 '포르노 청정인'으로 남겨두고, 다른 그룹은 수년 동안 오늘날의 인터넷 포르노를 자유롭

---

69. 정확하지 않거나 오해의 소지가 있는 과학적 정보에 대한 사람들의 사회 문화적 무지와 의심을 탐구하는 학문.

게 보도록 나누어서 몇 퍼센트가 실제 파트너에게 끌림의 감정을 잃고, 포르노를 중단할 수 없으며, 사회적으로 불안해지는지, 혹은 포르노가 유발한 성기능 장애와 극단적인 페티시 취향이 발전되는지를 확인한다는 것은 비윤리적인 일이기 때문입니다.

포르노 이용자들과 비이용자를 수년 동안 추적하는 연구는 특히 18세 이하의 사람들을 대상으로는 결코 실행될 수 없습니다. 포르노를 이용하지 않는 그룹과 포르노 이용을 정확하게 보고하는 다른 그룹을 발견하는 것 자체가 도전일 것입니다. 그에 반해 흡연 연구는 쉬웠습니다. 당신은 흡연을 하는지 안 하는지, 담배 브랜드가 무엇인지, 하루에 몇 개피를 피우는지, 흡연을 언제 시작했는지 기꺼이 말할 수 있기 때문입니다.

한편, 이 책 전반에 걸쳐 말했듯이 일부 인터넷 포르노 이용자들이 심각한 문제들을 경험한다는 다른 종류의 공식적인 증거와 비공식적인 증거들이 누적되고 있습니다. 명성 있는 연구자들이 인터넷 포르노 이용과 우울증, 불안, 사회적 불편, 중독과 강박, 페티시 및 악화되는 취향, 성적인 불만족과 인간관계에서의 불만족, 실제 파트너를 향한 낮은 성욕, 나아가 성기능과 신체 이미지에 대한 우려 증가 간의 연관성을 보고합니다.[250]

다행히 사람들은 포르노를 중단한 후 다양한 증상들로부터 놀랍게 회복되었다고 보고되었습니다. 그러나 중독 치료 시설들은 인터넷 포르노로 촉진된 중독의 증가를 보고 있습니다. 법률가들은 인터넷 포르노가 원인인 이혼 증가에 주목합니다.[251] 이 주장은 포르노 이용 및 이혼 가능성 증가를 조사한 최신 연구에 의해 뒷받침되고 있습니다. 그리고 2016년 메타분석[70]

---

70. 특정 주제에 대하여 축적된 연구들을 요약하고 재분석하는 연구 방법.

은 포르노 이용과 성폭행 간에 상관관계가 있음을 보여 주었습니다.[252] 상관관계는 인과관계에 해당하지 않습니다.[71] 그러나 스크린을 통해 느끼는 절정처럼, 우리도 비본질적인 활동을 추구하면서 발생할 수 있는 부작용을 무시하고 싶은 것은 아닐까요?

후위의 반격

과학의 새로운 영역에서 항상 그렇듯, 과학의 진보는 후위[72]로부터 어느 정도 목소리를 높이는 저항을 이끌어 냈습니다. 미디어와 '성에 긍정적인' 성 과학자들은 인터넷 포르노가 이용자들에게 미치는 잠재적 영향을 이해하고 설명하려는 노력을 다양한 성적 행위 혹은 성적 수치심을 병리화하려는 시도로 규정하고 있으며, 이는 과학적인 증거로부터 주의를 멀어지게 한다고 주장합니다.

이들은 포르노 이용자의 뇌를 조사한 신경 과학 연구의 우위를 받아들이지 않습니다. 인터넷 포르노의 영향에 관한 신경과학적 주장에 대해 더 많은 정보에 입각한 소비자가 되도록 돕기 위해, 널리 퍼져 있는 반대 의견의 흐름 중 하나를 살펴봅시다.

앞에서 언급한 37편의 뇌 연구들 중 2편은 포르노 중독 모델이 틀렸다는 것을 완벽하게 폭로하는 것으로 종종 인용됩니다(Steele, et al., 2013[157]과 Prause et al., 2015[171]). 그러나 그들이 실제로 발견한 사실들은 다른 이야기를 합니다. 사실상 전문가들은 이 두 연구의 결과들이 중독 모델과 일치한

---

71. 상관관계가 있을 뿐 인과관계는 아니라는 말은 포르노 이용자가 곧 성폭행자는 아니라는 뜻이다. 포르노 이용이 성폭력에 상대적으로 영향을 미칠 수 있을 뿐이라는 의미이다.
72. 과거의 주류 학파들을 의미한다.

다는 의견을 제시합니다. 두 연구는 모두 두피 위의 전기적 활성 또는 뇌파를 측정하는 뇌전도 연구였습니다. 뇌전도 기술이 대략 100년 정도 되었다고 할지라도, 실제로 무엇이 뇌파의 원인이 되는지 또는 특정 뇌전도 수치가 무엇을 의미하는지에 대한 논쟁은 계속되고 있습니다. 이것이 수수께끼라 할지라도 여전히 이것은 우리에게 뇌 활동의 수준에 대해 알려 줍니다.

킨제이에서 훈련받은 성 과학자 니키 프라우즈(Nikky Prause)는 이 두 뇌전도 연구의 대변인으로 활동했습니다. 그녀는 2013년과 2015년 연구 모두가 포르노와 성 중독에 관한 생각이 틀렸음을 폭로한다고 반복적으로 주장했습니다. 그녀의 용감한 주장은 종종 과학에 대해 그 어떤 다른 시각도 가지지 못한 논문들을 통해 폭넓게 보급되었습니다. 이것은 프라우즈 자체가 더 이상 그 어떠한 학술기관에도 소속되어 있지 않다는 것을 드러냅니다.[253]

그러나 이 연구들이 실제로 무엇을 입증하고 있습니까? 그리고 그들은 자신들을 위해 만든 주장을 어디까지 정당화하고 있을까요? 이 질문에 대답하기 전에 우리는 각각의 연구가 단일 실험의 한 단계에 불과하다는 것을 염두에 두어야 합니다. 2013년 연구에서는 '포르노 시청을 통제하는 데 문제를 경험하는 개인'[73]의 뇌파를 측정했습니다. 2015년 연구는 통제군[74]의 뇌전도 반응을 측정하고 그 결과를 2013년 피험자들에게서 나온 데이터

---

73. 연구 대상자들이 포르노 중독자인지 아닌지 구분할 수 없는 사람들이었다는 말이다. 즉, 과학적으로 봤을 때 '통제되지 않은 피험자들'이었다는 뜻이다.
74. 독립변수의 영향에 대한 정확한 데이터를 얻기 위해 실험군의 대조대상이 되는 그룹을 의미한다. 실험자는 동질의 두 그룹을 선정하여 실험군에 독립변수를 적용한 후 그 변화 데이터를 독립변수를 적용하지 않은 통제군의 데이터와 비교한다.

와 비교했습니다. 달리 말하자면, 첫 연구는 게재 당시 통제군이 없었던 것입니다.

2013년 논문과 관련하여 연구팀이 실제로 발견한 것과 정반대되는, 헤드라인을 장식하는 두 가지 주장이 제기되었습니다. 첫째, 대변인은 "피험자들의 뇌가 성적인 이미지에 반응을 보이는 양상은 다른 중독자들이 약에 반응을 보이는 양상과 달랐다."고 주장했습니다. 그녀는 자신이 발견한 것들이 포르노 중독이 '강한 성욕'에 지나지 않는다는 관점을 지지한다고 주장했습니다.[254]

두 연구 모두 피험자들이 사진을 볼 때 나타나는 뇌파 수치를 측정했습니다.[225] 그 사진들 중 38개는 여성과 남성이 나오는 성적인 것이었습니다. 다른 187개는 비성적인 사진으로, 즐거움을 주거나(가령 스카이다이빙), 중립적이거나(가령 초상화), 또는 불쾌한(가령 훼손된 신체) 사진들로 분류되었습니다. 뇌파 판독은 그림에 대한 주의력만 평가했지, 성적 흥미 또는 보상 시스템의 활성화는 평가하지 않았습니다. 2013년 연구는 주요한 두 가지 발견을 보고했습니다.

첫째, 피험자들은 다른 유형의 사진보다 포르노 사진에 대한 뇌파 수치가 더 높았습니다. 피험자들이 중독되었든 아니든 샌드위치를 먹는 누군가의 사진보다는 벌거벗은 남녀 커플이 성관계를 하는 사진에 더 관심을 기울이는 것이 당연하기 때문에 이것은 놀랄 일이 아닙니다. 그러나 이 피험자들 중에서 누가 포르노 중독자인지는 확실하지 않지만, 연구에 따르면 중독자가 중독과 관련된 신호에 노출될 때 뇌파 측정값이 P300 상승하는 것으로 일관되게 나타났습니다(신호-반응성). 요컨대 이들 피험자들이 에로틱한 사진들에 보인 관심은 그들의 중독과 모순되지 않았습니다.

포르노 중독이 틀렸다고 서둘러 폭로하던 중에 대변인 프라우즈는 언론 보도와 인터뷰에서 "피험자들의 뇌가 중독자들의 것과 비슷하지 않았다."고 주장했습니다. 이것은 사실이 아닙니다. 피험자들의 뇌는 많은 점에서 중독자들과 비슷해 보였습니다. 즉, 피험자들은 그들의 강박적 행위를 연상시키는 사진을 볼 때 수치가 급증하였습니다. 2013년 연구에는 그 같은 주장을 지지해 줄 만한 것이 전혀 없었습니다. 연구팀은 피험자들과 약물 중독자들 사이에 존재한다고 주장하는 '뇌의 차이'를 알려 주지 않았습니다.

2013년 연구의 두 번째 발견은 무엇일까요? 포르노를 보고 뇌가 더 많이 활성화되는 병적인 포르노 이용자들은 뇌가 적게 활성화되는 병적인 포르노 이용자들에 비해 파트너와 성관계를 하려는 욕구가 더 낮았습니다. (그러나 자위 욕구는 더 낮지 않았습니다.) 다른 말로 하면, 포르노로 인한 뇌 활성화가 더 많고 갈망이 더 큰 사람은 실제 사람과 성관계를 하는 것보다 포르노를 보면서 자위하는 것을 선호했다는 것입니다. 이는 이 사람들 중 일부가 실제로 중독자일 수 있다는 생각과 일치합니다. 포르노 이용을 우려하는 많은 사람들은, 그들이 자위는 자주 하지만 파트너와의 성관계는 포르노 이용만큼 자신을 흥분시키지 않는다고 보고합니다.

그러나 그 대변인은 공개적으로 포르노 이용자들이 단지 '높은 성욕'을 가졌을 뿐이라고 주장하며 그녀의 팀이 발견한 것과 다르게 말했습니다. 하지만 그녀의 피험자들은 포르노를 이용하려는 갈망이 커질수록 파트너에게 느끼는 성관계의 열망이 줄어들었습니다. 동료 평가를 받은 5편 이상의 논문이 이번 연구의 결과가 포르노 중독 모델과 일치한다고 지적합니다. [25, 57, 172, 240, 255]

2년 후인 2015년, 프라우즈와 그녀의 팀은 실제 통제군과 2013년 피험자들을 비교해 두 번째 연구를 만들어 냈습니다.[171] 통제군은 일반적인 포르노 이미지를 보았을 때 뇌파 수치가 예측 가능한 급상승을 보여 주었고, 그 수치들은 2013년 연구의 병적인 포르노 이용자들이 보여 주었던 수치보다 조금 더 높았습니다. 다시 말해, 통제군과 병적인 포르노 이용자 모두 포르노에 대한 반응으로 뇌파 수치가 상승했지만, 병적인 포르노 이용자들은 통제군에 비해 포르노 이미지에 관심을 약간 덜 가졌습니다. 이것은 그들의 뇌가 통제군이 그랬던 것만큼 성적인 이미지를 흥미롭게 여기지 않았다는 것을 시사합니다.

지난번에 팀의 대변인은 병적인 포르노 이용자들의 뇌파 수치 상승은 그들이 중독이 아니라는 것을 의미한다고 말했습니다. 자, 그녀는 병적인 포르노 이용자들이 상대적으로 더 낮은 뇌파 수치를 나타내는 것이 포르노 중독이란 것이 거짓임을 '폭로'한다고 말했습니다. 그러나 사실 이 낮은 뇌파 수치는 병적인 이용자들이 건강한 통제군에 비해 포르노 사진에 관심을 덜 가졌다는 것을 의미합니다. 간단히 말해, 포르노를 빈번하게 이용하는 사람들은 평범한 포르노의 정적 이미지에 둔감해져서 따분하게 느끼고 그것에 습관화된 것처럼 보였습니다. 이 발견은 인터넷 포르노 이용자들을 조사한 다른 뇌 연구들과 정확하게 일치하며, 모든 전문가들도 이것이 중독 모델과 일치한다고 생각했습니다. 예를 들어, 쿤과 갤리나트(Kühn & Gallinat)[10] 또한 포르노를 더 많이 이용하는 것과 평범한 포르노 이미지에 뇌가 덜 활성화되는 것은 상관관계가 있음을 발견했습니다. 그리고 밴카(Banca)와 다른 저자들[57]도 포르노 중독자들이 성적 이미지들에 더 빨리 익숙해진다는 것을 발견했습니다. 밴카는 "느린 뇌 반응이 보다 더 극단적인 음란물을 이용하도록 악화시킬 수 있다."고 경고했습니다. 이것은 중독의 징후일 수 있습니다.

　일부 혼란의 원인은, 2013년 연구가 병적인 포르노 이용자들의 뇌파 신호가 더 높다고 보고한 반면, 2015년 연구는 병적인 포르노 이용자들의 뇌파 신호가 통제군보다 더 낮다고 피상적으로 보고했기 때문인 것으로 보입니다. 주요 차이점은 다음과 같습니다. '뇌파 신호의 급등을 누구의 것과 비교했는가?'입니다. 2013년 연구는 병적인 포르노 이용자들만 측정하고, 포르노에 대한 그들의 뇌파 상승을 포르노가 아닌 것에 대한 뇌파 상승과 비교했습니다. 포르노 유형의 사진으로 인한 뇌파 신호 급등이 다른 유형의 사진에 비해서 더 높았습니다. 대조적으로, 2015년 연구는 2013년의 병적인 포르노 이용자들의 뇌파 신호 급등치를 2015년 연구에서 새로이 형성한 통제군의 뇌파 신호 급등치와 비교했습니다. 병적인 포르노 이용자들의 포르노로 유발된 높은 급등치는 통제군의 포르노로 인한 높은 급등치보다 조금 낮았습니다.

　인터넷 포르노 연구들과 그들의 해석은 사진이든 영상이든 포르노 이미지를 보는 것이 그저 신호라기보다는 중독 행위라는 사실로 인해 복잡해집니다. 이것은 보드카 병 이미지를 보는 것이 알코올 중독자들에게는 시작 신호가 되는 것과 같습니다. 왜냐하면 그림 속 보드카를 마실 수는 없는 일이기 때문입니다. 그 시작 신호는 통제군의 뇌보다 알코올 중독자의 뇌를 활성화할 수 있지만, 알코올 중독자가 비중독자와 비슷한 상승을 얻으려면 술을 더 마셔야 합니다. 마찬가지로, 쿤과 프라우즈 연구에서 더 심각한 상태의 포르노 이용자들은 그들의 흥분을 나타내기 위해 분명히 더 큰 자극을 필요로 했습니다. 그들은 단순한 정지 화면에 정상적으로 반응하지 않았습니다. 전문가들은 이를 내성, 그리고 근본적인 중독 관련 뇌 변화의 증거로 간주합니다.

지금까지 동료 평가를 받은 6편의 논문은 그녀의 팀이 발표한 두 번째 논문에 대한 대변인의 해석에 동의하지 않습니다.[25, 172, 240, 242, 243, 256] 모두가 2015년 연구는 포르노를 자주 이용하는 사람들에게서 중독 모델 예측과 일치하는 둔감화와 습관화를 발견했다고 암시합니다. 그러나 프라우즈는 그녀의 팀이 포르노 중독 모델이 잘못되었음을 증명해 왔다는 주장을 계속하고 있습니다.

동료 평가를 받은 평론의 일부 역시 두 연구에서 심각한 방법론적인 결함을 지적했습니다. 첫째, 2013년 뇌전도 연구는 비교를 위한 '비중독자' 통제군이 없었습니다. 그런데 통제군은 그런 종류의 주장을 하기 위해 필수 불가결한 것입니다. 둘째, 실험에서 병적인 포르노 이용자 중 다수는 사실상 포르노 중독이 아니었습니다. 중독자 대 비중독자의 뇌 활성화 패턴을 비교하는 연구에서는 누가 포르노를 강박적으로 이용하고, 누가 그렇지 않은지를 규명해야 합니다. 포르노 중독을 조사한 다른 뇌 연구와 달리 이 연구자들은 인터넷 포르노 이용 평가 도구를 이용하여 피험자들을 사전에 선별하지 않았습니다. 대신에 피험자들은 아이다호 주 포커텔로의 온라인 광고를 통해 '성적인 이미지 시청을 통제하는 데 문제를 겪고 있는' 사람들로 모집되었습니다.

2013년 인터뷰에서 그 팀의 대변인은 몇몇 피험자들이 사소한 문제들만 경험했다고 인정했습니다. 즉, 그들은 중독자가 아니었습니다. 중독되었다고 간주될 수 있는 피험자들을 모집해서 조사하지 않았는데, 어떻게 포르노 중독 모델이 잘못되었다고 증명할 수 있을까요?[256]

셋째, 연구자들은 정신 장애, 강박 행동 혹은 다른 중독에 대해 피험자들을 검사하지 않았습니다. 이는 중독에 관한 뇌 연구를 위해 대단히 중요합니다. 왜냐하면 연구자들이 무언가를 발견하게 되었을 때, 어떤 다른 장애의 영향이 아니라, 중독의 영향을 측정하고 있다고 어느 정도 확신할 수 있기 때문입니다.

넷째, 아마도 가장 심각한 결함은 피험자들이 다차원적으로 선별되지 않았다는 점일 것입니다. 피험자들은 이성애자가 아닌 7명의 남성과 여성을 포함하고 있었는데, 그들 모두가 흥미를 느끼지 못할 수도 있는 표준적인 남녀 간의 포르노가 상영되었습니다. 이것만으로도 이 연구의 발견들은 무가치한 것으로 치부됩니다. 왜냐하면 연구를 거듭할수록 남성과 여성은 성적 이미지나 영화에 매우 '다른' 뇌 반응을 보이기 때문입니다. 이것이 진지한 중독 연구자들이 피험자들을 조심스럽게 선별하는 이유입니다.

결과를 해석할 수 없게 만드는 이 결함들이 일부 신경과학자들이 최근의 문헌 검토에서 이 논문들을 누락시키는 이유가 되었습니다.[59, 244]

우리는 "이 두 뇌전도 연구에 의해 포르노 중독이 틀렸다는 게 폭로되었다." 또는 "위조되었다."라고 말하는 프라우즈의 주장에 의거한 논문을 온라인에서 쉽게 발견할 수 있습니다. 그러나 그녀의 주장은 사실이 아닙니다. 그 연구들에 드러난 정보는 그녀가 그 정보에서 도출해 낸 결론들을 지지하지 않습니다. 더 나쁜 것은, 방법론의 문제로 인해 이러한 정보가 그 어떤 결론도 확실하게 뒷받침해 주지 못한다는 점입니다.

프라우즈의 널리 퍼진 또 다른 논란거리는 포르노 중독이 존재하지 않는다는 것입니다. 그저 "성적 행동에 '중독 장애'라는 성적 수치심의 꼬리표를 붙이려는 문화적 트렌드만 있다."는 것입니다.[257] 그리고 그녀는 온라인 회복 포럼들을 '수치스러워하는 포럼들'이라고 특징지었습니다.

수치심에 대한 주장은 가장 목소리가 큰 블로거들과 연구자들의 극히 일부에서 흔한 일인데, 이들 다수는 예전에 종교적이었거나 보수적인 양육에 반응하는 것으로 보입니다. 그러나 가장 인기 있는 온라인 포르노 회복 포럼의 회원들 대다수가 불가지론자나 무신론자로 보이며,[258] 심각한 증상에 대해 우려하지 않는다면 여전히 포르노를 이용하고 있을 것이기 때문에 이것은 당혹스러운 주장입니다. 그들이 느끼는 수치심은 포르노 이용을 일시적으로 통제할 수 없다는 데서 오는 것이지, 성적인 수치심이 아닙니다. 포럼에 게시글을 적는 사람들이 서로를 수치스럽게 만드는 데 관심이 있다는 증거는 많지 않습니다. Reddit/NoFap과 같은 사이트의 방문자들은 종종 회원들이 얼마나 상호 지지적이고 선량한지 감탄합니다.

더구나 어떤 유형의 수치심도 유명한 신경과학자들이 포르노 이용자들의 뇌에서 발견하는 확고부동한 중독과 관련된 뇌 변화를 야기한다는 증거가 없습니다. 실제로, 그것들은 중독과 원치 않는 성적 조건화에 관한 자기 보고의 이면에 있는 바로 그 변화라고 추정할 만한 충분한 이유가 있습니다.

목소리가 큰 성 과학자들만이 종종 자신의 논문에만 근거해 포르노 이용이 무해하다거나 유익하다고 주장하는 것은 아닙니다. 성 상담자들 또한 그들의 관점과 모순되는 상관관계 연구, 종적 연구, 그리고 그 외의 연구들을 무시하는 것 역시 드문 일이 아닙니다.

어떤 이들은 해악을 심각하게 받아들이기 전에 '이중맹검 연구'를 요구합니다. 이것이 굉장히 과학적으로 들리기는 합니다만, 누가 이중맹검처럼 과학적으로 존경할 만한 것에 반대할 수 있겠습니까? 그런데 사실 이것은 엄청나게 어리석은 말입니다. 이중맹검이란 실험자도 피험자도 변수가 바뀌는 것을 몰라야 한다는 것을 의미합니다. 가령, 둘 다 누가 진짜 약 혹은 가짜 약을 받았는지 모릅니다. '단일맹검'은 실험자는 알지만 피험자는 모른다는 것을 의미합니다. 포르노 이용의 경우에는 두 연구 방법 모두 불가능하다는 것이 명백합니다. 피험자는 자신이 포르노를 중단한 것을 알 것입니다. 이런 맥락에서 만일 당신이 이중맹검 연구를 요구하는 누군가의 이야기를 듣는다면, 한 가지만큼은 확신해도 됩니다. 그들은 자신이 무슨 말을 하고 있는지 모른다는 것입니다.

가장 계몽적인 인과관계 실험이 바로 지금 다양한 온라인 포럼에서 수천 명에 의해 진행되고 있습니다. 포르노 이용자들은 그들 모두가 공통으로 가진 한 가지 변수를 없애는 중입니다. 그 변수는 바로 포르노 이용입니다. 이 '연구'는 완벽하지 않습니다. 다른 변수들도 그들의 삶에 작용하고 있습니다. 그러나 그것은 항우울제 효과를 테스트하는 공식적인 연구에서도 마찬가지입니다. 피험자들은 늘 다른 식습관, 대인관계 상황, 어린 시절 등을 가지고 있을 것입니다. 객관적인 학술 연구자들이 온라인 선구자들의 선례를 따라가고, 정치적인 해석을 받아들이지 않는 인과관계 연구를 설계하는 시대는 지나갔습니다.[21]

일부 전문가들은 포르노 중독을 부인하는 사람들이 담배산업의 앞잡이들과 비슷하다고 믿습니다.[259] 그들의 동기가 종종 무비판적인 '성관계 긍정주의'에 기인한다는 점에서만 차이가 있을 뿐입니다.

어떤 종류의 교육이며, 누가 하는 교육입니까?

연구자들이 그들의 이론들 대신 청소년들의 현실에 기초한 질문을 했을 때 어떤 일이 벌어졌을까요? 데이터는 이 책에 있는 일화들과 즉시 일치했습니다.

16~18세를 대상으로 한 항문 성관계 연구[45]는 영국의 다양한 3곳에서 수집한 대규모 질적 표본을 분석했습니다. 연구자들은 "항문 성교가 즐겁다고 보고한 남녀는 거의 없었고, 남녀 모두 항문 성교가 여자에게 고통스러울 것이라고 예상했다."고 말했습니다.

남녀 모두 항문 성교가 즐겁지 않은데, 왜 커플들은 항문 성교를 하는 걸까요? 항문 성교를 하는 젊은이들이 제시한 주된 이유는, 남성들이 포르노에서 본 것을 따라 하기를 원하는데, 항문 성교가 "더 꽉 조일 것이다.", "그것이 좋기 때문에 사람들이 그렇게 하는 것이다."라고 생각하기 때문입니다. 하지만, 이 추측은 항문 성교가 여성에게 고통스러울 것이라는 예상과 모순된 기대입니다.

이것은 청소년 뇌 훈련의 완벽한 예처럼 보입니다. "이것이 수행되는 방식이다. 그러므로 내가 해야 하는 일이다."라고 말입니다. 또한 포르노에서 본 행동을 복제할 수 있다는 것을 친구들에게 자랑하고자 하는 열망도 작용합니다.

그러나 오늘날의 포르노 이용자들을 조사한 연구자들이 보고하는, 쾌락을 덜 느끼게 되는 둔감화 때문에 포르노 소비자들은 '에징'과 페니스를 '더 조이는' 강도 높은 자극을 찾고 있는지도 모릅니다. 만일 그렇다면 10대들은 항문 성관계 연구자들이 추천하는 '쾌락, 고통, 동의와 강제에 대한 논의' 이상의 것을 필요로 합니다. 또한 젊은 소비자들은 만성적인 과자극이 어떻게 그들의 뇌를 바꾸고, 점점 더 강도 높은 자극을 찾도록 충동질하는지 알 필요가 있습니다.

이미 10대들은 포르노가 그들의 삶에 원치 않는 영향을 미치고 있다는 것을 알고 있습니다. 2014년 영국 전역에 걸친 18세 소년들의 설문조사[218] 는 다음과 같은 사실을 드러냈습니다.

- 포르노는 중독을 유발할 수 있다. : 동의 67%, 비동의 8%
- 포르노는 청소년들의 성과 관계에 대한 관점에 손상을 입힐 수 있다. : 동의 70%, 비동의 9%
- 포르노는 소녀들 혹은 젊은 여성들에게 특정한 방식으로 행동하도록 압력을 가할 수 있다. : 동의 66%, 비동의 10%
- 포르노는 성에 대한 비현실적인 태도로 이어진다. : 동의 72%, 비동의 7%
- 포르노 시청은 아무 문제가 없다. : 동의 47%, 비동의 19%

실시간으로 재생되는 포르노 동영상과 함께 자라고 포르노가 그들의 동년배들에게 미치는 영향을 보아 온 10대들이, 그들을 가르치려고 애쓰는 성 과학자들보다 포르노의 영향을 더 많이 안다는 것이 가능한 일일까요? 10대들의 19%만이 포르노 시청에 문제가 있다고 보았지만, 3분의 2 이상의 10대들이 포르노의 해로운 영향을 감지했습니다.

이 결과들은 많은 젊은이들이 포르노에 대한 성 과학자들의 이야기에 잘 들어맞지 않음을 시사합니다. 그들은 포르노 시청이 잘못되었다고 생각하지 않습니다. 즉, 그들은 (아마도) 청교도적인 바탕 혹은 '성에 대한 부정적인' 수치심 때문에 포르노를 거절하는 것이 아닙니다. 이러한 이유로 포르노를 거절하지 않는 많은 이들도 포르노가 심각한 문제를 야기할 수 있다고 믿습니다. 그 증거를 고려할 때, 현상이 너무 빠르게 진행되고 있기 때문에 우리는 오늘날의 포르노 이용자들과 그들의 동료들의 말에 귀를 기울일 필요가 있습니다. 청소년들이 노골적인 자료를 가까이하지 않도록 노력하는 것은 효과가 없는 것으로 보입니다. 그리고 그것의 잠재적인 해악에 관해 적절하게 그들에게 정보를 주지 않는 것은 무책임한 듯합니다.

흡연자들과 마찬가지로 잠재적 포르노 이용자들이 정보에 입각한 선택을 할 수 있도록 준비시키기 위해, 우리는 무엇을 해야 할까요? 아마도 당신은 교육이 해법이라는 말을 들었을 것입니다. 나도 그 말에 동의합니다. 그러나 그러한 교육은 관련 뇌 과학 분야에서 훈련받은 전문가들이 해야 할 필요가 있습니다. 소비자들은 오늘날 인터넷 포르노 이용자들이 보고하는 증상들뿐만 아니라 어떻게 뇌가 학습하는지, 장기적인 포르노 과소비가 어떻게 뇌를 더 악화(성적인 조건화, 중독)시키는지, 그리고 원치 않은 뇌 변화를 되돌리는 데 무엇이 수반되는지 알아야 합니다.

게다가 모든 연령은 뇌의 원시적인 욕구 메커니즘인 보상회로가 진화에 의해 우선순위를 정하는 방식, 즉 생존과 유전적 성공을 촉진하는 지식에서 유익을 얻을 수 있습니다. 이 지식은 잠재적 결과에 상관없이 더 많은 식량 또는 더 많은 '임신' 기회에 '찬성표'를 던집니다.

보상회로는 우리의 의식적인 자각 없이 우리의 인식과 우선순위를 결정하는 힘을 가지고 있기 때문에 사람들은 평생의 감정적, 육체적, 정신적 안녕을 위해 보상회로의 균형이 필수불가결하다는 것을 알아야 합니다. 그리고 보상회로에서 균형을 유지하는 데 도움이 되는 방법에 대해 알려 주어야 합니다. 이 방법에는 운동 및 기타 유익한 스트레스 요인, 자연 속에서의 시간, 교제, 건강한 관계, 명상 등이 있습니다.

신경가소성에 대해 명확하게 생각하기 시작할 때, 우리는 필연적으로 우리가 삶에서 진정으로 원하는 것이 무엇인지, 즉 우리가 좋은 삶이라고 여기는 것이 무엇인지에 대한 질문에 끌리게 됩니다. 우리 각자는 스스로 이 질문에 답해야 합니다. 그러나 일부 물질과 행동이 우리가 원하는 인생을 선택하는 데 위협이 될 수 있음을 이해할 때, 우리는 그 답을 찾을 수 있습니다. 자기결정권은 우리가 할 수 있는 한 최선을 다해 우리 자신을 이해할 것을 요구합니다.

청소년들을 대할 때 우리는 노골적인 음란물이 가진 위험을 이해해야 하는 더 큰 책임이 있습니다. 청소년들은 무엇이 좋은 삶을 구성하는지 스스로 안전하게 결정할 수 없습니다. 그리고 그들의 보상회로의 혼란이 성인보다 더 큰 피해를 입힐 수 있다고 생각할 만한 근거가 있습니다. 따라서 나는 성적 조건화 및 중독과 관련하여 청소년기의 뇌가 가지는 특유의 취약성에 대한 폭넓은 교육이 시행되는 것을 보고 싶습니다. 청소년의 뇌는 성인의 뇌보다 훨씬 더 유연합니다. 진화론적으로 말해서 그들의 가장 중요한 임무는, 그들의 성적 환경에 적응해서 성공적으로 재생산하는 것입니다.

아이들을 시골로 데려가 그 환경이 아이들에게 생리학적으로 미치는 영향을 측정해 보십시오. 그들이 인터넷 와이파이 연결이 필요하지 않은 사람들과의 관계와 성취의 기회들에 감사하도록 도와주십시오. 그들이 스크린에서 잠시 떨어져 휴식하며 지내도록 격려하십시오. 우리는 뇌가 어떻게 작동하는지 몇 년 전보다 훨씬 더 많이 알고 있습니다. 우리는 청소년들이 그 지식을 서로 공유하고, 외로움과 중독으로부터 돈을 버는 문화에서도 번성할 수 있도록 도와야 할 의무가 있습니다.

당신은 종종 학교만이 아이들에게 상대방과의 합의, 다른 사람을 괴롭히는 것, 성적 수치심의 위험, '좋은 포르노'와 '나쁜 포르노'를 구분하는 방법에 대해 가르쳐야 한다는 말을 듣습니다. 가령, 2013년 『데일리 메일 (Daily Mail)』은 "전문가들은 교사들이 음란물을 다루는 수업에서 학생들에게 '모든 포르노가 나쁜 것은 아니다'라고 가르쳐야 한다고 말했다."고 주장했습니다. 포르노를 즐기기 위해 알아야 할 모든 것은 환상과 현실의 차이뿐이라는 것입니다.

안타깝게도 아이들에게 '좋은 포르노'를 알려 주는 것이, 문제를 예방하거나 오늘날의 과도하게 자극적인 환경에 대비할 수 있다는 생각을 뒷받침하는 과학적 증거는 단 하나도 없습니다. 이러한 생각은 실제로 수백 편의 인터넷 중독 뇌 과학 연구와 인터넷 포르노 이용자를 조사한 연구에 역행합니다.[57] 모든 연구는 이용자들의 요구에 따라 끝없이 유혹적인 자극을 전달해 주는 인터넷 자체가 주된 위험임을 시사합니다. 포르노 이용자들이 그들의 여행을 '좋은 포르노'로 제한한다고 하더라도 화면에 대한 성적 반응과 관음증, 고립, 원하는 대로 더 많은 자극을 클릭하는 능력을 부주의하게 길들인다면, 실제 파트너에게 느끼는 매력을 잃어버릴 위험이 있습니다.

나는 단지 여자 운동선수의 사진만 이용해요. 하지만 나는 나를 기분 좋게 하기에 딱 맞는 여자나 이미지를 찾기 때문에 그때마다 수백 개의 사진을 보죠. 현재의 여자 친구는 자위하는 데 실제로 나에게 딱 맞아요. 나는 그녀에게 매우 끌려도 발기가 약하다는 것을 알아차려요. 나 자신 외에 다른 사람을 기쁘게 할 필요가 없는 다양성과 편안함만큼이나 '검색'이라는 측면으로도 뇌가 재배선되었다고 믿어요.

'좋은 포르노'를 보는 것은 위험을 제거하지 못합니다. 그뿐만 아니라 수치심을 느끼게 될까 봐 잠재적인 해악에 대한 과학에 무지한 상태로 있는 것 역시 위험을 없애지 못합니다. 과도한 자극에 대한 반응으로 뇌가 쉽게 적응하고 결과적으로 균형이 흐트러지는 이용자에게, 그리고 성적으로 자극적인 이미지에 즉각적이고 무한히 접속할 수 있는 세상에서 과연 '좋은' 디지털 포르노라는 것이 있을까요? 단 한 컷의 노골적인 이미지는 문제를 일으키지 않겠지만, 한 스푼의 설탕 이상은 당뇨병을 초래할 것입니다. 그러나 인터넷에는 어디에나 설탕이 들어 있습니다. 지금 현재 종교인이든, 종교를 떠났든, 또는 종교인이 아닌 이용자이든 인터넷의 끝없는 성적 새로움은 위험한 초정상 자극입니다.

10대들에게 '현실적인 섹스'를 가르친다고 하더라도, 말 그대로 이들을 자기 뜻대로 하게 놔두면 극단적인 콘텐츠에 접근하는 것을 막을 수 없다는 것을 분명히 해야 합니다. 10대의 뇌는 이상하고 멋진 것을 좋아하는 방향으로 진화했습니다. 그들은 새로움과 놀라움에 강하게 끌립니다. 그런 순진한 정책은 10대에게 오래된『플레이보이』잡지를 건네 주며 적절한 내용은 5~8페이지에 있다고 말하는 것과 같습니다. 10대들은 과연 어떤 페이지를 가장 먼저 펼쳤을까요?

우리가 이 주제에 관해 이야기하는 동안 좋은 포르노-나쁜 포르노 및 성적 수치심 가설은 고귀하지 않은 의도에서 생긴 것일 수 있습니다. 그들은 가치에 대한 끝없는 논쟁의 토대를 마련합니다. 그들은 목소리가 가장 크고 헌신적인 언론인들을 초대해서 그들이 선호하는 유형의 포르노의 적절성을 위해 영향력을 행사하는 동시에, 비판자들이 자의적인 '수치심' 기준을 강요하려 한다고 주장합니다. 그러나 연구가 보여 주듯,[7,61] 포르노의 내용과 시청자의 성적 지향은 그것이 전달되는 방법에 비하면 별로 중요하지 않습니다. 실시간으로 재생되는 포르노 영상의 등장 이후 성적 취향의 확장과 변화, 다양한 성기능 장애와 실제 파트너에게 느끼는 매력 상실은 동성애자, 이성애자, 양성애자를 비롯한 모든 그룹에 영향을 미치는 것으로 보입니다. 그것보다 포르노 이용자가 자기 자신을 과도하게 자극할 수 있는 방식이 문제를 일으키는 것입니다.

그 위험에 대해 말하자면, 가상현실 포르노가 앞으로 무엇을 가져올지 아직 아무도 모르지만, 실험실[260]과 실제 삶[261]의 보고서는 불길합니다.

> 그것을 본 모든 사람들의 반응은 똑같았어요. "젠장! 젠장! 강렬하군. 이건 모든 것을 바꿔 버릴 거야."

> 나는 가상현실의 초기 사용자였어요. …… 그리고 2015년에 가상현실이 유행했는데, 그 결과는 중독이었습니다. 나는 인생에서 처음 포르노에 돈을 지불하고 있는 나 자신을 발견했는데, 그것은 내가 토렌트[75]에서 그것을 이용할 수 있을 때까지 기다리기고 싶지 않았기 때문입니다.

> 나는 42세입니다. 12세 이후로 나는 PMO'er[76]였습니다. 나는 결코 포르노로 인한 발기부전을 겪은 적이 없었습니다. 나는 가상현실 포르노에 단지 몇 달간 노출되었어요. 아마 한 달에 2번 정도? 그런데 그런 제한된 노출이 포르노로 유발된 발기부전과 관련된 문제들을 초래했습니다. 그것은 그만한 가치가 없

---

75. 불법 무료 공유 사이트.
76. Porno, Masterbation, Orgasm을 뜻하는 것으로, 날마다 포르노를 보고 자위하고 오르가즘을 느끼는 사람을 말한다.

어요.

—

우리는 정말 이 쓰레기와 싸우기 위해 뭔가를 해야 합니다. 가상현실 포르노 세계에서 자라는 아이들은 지옥을 경험하게 될 것입니다. 그리고 포르노 업계에서 그들은 통에 갇힌 물고기가 될 것입니다. 미래 세대를 돕는 것은 지식, 경험, 수단을 갖춘 우리에게 달려 있습니다. 우리가 힘을 합친다면 우리는 포르노를 종식시키는 세대가 될 수 있습니다. 적어도 우리의 메시지를 가슴 픽셀 이미지처럼 선명하게 만든다면, 다음 세대의 남성들에게 싸울 기회를 줄 수 있습니다!

이제 비과학적인 방해들에서 벗어나, 포르노가 이용자에게 미치는 영향과 그들의 경험을 설명하는 데 도움이 되는 견고한 과학으로 토론의 방향을 돌려 봅시다. 그 과정에서 우리 모두는 인간의 성에 대해 더 많은 것을 배울 수 있습니다.

결국 이러한 초점은 포르노 이용자에게도 도움이 됩니다. 흡연자와 마찬가지로 포르노 이용자들도 포르노가 가변적인 뇌에 미치는 위험에 대한 완전한 지식을 가지고 포르노 이용에 관한 선택을 할 수 있을 것입니다.

_우리가 반복적으로 하는 행동이 곧 우리 자신이다.
We are what we repeatedly do.
아리스토텔레스_

포르노,
그리고
당신의 **뇌**

Burnham, Terry and Phelan, Jay, *Mean Genes : From Sex to Money to Food Taming Our Primal Instincts*, New York : Basic Books, 2000. Funny, informative book about how the reward circuitry of the brain drives us to do things that are not always in our best interests.

Chamberlain, Mark, PhD and Geoff Steurer MS, LMFT, *Love You, Hate the Porn : Healing a Relationship Damaged by Virtual Infidelity*, Salt Lake City : Shadow Mountain, 2011. Practical guide for married couples where one partner was deeply upset by the other partner's porn use.

Church, Noah B.E., *Wack : Addicted to Internet Porn*, Portland : Bvrning Qvestions, LLC, 2014. Brilliant, readable, personal account of a 24-year old who recovered from porn-related sexual dysfunction.

Doidge, Norman, MD, *The Brain That Changes Itself*, New York : Viking, 2007. Fascinating book about brain plasticity, with a chapter on sex and porn.

Fisch, Harry, MD, *The New Naked : The Ultimate Sex Education for Grown-Ups*, Naperville : Sourcebooks, Inc. 2014. Standard-issue self-help book for couples with porn-related problems.

Fradd, Matt, *The Porn Myth : Exposing the Reality Behind the Fantasy of Pornography*, Ignatius Press, 2017. Fradd takes on common arguments by porn addiction naysayers.

Hall, Paula, *Understanding and Treating Sex Addiction : A Comprehensive*

Guide For People Who Struggle With Sex Addiction And Those Who Want To Help Them, East Sussex : Routledge, 2013. Practical guide for therapists and porn-afflicted alike by UK therapist.

McDougal, Brian, *Porned Out : Erectile Dysfunction, Depression, And 7 More (Selfish) Reasons To Quit Porn*, Kindle ebook, 2012. Brief, useful book by recovered porn user.

Maltz, Wendy, LCSW, DST and Larry Maltz, *The Porn Trap : The Essential Guide to Overcoming Problems Caused by Pornography*, New York : Harper, 2010. Practical guide for therapists and porn-afflicted alike by US therapists.

Robinson, Marnia, *Cupid's Poisoned Arrow : From Habit to Harmony in Sexual Relationships*, Berkeley : North Atlantic Books, 2011. Discusses the effects of sex on the brain and relationships, with a chapter on porn.

Toates, Frederick, *How Sexual Desire Works : The Enigmatic Urge*, Cambridge : Cambridge University Press, 2014. Toates, Emeritus Professor of Biological Psychology at the Open University, outlines the relevance of neuroplasticity for nearly every aspect of human sexuality, addiction included.

인용 자료

1. Compulsive sexual behaviour disorder. Available at : https : //icd.who.int/browse11/l-m/en#/http : //id.who.int/icd/entity/1630268048.

2. Gola, M. and Potenza, M. Promoting educational, classification, treatment, and policy initiatives. J. Behav. Addict. 7, doi.org/10.1556/2006.7.2018.51 (2018).

3. Lim, M. S. C., Agius, P. A., Carrotte, E. R., Vella, A. M. & Hellard, M. E. Young Australians' use of pornography and associations with sexual risk behaviours. Aust. N. Z. J. Public Health (2017). doi : 10.1111/1753-6405.12678

4. Chinese way of nofap. https : //www.reddit.com/r/NoFap/comments/28smcs/chinese_way_of_nofap/.

5. Sabina, C., Wolak, J., & Finkelhor, D. The nature and dynamics of Internet pornography exposure for youth. CyberPsychology & Behavior, 11, 691-693 (2008).

6. Sun, C., Bridges, A., Johnson, J. A. & Ezzell, M. B. Pornography and the Male Sexual Script : An Analysis of Consumption and Sexual Relations. Arch. Sex. Behav. 45, 983-994 (2016).

7. Janssen, E. & Bancroft, J. The Psychophysiology of Sex., Chapter : The Dual-Control Model : The role of sexual inhibition & excitation in sexual arousal and behavior. in The Psychophysiology of Sex 197-222 (Indiana University Press, 2007).

8. LIVE BLOG. Porn-induced erectile dysfunction and young men. Globalnews.ca. Available at : http : //globalnews.ca/news/1232800/live-blog-porn-induced-erectiledysfunction- and-young-men/.

9. Fisch MD, H. The New Naked : The Ultimate Sex Education for Grown-Ups (Sourcebooks, Inc., 2014).

10. Kühn, S. & Gallinat, J. Brain Structure and Functional Connectivity Associated With Pornography Consumption : The Brain on Porn. JAMA Psychiatry 71, 827-834 (2014).

11. Voon, V. et al. Neural correlates of sexual cue reactivity in individuals with and without compulsive sexual behaviours. PloS One 9, e102419 (2014).

12. Mouras, H. et al. Activation of mirror-neuron system by erotic video clips predicts degree of induced erection : an fMRI study. NeuroImage 42, 1142-1150 (2008).

13. Julien, E. & Over, R. Male sexual arousal across five modes of erotic stimulation. Arch. Sex. Behav. 17, 131-143 (1988).

14. Brand, M. et al. Watching pornographic pictures on the Internet : role of sexual arousal ratings and psychological-psychiatric symptoms for using Internet sex sites excessively. Cyberpsychology Behav. Soc. Netw. 14, 371-377 (2011).

15. Pagoto PhD, S. What Do Porn and Snickers Have in Common? Psychology Today. Available at : http : //www.psychologytoday.com/blog/shrink/201208/whatdo-porn-and-snickers-have-in-common.

16. Links to Chinese forums - http : //www.jiese.org/bbs/index.php, http : //bbs.jiexieyin.org/forum.php and http : //tieba.baidu.com. Also see this forum post, 'Chinese way of nofap' June 22, 2014, http : //www.reddit.

com/r/NoFap/comments/28smcs/ chinese_way_of_nofap.

17. Rodríguez-Manzo, G., Guadarrama-Bazante, I. L. & Morales-Calderón, A. Recovery from sexual exhaustion-induced copulatory inhibition and drug hypersensitivity follow a same time course : two expressions of a same process? Behav. Brain Res. 217, 253-260 (2011).

18. Medina PhD, J. J. Of Stress and Alcoholism, Of Mice and Men. Psychiatric Times (2008). Available at : http://www.psychiatrictimes.com/ articles/ stress-and-alcoholism-mice-and-men.

19. http://www.reddit.com/r/NoFap ; http://www.rebootnation. org ; http://www. reddit.com/r/pornfree ; http://www. yourbrainrebalanced.com ; http://www.nofap.com.

20. NoFap Survey. www.reddit.com/r/NoFap. March, 2014. https://docs. google.com/file/d/0B7q3tr4EV02wbkpTTVk4R2VGbm8/edit?pli=1.

21. Wilson, G. Eliminate Chronic Internet Pornography Use to Reveal Its Effects. ADDICTA Turk J Addict 3, 1-13 (2016).

22. Negash, S., Sheppard, N. V. N., Lambert, N. M. & Fincham, F. D. Trading Later Rewards for Current Pleasure : Pornography Consumption and Delay Discounting. J. Sex Res. 53, 689-700 (2016).

23. Lambert, N. M., Negash, S., Stillman, T. F., Olmstead, S. B. & Fincham, F. D. A Love That Doesn't Last : Pornography Consumption and Weakened Commitment to One's Romantic Partner. J. Soc. Clin. Psychol. 31, 410-438 (2012).

24. Bronner, G. & Ben-Zion, I. Z. Unusual masturbatory practice as an etiological factor in the diagnosis and treatment of sexual dysfunction in young men. J. Sex. Med. 11, 1798-1806 (2014).

25. Park, B. Y. et al. Is Internet Pornography Causing Sexual Dysfunctions? A

Review with Clinical Reports. Behav. Sci. 6, (2016).

26. Porto, R. Habitudes masturbatoires et dysfonctions sexuelles masculines. Sexologies (2016). doi : 10.1016/j.sexol.2016.03.004

27. Blair, L. How difficult is it to treat delayed ejaculation within a short-term psychosexual model? A case study comparison. Sex. Relatsh. Ther. 0, 1-11 (2017).

28. Sproten, A. How Abstinence Affects Preferences. http ://www. alec-sproten.eu/language/en/2016/01/18/how-abstinence-affects-preferences/.(2016).

29. Harper, C. & Hodgins, D. C. Examining Correlates of Problematic Internet Pornography Use Among University Students. J. Behav. Addict. 5, 179-191 (2016).

30. Giordano, A. L. & Cashwell, C. S. Cybersex Addiction Among College Students : A Prevalence Study. Sex. Addict. Compulsivity 24, 47-57 (2017).

31. Wéry, A. & Billieux, J. Online sexual activities : An exploratory study of problematic and non-problematic usage patterns in a sample of men. Comput. Hum. Behav. 56, 257-266 (2016).

32. Kraus, S. W., Martino, S. & Potenza, M. N. Clinical Characteristics of Men Interested in Seeking Treatment for Use of Pornography. J. Behav. Addict. 5, 169-178 (2016).

33. Aboul-Enein, B. H., Bernstein, J. & Ross, M. W. Evidence for Masturbation and Prostate Cancer Risk : Do We Have a Verdict? Sex. Med. Rev. 4, 229-234 (2016).

34. Daine, K. et al. The Power of the Web : A Systematic Review of Studies of the Influence of the Internet on Self-Harm and Suicide in Young

People. PLOS ONE 8, e77555 (2013).

35. Sutton, K. S., Stratton, N., Pytyck, J., Kolla, N. J. & Cantor, J. M. Patient Characteristics by Type of Hypersexuality Referral : A Quantitative Chart Review of 115 Consecutive Male Cases. J. Sex Marital Ther. 41, 563-580 (2015).

36. Pizzol, D., Bertoldo, A. & Foresta, C. Adolescents and web porn : a new era of sexuality. Int. J. Adolesc. Med. Health 28, 169-173 (2015).

37. Daneback, K., Traeen, B. & MOEnsson, S.-A. Use of pornography in a random sample of Norwegian heterosexual couples. Arch. Sex. Behav. 38, 746-753 (2009).

38. Carvalheira, A., Træen, B. & Štulhofer, A. Masturbation and Pornography Use Among Coupled Heterosexual Men With Decreased Sexual Desire : How Many Roles of Masturbation? J. Sex. Marital. Ther. 41, 626-635 (2015).

39. Wright, P. J., Sun, C., Steffen, N. J. & Tokunaga, R. S. Associative pathways between pornography consumption and reduced sexual satisfaction. Sex. Relatsh. Ther. 0, 1-18 (2017).

40. de Boer, B. J. et al. Erectile dysfunction in primary care : prevalence and patient characteristics. The ENIGMA study. Int. J. Impot. Res. 16, 358-364 (2004).

41. Prins, J., Blanker, M., Bohnen, A., Thomas, S. & Bosch, J. Prevalence of erectile dysfunction : a systematic review of population-based studies. Publ. Online 13 Dec. 2002 101038sjijir3900905doi 14, (2002).

42. Nicolosi, A. et al. Sexual behavior and sexual dysfunctions after age 40 : the global study of sexual attitudes and behaviors. Urology 64, 991-997 (2004).

43. Landripet, I. & Štulhofer, A. Is Pornography Use Associated with Sexual Difficulties and Dysfunctions among Younger Heterosexual Men? J. Sex. Med. 12, 1136-1139 (2015).

44. O'Sullivan, L. F., Byers, E. S., Brotto, L. A., Majerovich, J. A. & Fletcher, J. A Longitudinal Study of Problems in Sexual Functioning and Related Sexual Distress Among Middle to Late Adolescents. J. Adolesc. Health Off. Publ. Soc. Adolesc. Med. (2016). doi : 10.1016/j.jadohealth.2016.05.001

45. Marston, C. & Lewis, R. Anal heterosex among young people and implications for health promotion : a qualitative study in the UK. BMJ Open 4, e004996 (2014).

46. Flegal, K. M., Carroll, M. D., Ogden, C. L. & Curtin, L. R. Prevalence and trends in obesity among US adults, 1999-2008. JAMA 303, 235-241 (2010).

47. Results from the 2013 NSDUH : Summary of National Findings, SAMHSA, CBHSQ. Available at : https : //www.samhsa.gov/data/sites/default/files/NSDUHresultsPDFWHTML2013/Web/NSDUHresults2013.htm#fig2.2.

48. Health, C. O. on S. and. Smoking and Tobacco Use ; Data and Statistics ; Tables, Charts, and Graphs ; Trends in Current Cigarette Smoking ; Smoking and Tobacco Use. Available at : http : //www.cdc.gov/tobacco/data_statistics/tables/ trends/cig_smoking/.

49. Bancroft, J. et al. The relation between mood and sexuality in heterosexual men. Arch. Sex. Behav. 32, 217-230 (2003).

50. Mathew, R. J. & Weinman, M. L. Sexual dysfunctions in depression. Arch. Sex. Behav. 11, 323-328 (1982).

51. Your Brain On Porn. Studies linking porn use or porn/sex addiction to sexual dysfunctions, lower arousal, and lower sexual & relationship

satisfaction. Your Brain On Porn Available at : https : //yourbrainonporn. com/studies-reported-relationships-between-porn-use-or-porn-addiction-sex-addiction-and-sexual.

52. Zillmann, D. & Bryant, J. Pornography's Impact on Sexual Satisfaction. J. Appl. Soc. Psychol. 18, 438-453 (1988).

53. Zillmann, D. Effects of Prolonged Consumption of Pornography. Pap. Prep. Surg. Gen. Workshop Pornogr. Public Health. https : //profiles.nlm. nih.gov/ps/access/nnbckv.pdf, (1986).

54. Wolchik, S. A. et al. The effect of emotional arousal on subsequent sexual arousal in men. J. Abnorm. Psychol. 89, 595-598 (1980).

55. Spencer, B. Why a hungry man loves a curvy woman : They have evolved to prefer people who seem to have better access to food. Available at : http : //www. dailymail.co.uk/news/article-2650221/Why-hungry-man-loves-curvy-woman-They-evolved-prefer-people-better-access-food.html.

56. Brom, M., Both, S., Laan, E., Everaerd, W. & Spinhoven, P. The role of conditioning, learning and dopamine in sexual behavior : A narrative review of animal and human studies. Neurosci. Biobehav. Rev. 38, 38-59 (2014).

57. Banca, P. et al. Novelty, conditioning and attentional bias to sexual rewards. J. Psychiatr. Res. 72, 91-101 (2016).

58. Gola, M. et al. Can Pornography be Addictive? An fMRI Study of Men Seeking Treatment for Problematic Pornography Use. Neuropsychopharmacol. Off. Publ. Am. Coll. Neuropsychopharmacol. (2017). doi : 10.1038/npp.2017.78

59. Stark, R. & Klucken, T. Neuroscientific Approaches to (Online)

Pornography Addiction. Internet Addiction. 109-124 (Springer, Cham, 2017). doi : 10.1007/9783-319-46276-9_7

60. Müller, K. et al. Changes in sexual arousal as measured by penile plethysmography in men with pedophilic sexual interest. J. Sex. Med. 11, 1221-1229 (2014).

61. Downing, M. J., Schrimshaw, E. W., Scheinmann, R., Antebi-Gruszka, N. & Hirshfield, S. Sexually Explicit Media Use by Sexual Identity : A Comparative Analysis of Gay, Bisexual, and Heterosexual Men in the United States. Arch. Sex. Behav. 1763-1776 (2016). doi : 10.1007/s10508-016-0837-9

62. Tomikawa, Y. No Sex, Please, We're Young Japanese Men - Japan Real Time - WSJ. The Wall STreet Journal (2011). Available at : https : //blogs.wsj.com/japanrealtime/2011/01/13/no-sex-please-were-young-japanese-men/.

63. Samuel, H. French women 'are the sexual predators now'. The Telegraph (2008). Available at : http : //www.telegraph.co.uk/news/worldnews/1581043/French-women-are-the-sexual-predators-now.html.

64. Researchers reveal that today's teens are having LESS sex than previous generations-and why. Mirror Online. Available at : http : //www.mirror.co.uk/science/researchers-reveal-todays-teens-having-8547144.

65. Liu, Y. et al. Nucleus accumbens dopamine mediates amphetamine-induced impairment of social bonding in a monogamous rodent species. Proc. Natl. Acad. Sci. 107, 1217-1222 (2010).

66. Viegas, J. Flirty strangers sway how men see partners. Discovery News/ABC Science (2007). Available at : http : //www.abc.net.au/science/articles/2007/03/26/1881621.htm.

67. Your Brain On Porn. Studies linking porn use to poorer mental-emotional health & poorer cognitive outcomes. Your Brain On Porn. Available at : https ://www.yourbrainonporn.com/studies-linking-porn-use-poorer-mental-cognitive-health.

68. Mitra, M. & Rath, P. Effect of internet on the psychosomatic health of adolescent school children in Rourkela - A cross-sectional study. Indian. Child Health 4, 289-293 (2017).

69. Schiebener, J., Laier, C. & Brand, M. Getting stuck with pornography? Overuse or neglect of cybersex cues in a multitasking situation is related to symptoms of cybersex addiction. J. Behav. Addict. 4, 14-21 (2015).

70. Messina, B., Fuentes, D., Tavares, H., Abdo, C. H. N. & Scanavino, M. de T. Executive Functioning of Sexually Compulsive and Non-Sexually Compulsive Men Before and After Watching an Erotic Video. J. Sex. Med. 14, 347-354 (2017).

71. Leppink, E. W., Chamberlain, S. R., Redden, S. A. & Grant, J. E. Problematic sexual behavior in young adults : Associations across clinical, behavioral, and neurocognitive variables. Psychiatry Res. 246, 230-235 (2016).

72. Beyens, I., Vandenbosch, L. & Eggermont, S. Early Adolescent Boys' Exposure to Internet Pornography : Relationships to Pubertal Timing, Sensation Seeking, and Academic Performance. J. Early Adolesc. 35, 1045-1068 (2015).

73. Cheng, W. & Chiou, W.-B. Exposure to Sexual Stimuli Induces Greater Discounting Leading to Increased Involvement in Cyber Delinquency Among Men. Cyberpsychology Behav. Soc. Netw (2017). doi : 10.1089/cyber.2016.0582

74. Myers, B. A. Researchers both induce, relieve depression symptoms in mice by stimulating single brain region with light. News Center. Standford MEDICINE. Available at : http ://med. stanford.edu/news/all-news/2012/12/researchers-both-induce-relieve-depressionsymptoms-in-mice-by-stimulating-single-brain-region-with-light.html.

75. Weaver, J. B. et al. Mental- and physical-health indicators and sexually explicit media use behavior by adults. J. Sex. Med. 8, 764-772 (2011).

76. Levin, M. E., Lillis, J. & Hayes, S. C. When is Online Pornography Viewing Problematic Among College Males? Examining the Moderating Role of Experiential Avoidance. Sex. Addict. Compulsivity 19, 168-180 (2012).

77. Mattebo, M. Use of Pornography and its Associations with Sexual Experiences, Lifestyles and Health among Adolescents (2014).

78. Kasper, T. E., Short, M. B. & Milam, A. C. Narcissism and Internet pornography use. J. Sex Marital Ther. 41, 481-486 (2015).

79. Pfaus, J. G. Dopamine : helping males copulate for at least 200 million years : theoretical comment on Kleitz-Nelson et al. (2010). Behav. Neurosci. 124, 877-880 ; discussion 881-883 (2010).

80. Giuliano, F. & Allard, J. Dopamine and male sexual function. Eur. Urol. 40, 601-608 (2001).

81. Wise, R. A. Dual roles of dopamine in food and drug seeking : the drive-reward paradox. Biol. Psychiatry 73, 819-826 (2013).

82. Pfaus, J. G. & Scepkowski, L. A. The biologic basis for libido. Curr. Sex. Health Rep. 2, 95-100 (2005).

83. Young, K. A., Gobrogge, K. L., Liu, Y. & Wang, Z. The neurobiology of pair bonding : insights from a socially monogamous rodent. Front.

Neuroendocrinol. 32, 53-69 (2011).

84. Cell Press. Pure Novelty Spurs The Brain. ScienceDaily. Available at :
   https : //www.sciencedaily.com/releases/2006/08/060826180547.htm.

85. Angier, N. A Molecule of Motivation, Dopamine Excels at Its Task. The
   New York Times (2009).

86. Learning addiction : Dopamine reinforces drug-associated memories.
   EurekAlert! (2019).

87. Salamone, J. D. & Correa, M. The mysterious motivational functions of
   mesolimbic dopamine. Neuron 76, 470-485 (2012).

88. Sapolsky, R. Dopamine Jackpot! Sapolsky on the Science of Pleasure
   - Video Dailymotion. FORA TV (2012). Available at : http : //www.
   dailymotion.com/video/xh6ceu.

89. Kuehn, B. M. Willingness to Work Hard Linked to Dopamine Response
   in Brain Regions. news@JAMA (2012).

90. Berridge, K. C., Robinson, T. E. & Aldridge, J. W. Dissecting components
   of reward : 'liking', 'wanting', and learning. Curr. Opin. Pharmacol. 9,
   65-73 (2009).

91. Weinschenk, S. 100 Things You Should Know About People : #8-
   Dopamine Makes You Addicted To Seeking Information. The Team W
   Blog (2009).

92. Robinson, T. E. & Berridge, K. C. The incentive sensitization theory of
   addiction : some current issues. Philos. Trans. R. Soc. B Biol. Sci. 363,
   3137-3146 (2008).

93. Koukounas, E. & Over, R. Changes in the magnitude of the eyeblink
   startle response during habituation of sexual arousal. Behav. Res. Ther.
   38, 573-584 (2000).

94. Meuwissen, I. & Over, R. Habituation and dishabituation of female sexual arousal. Behav. Res. Ther. 28, 217-226 (1990).

95. Joseph, P. N., Sharma, R. K., Agarwal, A. & Sirot, L. K. Men Ejaculate Larger Volumes of Semen, More Motile Sperm, and More Quickly when Exposed to Images of Novel Women. Evol. Psychol. Sci. 1, 195-200 (2015).

96. Kepecs, A. Big Think Interview With Adam Kepecs - Video (2010).

97. Spicer, J. et al. Sensitivity of the nucleus accumbens to violations in expectation of reward. NeuroImage 34, 455-461 (2007).

98. Barlow, D. H., Sakheim, D. K. & Beck, J. G. Anxiety increases sexual arousal. J. Abnorm. Psychol. 92, 49-54 (1983).

99. Arias-Carrión, O. & Pöppel, E. Dopamine, learning, and reward-seeking behavior. Acta Neurobiol. Exp. (Warsz.) 67, 481-488 (2007).

100. Aston-Jones, G. & Kalivas, Brain Norepinephrine Rediscovered in Addiction Research. Biol. Psychiatry 63, 1005-1006 (2008).

101. Beggs, V. E., Calhoun, K. S. & Wolchik, S. A. Sexual anxiety and female sexual arousal: a comparison of arousal during sexual anxiety stimuli and sexual pleasure stimuli. Arch. Sex. Behav. 16, 311-319 (1987).

102. Hilton, D. L. Pornography addiction-a supranormal stimulus considered in the context of neuroplasticity. Socioaffective Neurosci. Psychol. 3, (2013).

103. Eyal, N. How Technology is Like Bug Sex. Nir and Far (2013). Available at: https://www.nirandfar.com/2013/01/how-technology-is-like-bug-sex.html.

104. Deaner, R. O., Khera, A. V. & Platt, M. L. Monkeys pay per view: adaptive valuation of social images by rhesus macaques. Curr. Biol.

CB 15, 543-548 (2005).

105. Krebs, R. M., Heipertz, D., Schuetze, H. & Duzel, E. Novelty increases the mesolimbic functional connectivity of the substantia nigra/ventral tegmental area (SN/VTA) during reward anticipation : Evidence from high-resolution fMRI. NeuroImage 58, 647-655 (2011).

106. Hanson, H. Robot Handjobs Are The Future, And The Future Is Coming (NSFW) Huffpost (2013). Available at : http://www.huffingtonpost. com/2013/11/12/robot-handjobs-vr-tenga_n_4261161.html.

107. Weiss, R. Techy-Sexy : Digital Exploration of the Erotic Frontier. Psychology Today (2013).

108. Anorak. The FriXion Revolution : Virtual Sex Just Got Intimate. Anorak News (2013).

109. Newcastle University. The 'reality' of virtual reality pornography (2017). http://www.ncl.ac.uk/articles/archive/2017/05/vrporn/.

110. Frohmader, K. S., Wiskerke, J., Wise, R. A., Lehman, M. N. & Coolen, L. M. Methamphetamine acts on subpopulations of neurons regulating sexual behavior in male rats. Neuroscience 166, 771-784 (2010).

111. Pitchers, K. K. et al. Endogenous opioid-induced neuroplasticity of dopaminergic neurons in the ventral tegmental area influences natural and opiate reward. J. Neurosci. Off. J. Soc. Neurosci. 34, 8825-8836 (2014).

112. Natural and Drug Rewards Act on Common Neural Plasticity Mechanisms with ΔFosB as a Key Mediator. Available at : https://www.ncbi.nlm. nih.gov/pmc/articles/PMC3865508/.

113. Nestler, E. J. Transcriptional mechanisms of addiction : role of ΔFosB. Philos. Trans. R. Soc. B Biol. Sci. 363, 3245-3255 (2008).

114. Phillips-Farfán, B. V. & Fernández-Guasti, A. Endocrine, neural and pharmacological aspects of sexual satiety in male rats. Neurosci. Biobehav. Rev. 33, 442-455 (2009).

115. Garavan, H. et al. Cue-induced cocaine craving : neuroanatomical specificity for drug users and drug stimuli. Am. J. Psychiatry 157, 1789-1798 (2000).

116. Christiansen, A. M., Dekloet, A. D., Ulrich-Lai, Y. M. & Herman, J. P. 'Snacking' causes long term attenuation of HPA axis stress responses and enhancement of brain FosB/deltaFosB expression in rats. Physiol. Behav. 103, 111-116 (2011).

117. Belin, D. & Rauscent, A. DeltaFosB : a molecular gate to motivational processes within the nucleus accumbens? J. Neurosci. Off. J. Soc. Neurosci. 26, 11809-11810 (2006).

118. Hedges, V. L., Chakravarty, S., Nestler, E. J. & Meisel, R. L. Delta FosB overexpression in the nucleus accumbens enhances sexual reward in female Syrian hamsters. Genes Brain Behav. 8, 442-449 (2009).

119. Doucet, J. P. et al. Chronic alterations in dopaminergic neurotransmission produce a persistent elevation of deltaFosB-like protein(s) in both the rodent and primate striatum. Eur. J. Neurosci. 8, 365-381 (1996).

120. Wallace, D. L. et al. The influence of DeltaFosB in the nucleus accumbens on natural reward-related behavior. J. Neurosci. Off. J. Soc. Neurosci. 28, 10272-10277 (2008).

121. Teegarden, S. L., Nestler, E. J. & Bale, T. L. Delta FosB-mediated alterations in dopamine signaling are normalized by a palatable high-fat diet. Biol. Psychiatry 64, 941-950 (2008).

122. Werme, M. et al. Delta FosB regulates wheel running. J. Neurosci. Off. J.

Soc. Neurosci. 22, 8133-8138 (2002).

123. Schiffer, W. K. et al. Cue-induced dopamine release predicts cocaine preference : positron emission tomography studies in freely moving rodents. J. Neurosci. Off. J. Soc. Neurosci. 29, 6176-6185 (2009).

124. Nestler, E. J. Is there a common molecular pathway for addiction?. Nat. Neurosci. 8, 1445-1449 (2005).

125. The Mix. Porn vs Reality. The Mix (2012).

126. Pfaus, J. G. et al. Who, what, where, when(and maybe even why)? How the experience of sexual reward connects sexual desire, preference, and performance. Arch. Sex. Behav. 41, 31-62 (2012).

127. Tydén, T. & Rogala, C. Sexual behaviour among young men in Sweden and the impact of pornography. Int. J. STD AIDS 15, 590-593 (2004).

128. Stokes, P. R. A. et al. Nature or nurture? Determining the heritability of human striatal dopamine function : an [18F]-DOPA PET study. Neuropsychopharmacol. Off. Publ. Am. Coll. Neuropsychopharmacol. 38, 485-491 (2013).

129. Selemon, L. D. A role for synaptic plasticity in the adolescent development of executive function. Transl. Psychiatry 3, e238 (2013).

130. Galvan, A. et al. Earlier development of the accumbens relative to orbitofrontal cortex might underlie risk-taking behavior in adolescents. J. Neurosci. Off. J. Soc. Neurosci. 26, 6885-6892 (2006).

131. University of Pittsburgh. Teen brains over-process rewards, suggesting root of risky behavior, mental ills. ScienceDaily. Available at : https://www.sciencedaily.com/releases/2011/01/110126121732.htm.

132. Doremus-Fitzwater, T. L., Varlinskaya, E. I. & Spear, L. P. Motivational systems in adolescence : possible implications for age differences in

substance abuse and other risk-taking behaviors. Brain Cogn. 72, 114-123 (2010).

133. Weinberger, D. R., Elvevag, B. & Giedd, J. N. The Adolescent Brain : A Work in Progress (June, 2005).

134. Flinders University. Best memory? You're likely to decide as a teen. Medical Xpress (2012). Available at : https://medicalxpress.com/news/2012-07-memoryyoure-teen.html.

135. Griffee, K. et al. Human Sexual Development is Subject to Critical Period Learning : Implications for Sexual Addiction, Sexual Therapy, and for Child Rearing. Sex. Addict. Compulsivity 21, 114-169 (2014).

136. Rachman, S. & Hodgson, R. J. Experimentally-Induced "Sexual Fetishism" : Replication and Development. Psychol. Rec. 18, 25-27 (1968).

137. Plaud, J. J. & Martini, J. R. The respondent conditioning of male sexual arousal. Behav. Modif. 23, 254-268 (1999).

138. Borg, C. & Jong, P. J. de. Feelings of Disgust and Disgust-Induced Avoidance Weaken following Induced Sexual Arousal in Women. PLOS ONE 7, e44111 (2012).

139. Seigfried-Spellar, K. C. Deviant Pornography Use : The Role of Early-Onset Adult Pornography Use and Individual Differences. Int. J. Cyber Behav. Psychol. Learn. IJCBPL 6, 34-47 (2016).

140. Klucken, T., Wehrum-Osinsky, S., Schweckendiek, J., Kruse, O. & Stark, R. Altered Appetitive Conditioning and Neural Connectivity in Subjects With Compulsive Sexual Behavior. J. Sex. Med. 13, 627-636 (2016).

141. Doidge, N. Sex on the Brain : What Brain Plasticity Teaches About Internet Porn. Hung. Rev. V, (2014).

142. Steinberg, E. E. et al. A causal link between prediction errors, dopamine neurons and learning. Nat. Neurosci. 16, 966-973 (2013).

143. Cera, N. et al. Macrostructural Alterations of Subcortical Grey Matter in Psychogenic Erectile Dysfunction. PLOS ONE 7, e39118 (2012).

144. Pitchers, K. K. et al. DeltaFosB in the nucleus accumbens is critical for reinforcing effects of sexual reward. Genes Brain Behav. 9, 831-840 (2010).

145. Olsen, C. M. Natural rewards, neuroplasticity, and non-drug addictions. Neuropharmacology 61, 1109-1122 (2011).

146. Johnson, P. M. & Kenny, P. J. Addiction-like reward dysfunction and compulsive eating in obese rats : Role for dopamine D2 receptors. Nat. Neurosci. 13, 635-641 (2010).

147. Szalavitz, M. Can Food Really Be Addictive? Yes, Says National Drug Expert. TIME (2012). Available at : http ://healthland.time. com/2012/04/05/yes-foodcan-be-addictive-says-the-director-of-the-national-institute-on-drug-abuse/.

148. Klein, S. Fatty foods may cause cocaine-like addiction. CNN (2010). Available at : http ://www.cnn.com/2010/HEALTH/03/28/fatty.foods. brain/index.html.

149. Lenoir, M., Serre, F., Cantin, L. & Ahmed, S. H. Intense Sweetness Surpasses Cocaine Reward. PLOS ONE 2, e698 (2007).

150. National Center for Health Statistics. Prevalence of Overweight, Obesity, and Extreme Obesity Among Adults Aged 20 and Over : United States, 1960-1962 Through 2013-2014. Centers for Disease Control and Prevention. Available at : https ://www.cdc.gov/nchs/data/hestat/ obesity_adult_13_14/obesity_adult_13_14.htm.

151. ProvenMen. Pornography Survey Statistics (Conducted by Barna Group). ProvenMen. Available at : https : //www.provenmen.org/pornography-surveystatistics-2014/.

152. Barrett, D. Supernormal Stimuli : How Primal Urges Overran Their Evolutionary Purpose (W. W. Norton & Company, 2010).

153. Volkow, N. D. et al. Addiction : Decreased reward sensitivity and increased expectation sensitivity conspire to overwhelm the brain's control circuit. BioEssays News Rev. Mol. Cell. Dev. Biol. 32, 748-755 (2010).

154. Your Brain on Porn. Internet and Video Game Addiction Brain Studies. Your Brain on Porn. Available at : https : //yourbrainonporn.com/list-internet-video-game-brain-studies.

155. Volkow, N. D., Koob, G. F. & McLellan, A. T. Neurobiologic Advances from the Brain Disease Model of Addiction. N. Engl. J. Med. 374, 363-371 (2016).

156. Mechelmans, D. J. et al. Enhanced Attentional Bias towards Sexually Explicit Cues in Individuals with and without Compulsive Sexual Behaviours. PLoS ONE 9, (2014).

157. Steele, V. R., Staley, C., Fong, T. & Prause, N. Sexual desire, not hypersexuality, is related to neurophysiological responses elicited by sexual images. Socioaffective Neurosci. Psychol. 3, (2013).

158. Laier, C. & Brand, M. Empirical Evidence and Theoretical Considerations on Factors Contributing to Cybersex Addiction From a Cognitive-Behavioral View. Sex. Addict. Compulsivity 21, 305-321 (2014).

159. Laier, C., Schulte, F. P. & Brand, M. Pornographic picture processing interferes with working memory performance. J. Sex Res. 50, 642-652

(2013).

160. Laier, C., Pawlikowski, M., Pekal, J., Schulte, F. P. & Brand, M. Cybersex addiction : Experienced sexual arousal when watching pornography and not real-life sexual contacts makes the difference. J. Behav. Addict. 2, 100-107 (2013).

161. Laier, C., Pekal, J. & Brand, M. Cybersex addiction in heterosexual female users of internet pornography can be explained by gratification hypothesis. Cyberpsychology Behav. Soc. Netw. 17, 505-511 (2014).

162. Snagowski, J., Wegmann, E., Pekal, J., Laier, C. & Brand, M. Implicit associations in cybersex addiction : Adaption of an Implicit Association Test with pornographic pictures. Addict. Behav. 49, 7-12 (2015).

163. Laier, C., Pekal, J. & Brand, M. Sexual Excitability and Dysfunctional Coping Determine Cybersex Addiction in Homosexual Males. Cyberpsychology Behav. Soc. Netw. 18, 575-580 (2015).

164. Snagowski, J., Laier, C., Duka, T. & Brand, M. Subjective Craving for Pornography and Associative Learning Predict Tendencies Towards Cybersex Addiction in a Sample of Regular Cybersex Users. Sex. Addict. Compulsivity 23, 342-360 (2016).

165. Banca, P., Harrison, N. A. & Voon, V. Compulsivity Across the Pathological Misuse of Drug and Non-Drug Rewards. Front. Behav. Neurosci. 10, (2016).

166. Albery, I. P. et al. Exploring the Relationship between Sexual Compulsivity and Attentional Bias to Sex-Related Words in a Cohort of Sexually Active Individuals. Eur. Addict. Res. 23, 1-6 (2017).

167. Snagowski, J. & Brand, M. Symptoms of cybersex addiction can be linked to both approaching and avoiding pornographic stimuli : results

from an analog sample of regular cybersex users. Front. Psychol. 6, (2015).

168. Laier, C. & Brand, M. Mood changes after watching pornography on the Internet are linked to tendencies towards Internet-pornography-viewing disorder. Addict. Behav. Rep. 5, 9-13 (2017).

169. Hyman, S. E. Addiction : a disease of learning and memory. Am. J. Psychiatry 162, 1414-1422 (2005).

170. Leyton, M. & Vezina, P. Striatal ups and downs : their roles in vulnerability to addictions in humans. Neurosci. Biobehav. Rev. 37, 1999-2014 (2013).

171. Prause, N., Steele, V. R., Staley, C., Sabatinelli, D. & Hajcak, G. Modulation of late positive potentials by sexual images in problem users and controls inconsistent with "porn addiction". Biol. Psychol. 109, 192-199 (2015).

172. Kunaharan, S., Halpin, S., Sitharthan, T., Bosshard, S. & Walla, P. Conscious and Non-Conscious Measures of Emotion : Do They Vary with Frequency of Pornography Use? Appl. Sci. 7, 493 (2017).

173. Seok, J.-W. & Sohn, J.-H. Neural Substrates of Sexual Desire in Individuals with Problematic Hypersexual Behavior. Front. Behav. Neurosci. 9, (2015).

174. Laier, C., Pawlikowski, M. & Brand, M. Sexual picture processing interferes with decision-making under ambiguity. Arch. Sex. Behav. 43, 473-482 (2014).

175. Miner, M. H., Raymond, N., Mueller, B. A., Lloyd, M. & Lim, K. O. Preliminary investigation of the impulsive and neuroanatomical characteristics of compulsive sexual behavior. Psychiatry Res. 174, 146-

151 (2009).

176. Schmidt, C. et al. Compulsive sexual behavior : Prefrontal and limbic volume and interactions. Hum. Brain Mapp. 38, 1182-1190 (2017).

177. Reid, R. C., Karim, R., McCrory, E. & Carpenter, B. N. Self-reported differences on measures of executive function and hypersexual behavior in a patient and community sample of men. Int. J. Neurosci. 120, 120-127 (2010).

178. Koob, G. F. & Le Moal, M. Addiction and the brain antireward system. Annu. Rev. Psychol. 59, 29-53 (2008).

179. Chatzittofis, A. et al. HPA axis dysregulation in men with hypersexual disorder. Psychoneuroendocrinology 63, 247-253 (2016).

180. Jokinen, J. et al. Methylation of HPA axis related genes in men with hypersexual disorder. Psychoneuroendocrinology 80, 67-73 (2017).

181. The role of neuroinflammation in the pathophysiology of hypersexual disorder. ResearchGate. Available at : https : //www.researchgate. net/publication/306419104_The_role_of_neuroinflammation_in_the_ pathophysiology_of_hypersexual_disorder.

182. Hilts, P. J. Is Nicotine Addictive? It Depends on Whose Criteria You Use. New York Times (1994).

183. Bőthe, B. et al. The Development of the Problematic Pornography Consumption Scale (PPCS). J. Sex Res. 1-12 (2017). doi : 10.1080/00224499. 2017.1291798

184. Out-of-control use of the internet for sexual purposes as behavioural addiction? 4th International Conference On Behavioral Addictions 6, 1-74 (2017).

185. Web addicts' withdrawal symptoms similar to drug users. BBC News

(2013).

186. Romano, M., Osborne, L. A., Truzoli, R. & Reed, P. Differential Psychological Impact of Internet Exposure on Internet Addicts. PLOS ONE 8, e55162 (2013).

187. Wéry, A. & Billieux, J. Online sexual activities : An exploratory study of problematic and non-problematic usage patterns in a sample of men. Comput Hum Behav 56, 257-266, (2016).

188. Your Brain on Porn. Studies Find Escalation (and Habituation) in Porn Users. Your Brain On Porn. Available at : https ://www. yourbrainonporn.com/studies-find-escalation-porn-users.

189. Hajela, R. & Love, T. Addiction Beyond Substances—What's Up with the DSM? Sex. Addict. Compulsivity 24, 11-22 (2017).

190. ASAM. Public Policy Statement : Definition of Addiction (2011). Available at : https ://www.asam.org/advocacy/find-a-policy-statement/view-policy-statement/public-policy-statements/2011/12/15/the-definition-of-addiction.

191. Insel, T. Post by Former NIMH Director Thomas Insel : Transforming Diagnosis. Available at : https ://www.nimh.nih.gov/about/directors/thomas-insel/blog/2013/transforming-diagnosis. National Institute of Mental Health (2013).html.

192. Krueger, R. B. Diagnosis of hypersexual or compulsive sexual behavior can be made using ICD-10 and DSM-5 despite rejection of this diagnosis by the American Psychiatric Association. Addiction 111, 2110-2111 (2016).

193. Potenza, M. N., Gola, M., Voon, V., Kor, A. & Kraus, S. W. Is excessive sexual behaviour an addictive disorder? Lancet Psychiatry 4, 663-664

(2017).

194. Of 'Voting Booth Moments' and Porn. PornHelp.org. Available at: http://www.pornhelp.org/1/post/2017/05/of-voting-booth-moments-and-porn.html.

195. Ahn, H. M., Chung, H. J. & Kim, S. H. Altered Brain Reactivity to Game Cues After Gaming Experience. Cyberpsychology Behav. Soc. Netw. 18, 474-479 (2015).

196. Odgers, C. L. et al. Is it important to prevent early exposure to drugs and alcohol among adolescents? Psychol. Sci. 19, 1037-1044 (2008).

197. Lam, L. T. & Peng, Z.-W. Effect of pathological use of the internet on adolescent mental health: a prospective study. Arch. Pediatr. Adolesc. Med. 164, 901-906 (2010).

198. Dong, G., Lu, Q., Zhou, H. & Zhao, X. Precursor or Sequela: Pathological Disorders in People with Internet Addiction Disorder. PLOS ONE 6, e14703 (2011).

199. Lin, I.-H. et al. The association between suicidality and Internet addiction and activities in Taiwanese adolescents. Compr. Psychiatry 55, 504-510 (2014).

200. Huang, A. C. W., Chen, H.-E., Wang, Y.-C. & Wang, L.-M. Internet abusers associate with a depressive state but not a depressive trait. Psychiatry Clin. Neurosci. 68, 197-205 (2014).

201. Ko, C.-H. et al. The exacerbation of depression, hostility, and social anxiety in the course of Internet addiction among adolescents: a prospective study. Compr. Psychiatry 55, 1377-1384 (2014).

202. Tromholt, M. The Facebook Experiment: Quitting Facebook Leads to Higher Levels of Well-Being. Cyberpsychology Behav. Soc. Netw. 19,

661-666 (2016).

203. Deng, L.-Y. et al. Craving Behavior Intervention in Ameliorating College Students' Internet Game Disorder : A Longitudinal Study. Front. Psychol. 8, (2017).

204. Reset Your Child's Brain : A Four-Week Plan to End Meltdowns, Raise Grades, and Boost Social Skills by Reversing the Effects of Electronic Screen-Time : Victoria L. Dunckley MD : 9781608682843 : Amazon. com : Books. Available at : https : //www.amazon.com/Reset-Your-Childs-Brain-Screen-Time/dp/1608682846.

205. de Oliveira, A. R. et al. Conditioned fear is modulated by D2 receptor pathway connecting the ventral tegmental area and basolateral amygdala. Neurobiol. Learn. Mem. 95, 37-45 (2011).

206. PET Scans Link Low Dopamine Levels and Aggression. Diagnostic Imaging. Available at : http://www.diagnosticimaging.com/nuclear-imaging/pet-scans-linklow-dopamine-levels-and-aggression.

207. Volkow, N. D. et al. Evaluating dopamine reward pathway in ADHD : clinical implications. JAMA 302, 1084-1091 (2009).

208. Trifilieff, P. et al. Increasing dopamine D2 receptor expression in the adult nucleus accumbens enhances motivation. Mol. Psychiatry 18, 1025-1033 (2013).

209. Volkow, N. D. et al. Motivation deficit in ADHD is associated with dysfunction of the dopamine reward pathway. Mol. Psychiatry 16, 1147-1154 (2011).

210. Robinson, D. S. The Role of Dopamine and Norepinephrine in Depression. Primary Psychiatry (2007). Available at : http://primarypsychiatry.com/the-roleof-dopamine-and-norepinephrine-in-depression/.

211. de Haan, L., Booij, J., Lavalye, J., van Amelsvoort, T. & Linszen, D. Subjective Experiences During Dopamine Depletion. Am. J. Psychiatry 162, 1755 (2005).

212. Kim, S. H. et al. Reduced striatal dopamine D2 receptors in people with Internet addiction. Neuroreport 22, 407-411 (2011).

213. Ley, D. An Erectile Dysfunction Myth. Psychology Today (2013). Available at: http://www.psychologytoday.com/blog/women-who-stray/201308/erectiledysfunction-myth.

214. Hsiao, W. et al. Exercise is associated with better erectile function in men under 40 as evaluated by the International Index of Erectile Function. J. Sex. Med. 9, 524-530 (2012).

215. MacRae, P. G., Spirduso, W. W., Walters, T. J., Farrar, R. P. & Wilcox, R. E. Endurance training effects on striatal D2 dopamine receptor binding and striatal dopamine metabolites in presenescent older rats. Psychopharmacology (Berl.) 92, 236-240 (1987).

216. Smith, M. A., Schmidt, K. T., Iordanou, J. C. & Mustroph, M. L. Aerobic exercise decreases the positive-reinforcing effects of cocaine. Drug Alcohol Depend. 98, 129-135 (2008).

217. Shevchuk, N. A. Adapted cold shower as a potential treatment for depression. Med. Hypotheses 70, 995-1001 (2008).

218. Researchers find time in wild boosts creativity, insight and problem solving. The University of Kansas (2012). Available at: https://news.ku.edu/2012/04/23/researchers-find-time-wild-boosts-creativity-insight-and-problem-solving.

219. Tranquil scenes have positive impact on brain. ScienceDaily. Available at: https://www.sciencedaily.com/releases/2010/09/100914095932.

htm.

220. Parker-Pope, T. Is Marriage Good for Your Health? The New York Times. Available at : http : //www.nytimes.com/2010/04/18/magazine/18marriage-t.html.

221. The underlying anatomical correlates of long-term meditation : larger hippocampal and frontal volumes of gray matter. Available at : https : //www.ncbi.nlm.nih.gov/pubmed/19280691.

222. Twohig, M. P. & Crosby, J. M. Acceptance and commitment therapy as a treatment for problematic internet pornography viewing. Behav. Ther. 41, 285-295 (2010).

223. Your Brain on Porn. "How I Recovered from Porn-related Erectile Dysfunction". Your Brain On Porn. Available at : https : //yourbrainonporn.com/how-i-recovered-from-pornrelated-erectile-dysfunction.

224. Kawa, A. B., Bentzley, B. S. & Robinson, T. E. Less is more : prolonged intermittent access cocaine self-administration produces incentive-sensitization and addiction-like behavior. Psychopharmacology (Berl.) 233, 3587-3602 (2016).

225. Avena, N. M., Rada, P. & Hoebel, B. G. Evidence for sugar addiction : Behavioral and neurochemical effects of intermittent, excessive sugar intake. Neurosci. Biobehav. Rev. 32, 20-39 (2008).

226. Cottone, P. et al. CRF system recruitment mediates dark side of compulsive eating. Proc. Natl. Acad. Sci. 106, 20016-20020 (2009).

227. Becker, H. C., Diaz-Granados, J. L. & Weathersby, R. T. Repeated ethanol withdrawal experience increases the severity and duration of subsequent withdrawal seizures in mice. Alcohol Fayettev. N 14, 319-326 (1997).

228. Cameron, C. M., Wightman, R. M. & Carelli, R. M. One month of cocaine abstinence potentiates rapid dopamine signaling in the nucleus accumbens core. Neuropharmacology 111, 223-230 (2016).

229. Grubbs, J. B., Stauner, N., Exline, J. J., Pargament, K. I. & Lindberg, M. J. Perceived addiction to Internet pornography and psychological distress : Examining relationships concurrently and over time. Psychol. Addict. Behav. J. Soc. Psychol. Addict. Behav. 29, 1056-1067 (2015).

230. Why does a vivid memory 'feel so real?'. ScienceDaily. Available at : https : //www.sciencedaily.com/releases/2012/07/120723134745.htm.

231. Toates, F. How sexual desire works : The enigmatic urge (Cambridge University Press, 2014).

232. Seigfried-Spellar, K. C. & Rogers, M. K. Does deviant pornography use follow a Guttman-like progression? Comput. Hum. Behav. 29, 1997-2003 (2013).

233. Reddit/NoFap. Porn Genre Survey April 2012 - Summary Results. pdf. Reddit/NoFap. Available at : https : //docs.google.com/file/d/0B7q3tr4EV02wbkpTTVk4R2VGbm8/edit?pli=1&usp=embed_facebook.

234. Miner, M. H. et al. Understanding the Personality and Behavioral Mechanisms Defining Hypersexuality in Men Who Have Sex With Men. J. Sex. Med. 13, 1323-1331 (2016).

235. Štulhofer, A., Jurin, T. & Briken, P. Is High Sexual Desire a Facet of Male Hypersexuality? Results from an Online Study. J. Sex Marital Ther. 42, 665-680 (2016).

236. Carvalho, J., Štulhofer, A., Vieira, A. L. & Jurin, T. Hypersexuality and high sexual desire : exploring the structure of problematic sexuality. J.

Sex. Med. 12, 1356-1367 (2015).

237. Tarek Pacha, DO. Part #1 : Porn Induced Erectile Dysfunction (PIED) : problem and scope (2016).

238. Thompson, D. Study sees link between porn and sexual dysfunction. Available at : https : //medicalxpress.com/news/2017-05-link-porn-sexual-dysfunction.html.

239. Patel, A. This is the real reason young men suffer from erectile dysfunction. Netdoctor (2017). Available at : http : //www.netdoctor. co.uk/healthy-living/sexualhealth/a26930/the-real-reason-young-men-suffer-from-erectile-dysfunction/.

240. Love, T., Laier, C., Brand, M., Hatch, L. & Hajela, R. Neuroscience of Internet Pornography Addiction : A Review and Update. Behav. Sci. Basel Switz. 5, 388-433 (2015).

241. Phillips, B., Hajela, R. & Hilton, D. L. JR. Sex Addiction as a Disease : Evidence for Assessment, Diagnosis, and Response to Critics. Sex. Addict. Compulsivity 22, 167-192 (2015).

242. Kraus, S. W., Voon, V. & Potenza, M. N. Neurobiology of Compulsive Sexual Behavior : Emerging Science. Neuropsychopharmacology 41, 385-386 (2016).

243. Kraus, S. W., Voon, V. & Potenza, M. N. Should compulsive sexual behavior be considered an addiction? Addiction 111, 2097-2106 (2016).

244. Kühn, S. & Gallinat, J. Neurobiological Basis of Hypersexuality. International Review of Neurobiology 129, 67-83 (Academic Press, 2016).

245. Griffiths, M. D. Compulsive sexual behaviour as a behavioural addiction : the impact of the internet and other issues. Addiction 111, 2107-2108 (2016).

246. Brand, M. & Laier, C. Cybersexsucht. Suchttherapie 16, 173-178 (2015).

247. Kraus, S. W., Voon, V., Kor, A. & Potenza, M. N. Searching for clarity in muddy water : future considerations for classifying compulsive sexual behavior as an addiction. Addiction 111, 2113-2114 (2016).

248. Brand, M., Young, K. S., Laier, C., Wölfling, K. & Potenza, M. N. Integrating psychological and neurobiological considerations regarding the development and maintenance of specific Internet-use disorders : An Interaction of Person-Affect-Cognition-Execution (I-PACE) model. Neurosci. Biobehav. Rev. 71, 252-266 (2016).

249. Hilton Jr., D. L., Carnes, S. & Love, T. L. The Neurobiology of Behvioral Addictions. in Neurobiology of Addiction 176-190 (Oxford University Press, 2016).

250. Goldsmith, K., Dunkley, C. R., Dang, S. S. & Gorzalka, B. B. Pornography consumption and its association with sexual concerns and expectations among young men and women. Can. J. Hum. Sex. (2017). doi:10.3138/cjhs.262-a2

251. Perry, S. L. & Schleifer, C. Till Porn Do Us Part? A Longitudinal Examination of Pornography Use and Divorce. J. Sex Res. 1-13 (2017). doi : 10.1080/002244 99.2017.1317709

252. Wright, P. J., Tokunaga, R. S. & Kraus, A. A Meta-Analysis of Pornography Consumption and Actual Acts of Sexual Aggression in General Population Studies. J. Commun. 66, 183-205 (2016).

253. Nikky Prause (client). media 2x3. Available at : http ://media2x3.com/category/nikky-prause/.

254. New Brain Study Questions Existence of "Sexual Addiction". Psychology Today. Available at : http ://www.psychologytoday.com/blog/the-

sexual-continuum/201307/new-brain-study-questions-existence-sexual-addiction.

255. Hilton, D. L. 'High desire', or 'merely' an addiction? A response to Steele et al. Socioaffective Neurosci. Psychol. 4, (2014).

256. Gola, M. Decreased LPP for sexual images in problematic pornography users may be consistent with addiction models. Everything depends on the model. (Commentary on Prause, Steele, Staley, Sabatinelli, & Hajcak, 2015). Biol. Psychol. 120, 156-158 (2016).

257. ICD-11 Beta Draft, Comment by Nicole Prause (2017). Available at : http://apps.who.int/classifications/icd11/browse/f/en#/ http%3a%2f%2fid.who. int%2ficd%2fentity%2f1630268048.

258. NoFap April 2012 Survey - Summary Results.pdf. NoFap 2012 Survey - Google Docs. Available at : https://drive.google.com/a/reuniting. info/file/d/0B7q3tr4EV02weTFmV0oySnpJZjA/view?usp=drive_web&usp=embed_facebook.

259. Hatch, L. The Bogus Sex Addiction 'Controversy' and the Purveyors of Ignorance. PsychCentral. Available at : http://blogs.psychcentral.com/ sexaddiction/2014/03/the-bogus-porn-addiction-controversy-and-the-purveyors-of-ignorance/.

260. Blair, O. Virtual reality pornography could raise issues about consent, researchers warn. The Independent. Available at : http://www.independent.co.uk/ life-style/love-sex/porn-virtual-reality-pornography-consent-issues-reality-fantasy-tech-a7744536.html.

261. Zolo, M. I tried VR porn, and we are F**KED. Naughty Nomad. Available at : http://naughtynomad.com/2016/11/02/i-tried-vr-porn-and-we-are-fked.

포르노,
그리고
당신의 뇌

초판발행 2023년 7월 10일
지은이   게리 윌슨
옮긴이   홍대화, 이길수
디자인   Kieran McCann 외
펴낸이   김지혜
펴낸곳   도서출판 사람
제작지원 (사)한국가족보건협회, 김애리
출판등록 제2020-000155호(2018. 7. 10)
주 소   경기 성남시 수정구 위례중앙로 216
메 일   spoonjh79@gmail.com
ISBN   979-11-964814-2-1
값   18,800원